MADHAVI GUEMOES

plant based wisdom.

DIE WUNDERBARE KRAFT ÄTHERISCHER ÖLE

AURUM

Madhavi Guemoes

plant based wisdom

Die wunderbare Kraft ätherischer Öle

Lektorat: Ina Kleinod

Gestaltung: Anna Wassmer, www.annawassmer.com

Fotos: © Alicia Kassebohm, www.aliciakassebohm.com: Cover Vorderseite, 8, 12, 14, 17, 20, 25, 27, 28, 31, 32, 38, 39, 41, 42, 45, 47, 50, 55, 57, 58, 61, 65, 66, 70, 74, 81, 82, 89, 97, 100, 103, 112, 117, 118, 123, 126, 128, 130, 132, 136, 138, 140, 143, 144, 150, 155, 157, 158, 160, 175, 176, 179, 180, 183, 186, 189, 195, © Maria Schiffer, www.mariaschiffer.com: Cover Rückseite, 6, 19, 21, 22, 46, 76, 85, 90, 94, 104, 108, 111, 114, 122, 125, 135, 147, 149, 153, 154, 184, 188, 192

Druck & Verarbeitung: Westermann Druck Zwickau

www.kamphausen.media

1. Auflage 2021

ISBN Printausgabe: 978-3-95883-501-6

ISBN E-Book: 978-3-95883-502-3

Bibliografische Information der Deutschen Nationalbibliothek

Die Deutsche Nationalbibliothek verzeichnet diese Publikation in der Deutschen Nationalbibliografie; detaillierte bibliografische Daten sind im Internet über http://dnb.de abrufbar.

Haftungsausschluss

Die im Buch enthaltenen Übungen, Tipps und Rezepte wurden von der Verfasserin und vom Verlag sorgfältig erarbeitet und geprüft. Eine Garantie kann dennoch nicht übernommen werden. Weder die Autorin noch der Verlag übernehmen die Haftung für Schäden irgendeiner Art. Es handelt sich hierbei um Informationen, die nicht als Diagnose, Behandlung oder Ersatz für eine medizinische Betreuung gedacht sind. Bitte befragen Sie hierzu Ihren Arzt.

Den Körper bei guter
Gesundheit zu halten, ist eine
Pflicht, sonst werden wir
nicht in der Lage sein, unseren
Geist stark und klar zu halten.

BUDDHA

Inhalt

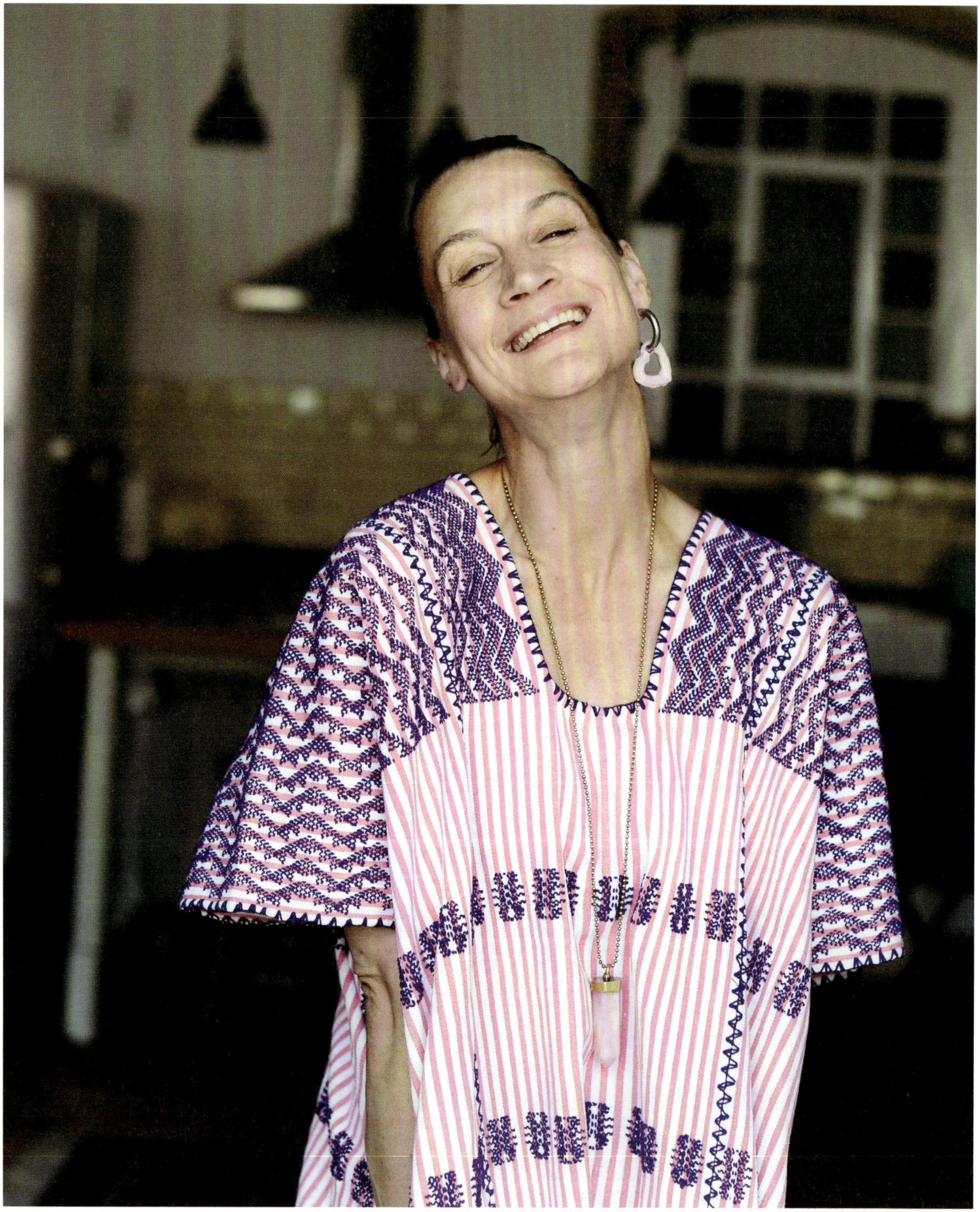

Willkommen!

Ich freue mich riesig, dass dieses Buch zu dir gefunden hat. Ich bin immer ganz aus dem Häuschen, wenn Menschen sich für die wunderbare Kraft ätherischer Öle interessieren und dann auch hoffentlich in ihr Leben lassen. Ätherische Öle sind einfach großartige und spannende Werkzeuge auf deinem ganz eigenen Weg zu dir selbst. Sie unterstützen dich in deiner Gesundheit, bei deiner seelischen Heilung und helfen dir auch, spirituell zu wachsen. Mit diesem Buch möchte ich dir die Kraft und die Weisheit ätherischer Öle nahebringen. Es ist völlig egal, ob du ein/e Anfänger/in bist oder schon emsig davon Gebrauch machst, für jeden ist etwas dabei. Ich möchte dir gerne einen fundierten Einblick in diese subtile duftige Welt schenken, damit du sie in dein Leben eintreten lassen und auch regelmäßig nutzen kannst. Ätherische Öle solltest du mit einem Blick der Ganzheitlichkeit in dein Leben einladen, wenn du ihre volle Wirkung tatsächlich erfahren möchtest. Du bist sicherlich schon viele Wege gegangen, hast einiges erlebt und probiert, und es gab bestimmt auch etliche Herausforderungen in deinem Leben, die du mehr oder weniger gut gemeistert hast, bis jetzt. Nun betrittst du ein Terrain, das eine ungezählte Vielfalt an Unterstützung für dich bereit hält. Wenn du dich dafür öffnest, verspreche ich dir, wirst du eine spannende und erhellende Reise erleben – zu dir, mit dir.

Für mich sind ätherische Öle heilig, denn sie kommen aus der Pflanzenwelt und haben unfassbare Geschenke für uns parat. Sie sind für mich spirituelle Wesen, die uns unter die Arme greifen und da ansetzen, wo wir es besonders brauchen. Sie gehören aber auch zu einem Lifestyle, den wir täglich pflegen können, der uns im Alltag auf vielen Ebenen unterstützt und in verschiedenen Lebensbereichen guttut. Ich gehe in diesem Buch weniger auf Krankheiten oder Symptome und Beschwerden ein, vielmehr denke ich es mir für dich wie eine Fibel, die du zur Hand nimmst, wenn du bspw. bei Vollmond einen kleinen Tobsuchtsanfall hast, wenn deine Familie dich in den Wahnsinn treibt, wenn du im rückläufigen Merkur nichts mehr gebacken bekommst oder wenn du dich im stinknormalen Alltag mal wieder so richtig geliebt fühlen möchtest.

Ich habe nicht den Anspruch, ein medizinisches Werk zu verfassen, was auch gar nicht möglich wäre, denn ich bin keine Ärztin. Ich möchte dir einfach eine leichte und verständliche Lektüre zur Verfügung stellen, die dir im Alltag etwas nützt, ohne dass du dich durch komplizierte, wissenschaftliche Informationen kämpfen musst. Ich fasse hier für dich all das zusammen, was meiner Meinung und meiner Erfahrung entspricht. Es geht mir nicht um verdammte Regeln, Ideologien oder Vorschriften (die es im Bereich der Aromatherapie allerdings gibt), sondern teile mit dir, was ich für mich selbst als hilfreich und wahr empfinde. Nimm meine Worte als Inspiration für deinen eigenen Weg mit ätherischen Ölen. Du bist für dein Leben selbst verantwortlich, und du bestimmst, was du davon einladen möchtest und was für dich weniger nützlich ist.

Ich wünsche dir viel Freude und Erkenntnis!

Deine

madhavi

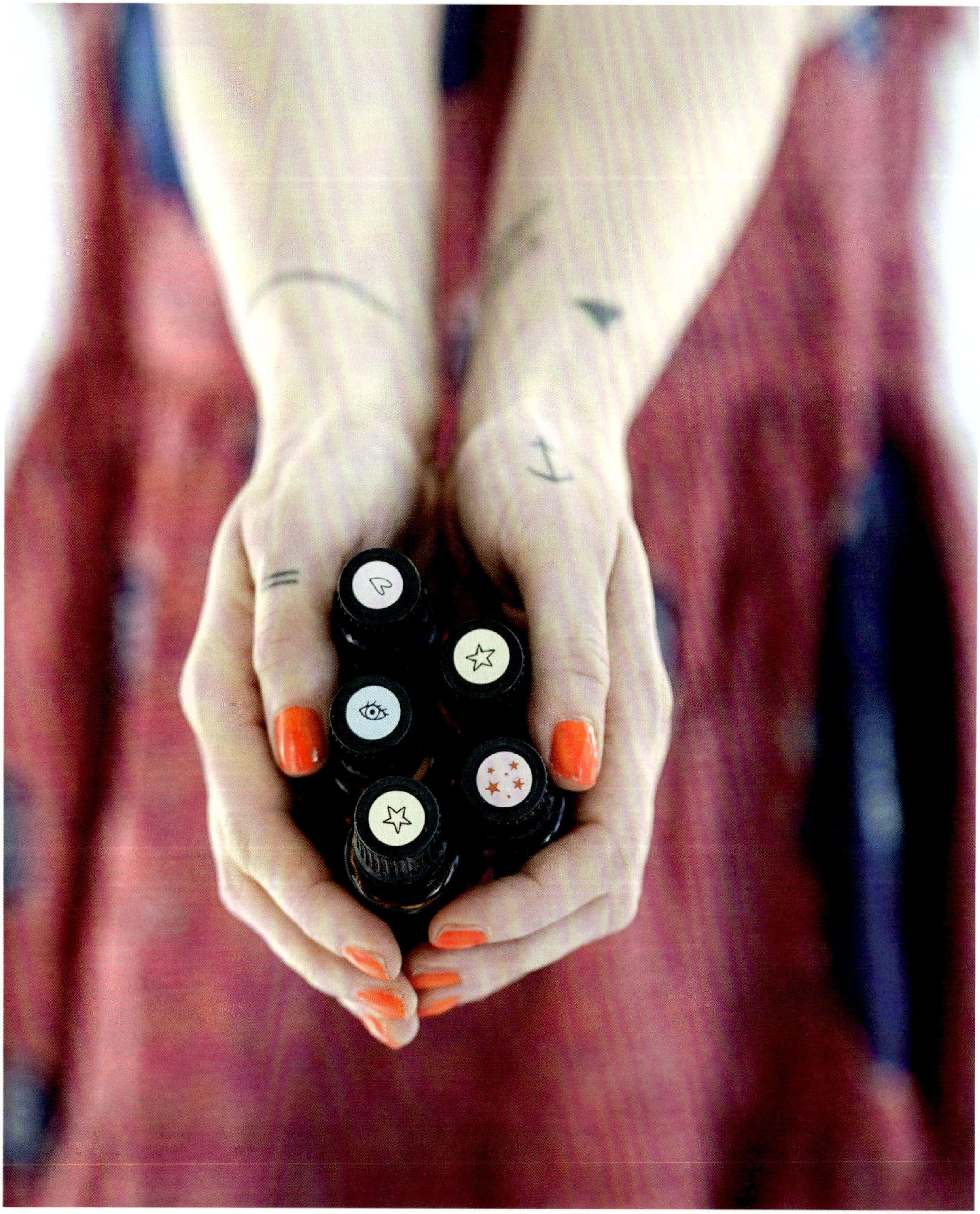

Einleitung

Ich schreibe dieses Buch während der Pandemie, die uns alle vor völlig neue Herausforderungen stellt, und ich kann dir gar nicht sagen, wie sehr mich ätherische Öle dabei unterstützen, in meiner Mitte und gelassen zu bleiben. Ein Buch zu schreiben, während um mich herum der Alltag mit Kindern und Haushalt tobt, ich rund um die Uhr nur meine eigenen vier Wände sehe, ist eine echte Kunst. Aber was wäre das Leben ohne Herausforderung? Wir sind darauf bedacht, immer glücklich zu sein und alles geschmeidig am Laufen zu halten. Doch so funktioniert das Leben leider nicht. Es gibt so viele Facetten, die uns ausmachen. Wir dürfen auch wütend, traurig, genervt, erschöpft und sogar mal eifersüchtig sein. Das alles sind menschliche Aspekte. Es gibt nicht nur hell und dunkel. Das Gute ist: Wir können passende Werkzeuge in unser Leben integrieren, um sie in schwierigen Situationen anzuwenden. Sie fördern bspw., dass wir präsent sind, uns beobachten und wenn nötig korrigieren. Gegebenenfalls holen sie uns auch mal aus einem Tief heraus.

Mit diesem Buch möchte ich dir ein Gefühl von Selbstbestimmung vermitteln, auch schon bei kleineren Wehwehchen. Ätherische Öle verankern die unglaubliche Kraft der Natur in sich, und ich werde dir zeigen, wie du sie für dich, deine Familie und in den verschiedenen Bereichen deines Lebens einsetzen kannst. Es gibt dabei unglaublich viel zu beachten: Wo kommen sie her? Wie werden die Bauern bezahlt, die die Pflanzen anbauen? Sind die Öle wirklich rein? Sind sie von hoher Qualität? Gibt es Zwischenverarbeitungen, bei denen die Öle gestreckt werden, um mehr Profit zu machen? Wie transparent sind die Bezugswege, wie vertrauenswürdig die Händler? Zu all diesen Fragen möchte ich dir mein Wissen an die Hand geben, denn es ist wichtig, dass du nur solche ätherischen Öle nutzt, die von höchster Qualität sind – wirklich hochwertig und rein. Das eine ist nämlich nicht automatisch auch das andere. Reine Öle müssen nicht immer die besten sein. Die Qualität ist neben der Reinheit also ein weiteres Kriterium. Nutze ätherische Öle, die qualitativ hochwertig und von natürlicher Reinheit sind!

Ätherische Öle helfen bei körperlichen und psychischen Beschwerden und Krankheiten, aber sie können viel mehr als das. Ich möchte dir daher gern ein Buch in die Hand legen, das sich umfänglicher auf Themen deines Alltags bezieht: mehr Lifestyle, weniger Krankheiten. (Zwar mag ich das Wort Lifestyle nicht besonders, aber ich glaube, es umschreibt schon recht gut, was ich meine.) Zudem soll es eine Inspirationsquelle für dich sein: Du schlägst es auf und lässt dich überraschen, was dir entgegenkommt. Weiterhin wirst du auch wertvolle Hinweise zu verschiedenen spirituellen Aspekten finden. Ich teile einfach alles mit dir, was ich weiß. Es gibt bereits unglaublich tolle Bücher über Aromatherapie, und dies ist mein kleiner Beitrag dazu. Ich möchte vor allem meine Leidenschaft für ätherische Öle mit dir teilen, denn andere für etwas zu begeistern, das mein eigenes Leben so verschönert, ist eine meiner größten Freuden.

Ich arbeite seit mehr als 25 Jahren mit Menschen, und meine Arbeit ist hauptsächlich spirituell. Ich versuche alles, was ich teile, so einfach wie möglich darzustellen, denn was nützt es, wenn mich keiner versteht und ich niemanden mitreißen kann. Eben, gar nichts. Ich liebe es, Menschen auf ihrem Weg der Selbstentwicklung zu begleiten und ihre Transformation zu unterstützen. Jeder braucht seine ganz eigene Zeit, viel Geduld und Liebe. Viele sind nicht in der Lage, auf sich selbst zu achten, Grenzen zu ziehen oder einfach abzuschalten und zu entspannen. Ihr Selbstwert ist im Keller und der Frust-Pegel hoch. Und ich bemerke seit vielen Jahren, dass ätherische Öle sie kraftvoll unterstützen, gerade in diesen Bereichen. Ich selbst möchte keinen Tag mehr ohne meine Öle verbringen. Sie schenken mir die unbezahlbare Selbstermächtigung, gut auf mich achtzugeben. (Wobei Selbstermächtigung ein fast zu strenges Wort ist, aber darum geht es letztlich: sich selbst die Ermächtigung zu geben, gesund zu leben. Mein Fokus liegt vor allem auf der emotionalen und energetischen Ebene der Anwendung ätherischer Öle, denn hier habe ich die meisten Erfahrungen gesammelt.

WIE DU MIT DIESEM BUCH ARBEITEN KANNST

Dieses Buch ist wie eine kleine Reise durch die Welt der ätherischen Öle. Du kannst es einfach von vorn bis hinten durchlesen oder dich jeden Tag immer mal wieder davon inspirieren lassen, indem du es aufschlägst und schaust, was für dich drinsteht. Die Affirmationen sollen dich zusätzlich energetisch stärken, ebenso die kleinen Meditationen. Zudem findest du Lebensthemen, an denen du schriftlich arbeiten kannst. Im Laufe der Zeit mag dich ein bestimmtes Thema ganz plötzlich interessieren, das dich vorher gar nicht angesprochen hat. Richte dich einfach nach deinen eigenen Impulsen.

Ich habe während des Schreibens immer wieder Menschen gefragt, was sie in anderen Büchern über ätherische Öle vermissen und welche Themen sie sich wünschen. Viele ihrer Anregungen habe ich integriert, denn das Buch soll ja lebendig sein. Wir leben in einer Zeit, in der es nicht nur darum geht, sich Wissen anzueignen. Es geht vielmehr darum, wirklich Erfahrungen zu sammeln. Ich bin ein großer Fan davon, sich Lebenserfahrungen selbst zu kreieren. Deshalb möchte ich dir gern ans Herz legen, immer wieder aufs Neue einen Blick in dieses Buch zu werfen und vor allem anzufangen, etwas auszuprobieren. Ein Leben mit ätherischen Ölen ist wirklich sehr besonders und facettenreich, das verspreche ich dir.

Ich möchte dich mitnehmen auf diese Reise und ich möchte, dass du dich in dir selbst und mit anderen wohlfühlst, bei dir ankommst, dir erlaubst zu wachsen und zu gedeihen. Ätherische Öle sind ganz praktische Werkzeuge, die dir dabei wirkungsvoll zur Seite stehen. Öffne dich für ihre Kraft und du wirst überrascht sein, was die Natur alles für dich tun kann. Es wird dir Freude bereiten, es zu erleben! Und wenn du die positive und erhebende Wirkung eines ätherischen Öles schon einmal erfahren hast, weißt du schon viel mehr über diese Kraft als die meisten Menschen. Am Anfang kann es sogar überwältigend sein, aber glaube mir, die Erfahrung und Tiefe kommt mit der Zeit. Ich selbst habe für eine lange Zeit ein

Ätherische-Öle-Tagebuch geführt und alle Veränderungen und positiven Aspekte, die ich erfahren habe, hineingeschrieben. Darin lese ich heute noch immer wieder, wenn ich mich inspirieren lassen möchte. Schreibe dir Rezepte auf, die für dich funktionieren. Erlaube dir, dich auszuprobieren, und lasse dich auf keinen Fall von den vielen verschiedenen Meinungen, die es auf dem Gebiet der Aromatherapie gibt, aus der Fassung bringen. Halte alles so einfach wie möglich und denke immer daran: Weniger ist mehr. Du musst auch gar nicht alles wissen. Wir versuchen ja immer, alles so perfekt wie möglich zu machen und stehen uns damit oft selbst im Weg. Es genügt bspw., wenn du dir merkst, dass die Anwendung eines ätherischen Öles auf der Haut immer in Verbindung mit einem Trägeröl erfolgen sollte. Damit fährst du schon ganz gut.

Ich rate dir, in deinen vier Wänden kleine Öl-Inseln zu gestalten. Ich selbst habe im Badezimmer alle Öle, die ich für das Gesicht und den Körper nutze und natürlich für die Dusche. Im Schlafzimmer befinden sich meine Öle für die Nachtruhe. Im Wohnzimmer stehen solche Öle, die für meine Familie eine erhebende und zugleich entspannende Umgebung schaffen. Von vielen werde ich gefragt, ob sie eine Duftlampe nutzen können. Na klar. Hochwertige ätherische Öle sollten jedoch nicht erhitzt werden, weil sie dann ihre Kraft verlieren können. Ich persönlich nutze vorzugsweise einen Diffuser, trage die Ölmischungen auf dem Körper auf oder dufte sie aus einer Sprühflasche. Aber jeder Mensch ist anders. Finde für dich heraus, was am besten zu dir passt. Ich möchte, dass du deine eigenen Schlüsse ziehst und eigene Erfahrungen machst. Wichtig ist, dass du dich mit deinen ätherischen Ölen wohlfühlst und deinen ganz eigenen Lebensstil schaffst.

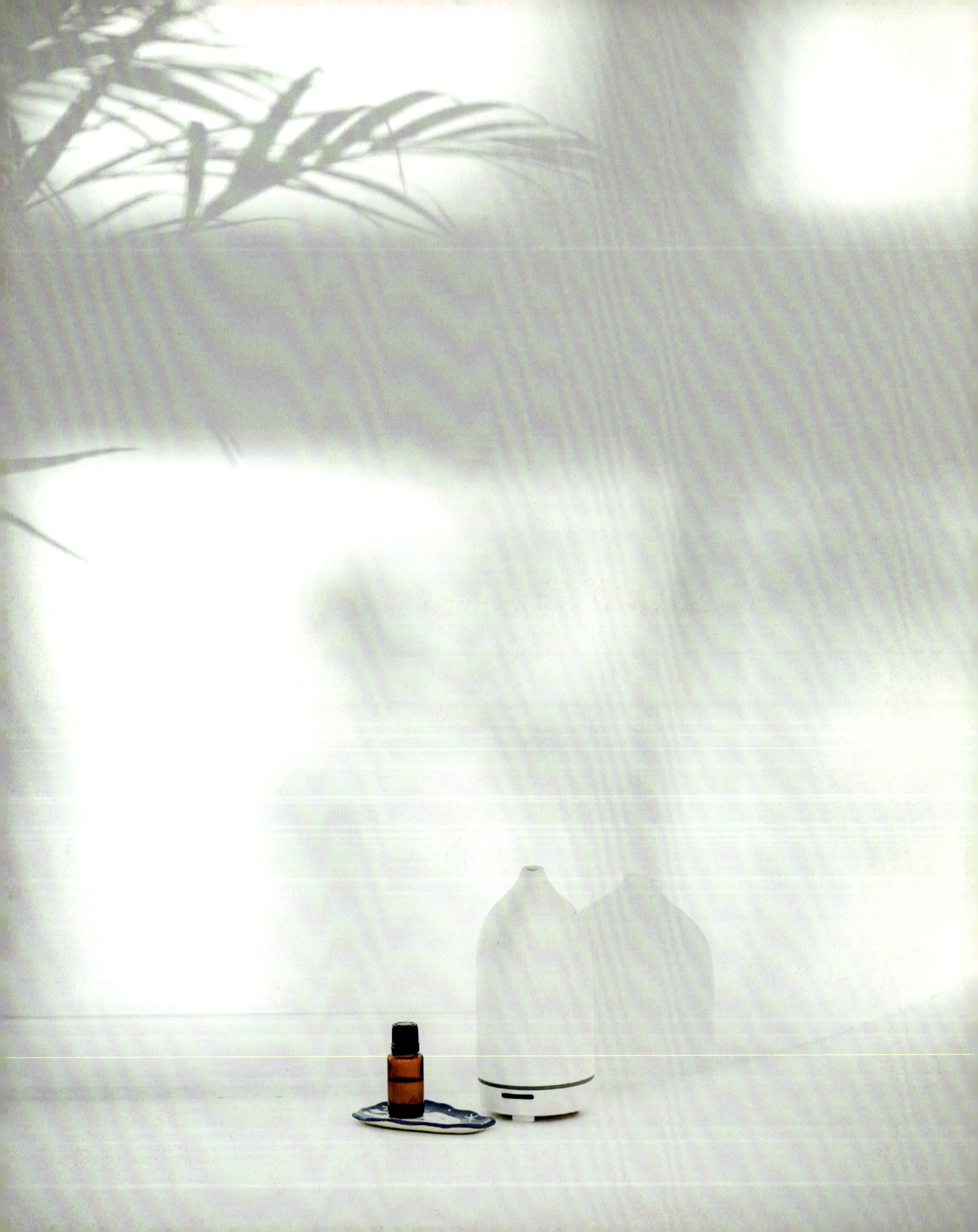

ÄTHERISCHE ÖLE

Grundlagen

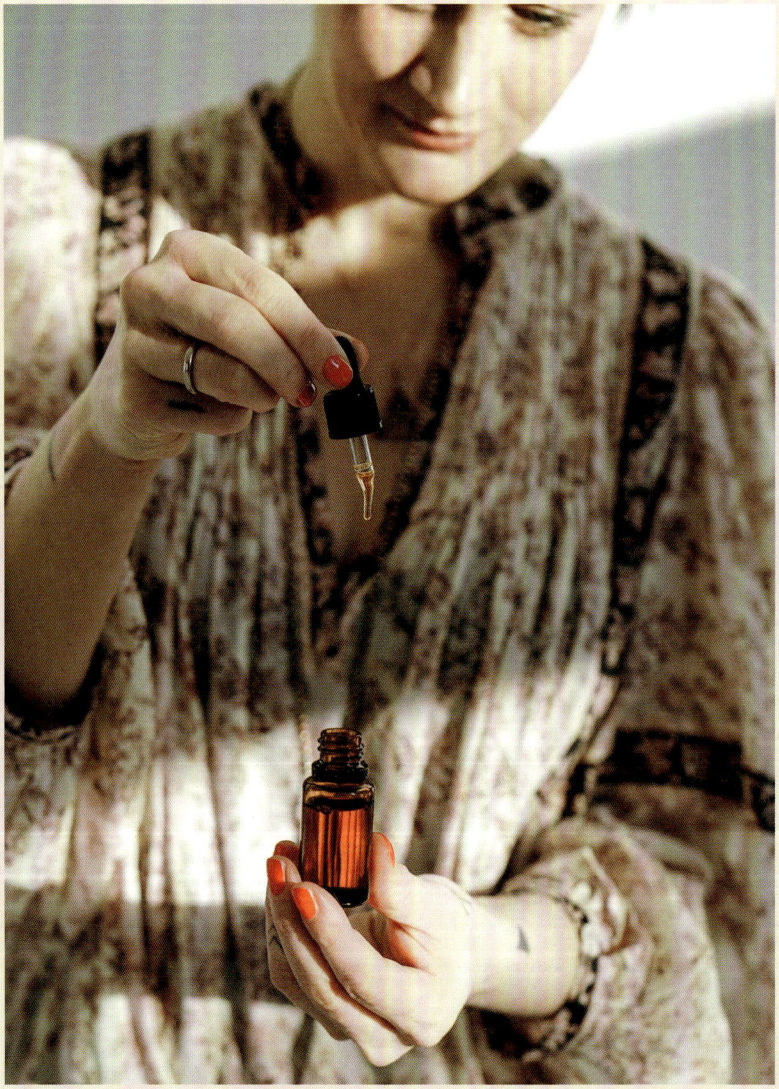

MEIN WEG MIT PLANT BASED WISDOM

Ich erinnere mich noch ganz genau, wie es bei uns zu Hause immer roch. Einfach himmlisch! In den 1980ern gab es in jedem Zimmer eine Duftlampe, sogar auf der Toilette. Das ist kein Witz. Wir hatten sogar ein Telefon auf dem WC, aber das ist eine andere Geschichte. Es gab eine riesige Auswahl von ätherischen Ölen und meine Mutter wusste immer, welche Öle uns am besten unterstützen. Wenn ich bspw. schlecht drauf war, gab es Bergamotte im Diffuser und auf das Herzchakra gern einen Tropfen Rose – verdünnt natürlich, aber dazu später mehr. Unser Wohnzimmer war eine Mischung aus Tarotkarten, ätherischen Ölen und jeder Menge Selbsthilfebüchern. Die Affirmations-Königin Luise Hay hat mich in meiner Jugend mit ihren aufbauenden Sätzen sehr gestärkt; kombiniert mit ätherischen Ölen bildeten sie ein Kraftpaket. Deshalb werde ich in diesem Buch auch mit Affirmationen arbeiten. Sie sind universell und immer wirkungsvoll einsetzbar. Sie haben mir in schwierigen Zeiten unglaublich geholfen. Ich werde außerdem auch Mantras vorstellen, denn sie sind ebenfalls eine wirksame Unterstützung auf unserem Weg mit ätherischen Ölen.

Ich fühlte mich also schon von klein auf sehr umarmt von der Kraft der ätherischen Öle und sie wurden sehr schnell Teil meines Lebens. Ich wälzte die Bücher meiner Mutter zum Thema Aromatherapie, las alles über Pflanzen und kreierte schon früh selbst immer wieder neue Mischungen, die teilweise sehr experimentell waren und manchmal leider nicht so gut rochen, wie ich es erhoffte. Mein absoluter Liebling war Patchouli, zum Ärger meiner Familie, denn niemand mochte es, während ich darin am liebsten gebadet hätte. Ich benutzte es täglich, genau wie Sandelholz und Weihrauch. Mit diesen drei Ölen fühle ich mich auch heute noch gehalten und geschützt. Als ich dann mit 18 Jahren auszog, war das Erste, das ich in meinem neuen Zimmer aufstellte, meine Duftlampe. Ich hatte noch keine so riesige Auswahl an ätherischen Ölen wie meine Mutter, doch fügte ich im Laufe der Zeit immer mehr zu meiner Sammlung hinzu. Schon damals war mir Qualität sehr wichtig und ich war auch bereit, mehr dafür zu bezahlen, unter dem Motto: Nimm von allem das Beste, auch wenn es bedeutet, weniger zu haben.

Bald absolvierte ich die Ausbildung zur Heilpraktikerin und tauchte speziell in die Aromatherapie hinein. Ich war damals sehr jung, gerade mal Anfang zwanzig. Da mir schnell klar war, dass ich nie als Heilpraktikerin arbeiten würde, schenkte ich mir die Prüfung, entschied mich aber später für eine weitere Ausbildung in Aromatherapie in New York. Verrückt, wie schnelllebig auch die Aromatherapie ist und wie viele Einflüsse es mittlerweile gibt. Meine Kinder, mein Mann und auch unsere Tiere sind große Fans von ätherischen Ölen. Meine Teenager-Tochter würde das zwar sofort abstreiten, aber wenn sie etwas hat, kommt sie meistens sofort zu mir und fragt nach einem Öl und Rat. Es ist schön, wenn wir unseren Kindern Werkzeuge an die Hand geben können, mit denen sie sich in vielen Lebenslagen selbst helfen können.

Seit 2017 berate ich Menschen in der Anwendung ätherischer Öle und es macht mir irrsinnig Freude zu sehen, wie sich ihr Leben mit diesen wunderbaren Helfern zum Positiven verändert. Wie großartig wäre es, wenn noch viel mehr Menschen einen ganz selbstverständlichen Zugang dazu hätten und damit selbstbestimmter und unabhängiger leben würden? Ich wünsche mir, dass meine Arbeit dazu beiträgt, auch dein Wohlbefinden zu verbessern. Ich bin mir sicher, das wird geschehen, wenn du die Anregungen in diesem Buch in deinem Leben praktisch umsetzt.

WAS IST EIGENTLICH AROMATHERAPIE?

Die Aromatherapie wurde in der Vergangenheit nicht so richtig ernst genommen und leider ist das teilweise auch heute noch so – dabei ist sie so viel mehr als eine großartige Therapie, nämlich eine ganzheitliche Weise, das Leben zu umarmen. Dennoch wird der Wirksamkeit von Aromen in den letzten Jahren mehr und mehr Aufmerksamkeit geschenkt. Zum Glück! Bspw. beziehen Menschen mit verschiedenen Berufen sie in ihre täglichen Aufgabenstellungen mit ein. Andere nutzen sie für ihre Selbstfürsorge und für ihr allgemeines Wohlbefinden. Kürzlich habe ich mit einer Ärztin telefoniert, die mir davon erzählt hat, wie sie ätherische Öle in ihrem Klinik-Alltag einsetzt und dass die Patienten dankbar dafür sind.

Die Nachfrage nach Aromatherapie ist in den letzten Jahren unglaublich gestiegen, auch wenn es immer noch viele Missverständnisse in Bezug auf die Kraft und die Anwendung ätherischer Öle gibt. Die Aromatherapie wird von Therapeuten, Wellness-Beratern, Massagetherapeuten, Psychologen, Yogalehrern, ganzheitlichen Ärzten oder Krankenschwestern geschätzt und angewendet. Wir finden Infos zu ätherischen Ölen in Zeitschriften, Blogs, Podcasts, weil der Bedarf immer größer wird: Ätherische Öle sollen Stress im Alltag zu reduzieren, Angst und Sorgen mindern, Wut auflösen, Selbstliebe fördern, die Akzeptanz des eigenen Körpers unterstützen und etliche gesundheitliche Aspekte positiv beeinflussen.

Obwohl Aromatherapie mittlerweile in sehr vielen Bereichen des Lebens eingesetzt wird, gibt es aber bei vielen Menschen trotzdem noch eine Hemmschwelle, die sie überwinden müssen. Doch ich bin zuversichtlich, dass dieses Zögern, ebenso wie bei Yoga und Meditation, letztlich schnell verschwinden wird. Als ich Mitte der 1990er anfing, Yoga und Meditation zu unterrichten und mich vegan zu ernähren, wurde ich ständig ausgelacht und als äußerst merkwürdig empfunden. Und heute? So viele Menschen wenden sich einer spirituellen Praxis zu, da ist es einfach salonfähig geworden.

Ätherische Öle sind so facettenreich! Sie werden inzwischen nicht nur zur Unterstützung bei Geburten angewendet, sondern sogar bei der Pflege alter Menschen oder im Hospiz. Was habe ich schon für wunderbare Geschichten gehört! Ich finde das wirklich berührend. Manchmal spreche ich mit Lehrern, die mir davon erzählen, dass ihre Schüler viel klarer und aufmerksamer sind im Unterricht, seit sie im Klassenraum Pfefferminze oder Zitrone (oder beides zusammen) im Diffuser vernebeln. Meine Kinder wissen genau, wie sie sich selbst helfen können, wenn es ihnen mal nicht so gut geht, sie gesundheitlich angeschlagen sind oder ihr Selbstwertgefühl ein wenig leidet. Gerade in dieser Zeit ist es wichtig, dass wir unseren Kindern Alternativen und Werkzeuge anbieten für mehr Halt und Stabilität im Schulalltag.

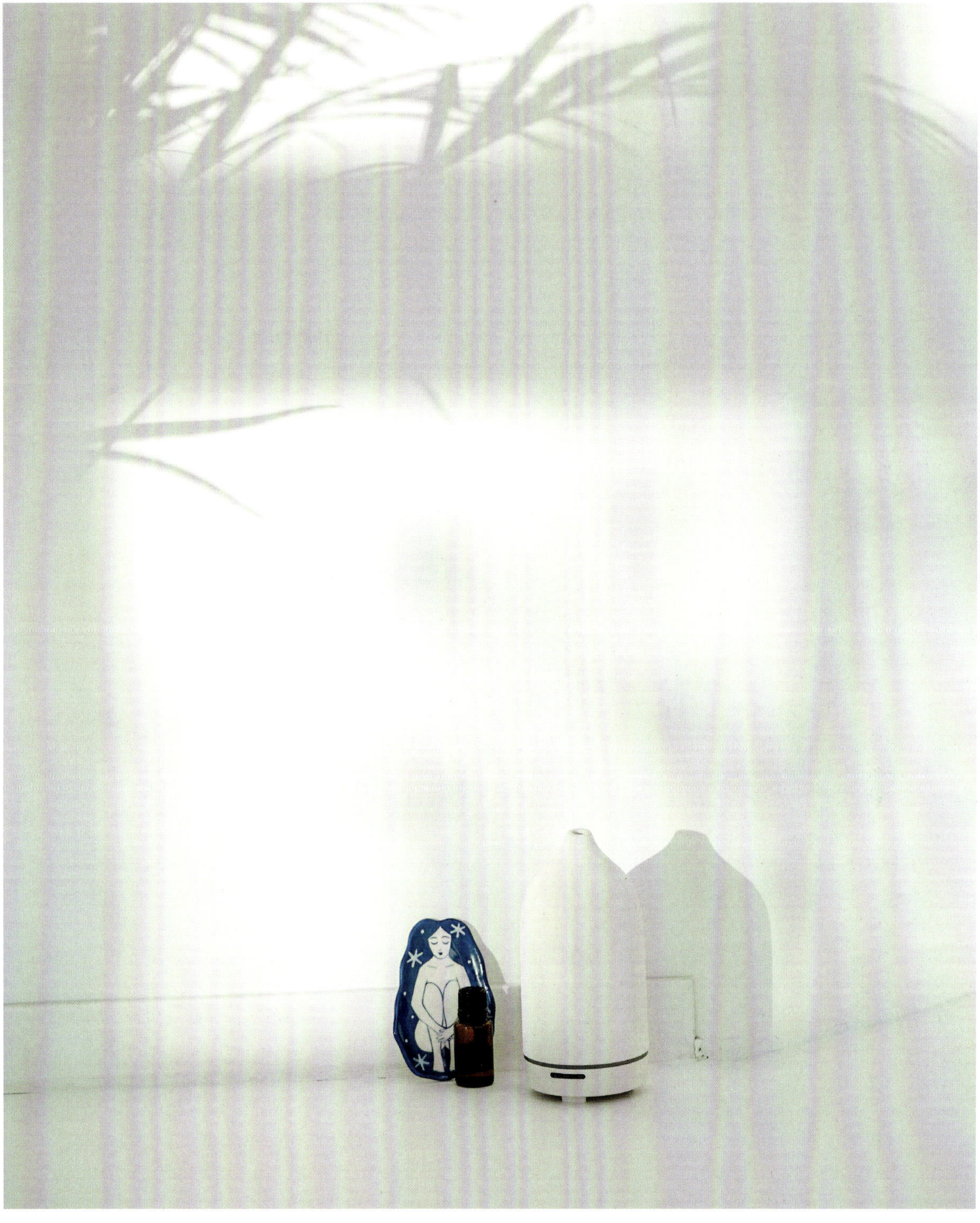

Ätherische Öle zu nutzen ist für sie buchstäblich kinderleicht, sie müssen nur auf die Dosierung achten. Und dafür gibt es in diesem Buch genaue Instruktionen, die wir ihnen mitgeben können.

Aromatherapeut/Aromatherapeutin – als Beruf – ist noch recht jung und hat noch keine lange Geschichte. Das denkt man gar nicht, oder? Tatsächlich ist aber die Anwendung von Heilpflanzen sehr, sehr alt. Schon früh in der Geschichte des Menschen wurden Blätter, Beeren, Wurzeln usw. bei Krankheit genutzt, um wieder auf die Beine zu kommen. Das Ausräuchern mit oder das Verbrennen von aromatischem Pflanzenmaterial ist eine der am frühesten aufgezeichneten Formen der Behandlung mit Kräutern, bspw. um böse Geister zu vertreiben. Zum Schutz wurde u. a. Weihrauch verwendet. Düfte, die entweder durch die Nase eingeatmet oder direkt über die Haut vom Körper aufgenommen wurden, galten im Altertum als wichtige Heilmittel.

Bekannte schriftliche Aufzeichnungen über Heilpflanzen reichen mindestens 5.000 Jahre zurück, bspw. in die sumerische Kultur in Mesopotamien, in das alte Ägypten oder ein Jahrtausend später in die babylonische Zivilisation. Das alte Indien überliefert uns ein reichhaltiges Wissen über Heilpflanzen, bspw. erwähnt der *Rigveda*-Text (1.500 v. Chr.) bereits 67 Heilpflanzen, der spätere *Yajurveda*-Text listet 81 und der noch spätere *Atharvaveda*-Text sogar 290 Heilpflanzenarten auf. Charaka, ein bekannter indischer Arzt, der die *Charaka Samhita* (2. oder 3. Jh. v. Chr.) schrieb, behandelt in dieser Textsammlung Anwendungen von über 600 Heilpflanzen. Die Entwicklung von systematischen Arzneibüchern geht auf das Jahr 3.000 v. Chr. zurück, als die Chinesen bereits über 350 pflanzliche Heilmittel verwendeten. Das *Shennong ben cao jing* gilt als eines der ersten chinesischen Kräuterheilbücher. Es soll zwischen dem 3. Jh. v. Chr. und dem 2. Jh. n. Chr. geschrieben worden sein.

Seit 3.500 v. Chr. ist speziell die Verwendung von aromatischen Pflanzen bzw. Pflanzenextrakten belegt, bspw. im alten Ägypten, aber auch bei den Griechen und Römern. Die Ägypter verwendeten u. a. Balsame, parfümierte Öle, duftende Rinden und Harze für Medizin, Lebensmittelkonservierung und religiöse Zeremonien sowie insbesondere zur Einbalsamierung der Toten. Es wird vermutet, dass die Griechen viel von ihrem aromatischen Wissen von den Ägyptern gelernt haben. Eine Überlieferung von Hippokrates, dem berühmten griechischen Arzt, besagt sinngemäß, der tägliche Weg zur Gesundheit bestehe in einem aromatischen Bad und einer duftenden Massage. Da bin ich voll bei ihm, denn diese Art Selbstfürsorge ist einfach Balsam für unsere Seele. Und natürlich sind die berühmten Römischen Bäder dafür bekannt, aromatische Öle und andere duftende Produkte zur Schönheitspflege und für die Gesundheit populär gemacht zu haben.

Im Mittelalter wurden Aromen zur Abwehr der Beulenpest-Infektion verwendet, indem man sie bspw. auf den Straßen und in den Häusern verbrannte. Es wird interessanterweise vermutet, dass die Parfümeure und Handschuhmacher meist immun gegen die Pest waren, weil sie ständig von aromatischen Pflanzen/Pomandern umgeben waren. Andere, die während der Pest in den Städten blieben, trugen ein Geruchs-Prophylaktikum bei sich, wann immer sie sich ins Freie wagten. Eines der beliebtesten dieser Hilfsmittel war der Pomander – ursprünglich eine mit Gewürznelken gefüllte Orange (du kennst sie sicher aus der Weihnachtszeit), später ein beliebiger durchlöcherter Behälter, der mit Duftstoffen gefüllt war und am Körper getragen wurde. Ansonsten konnte eine vorsichtige Person einen Strauß duftender Blumen

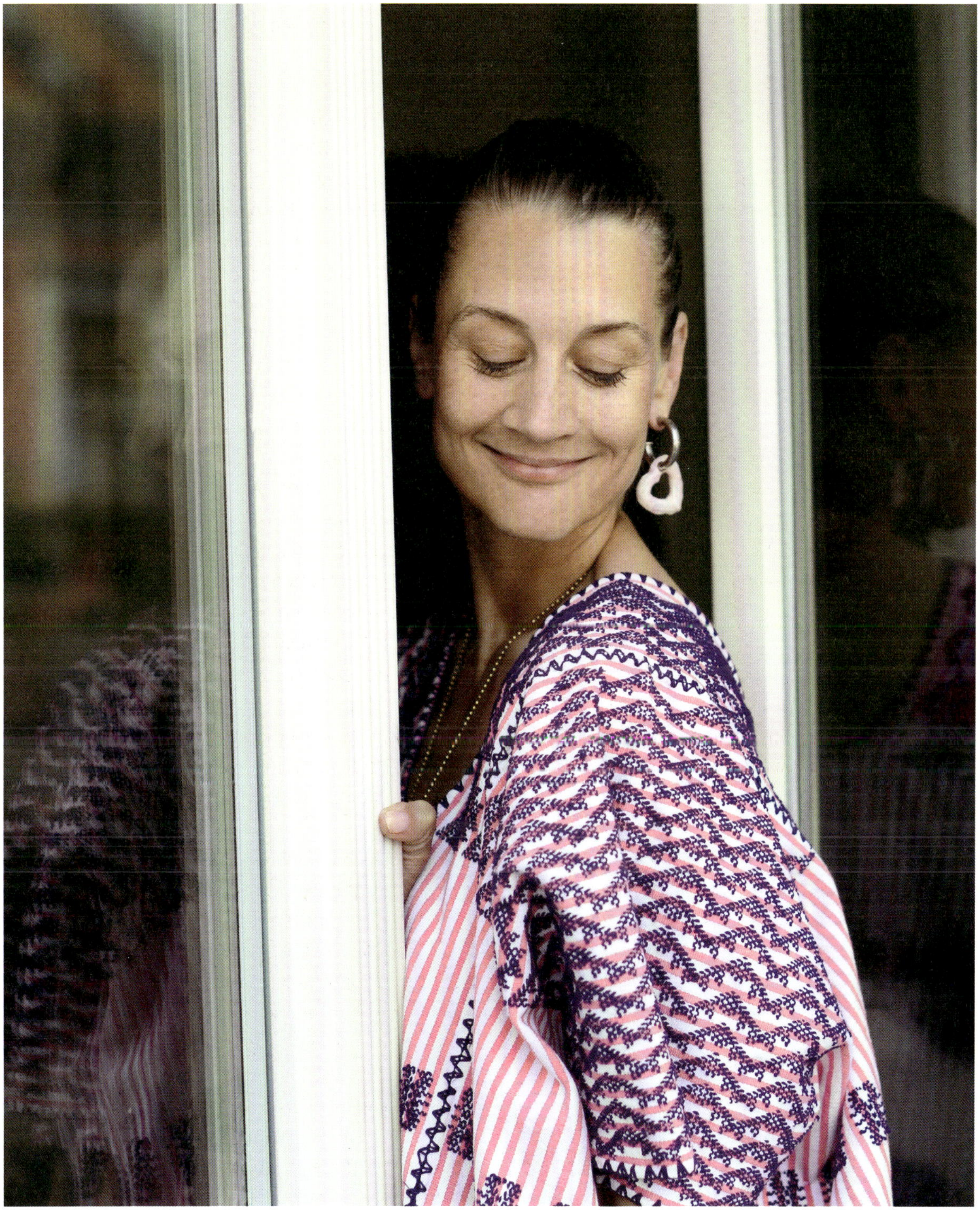

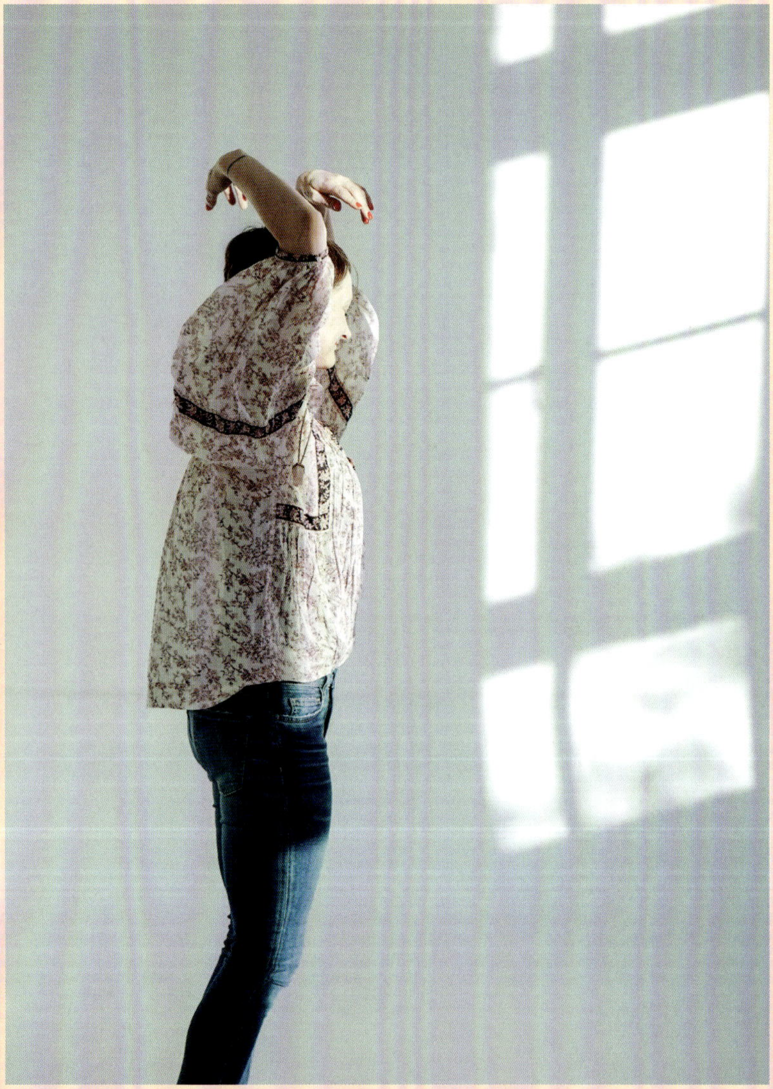

oder ein mit Parfüm besprenkeltes Taschentuch bei sich tragen.

Im 18. Jahrhundert wurden ätherische Öle ausgiebig genutzt und es wurde viel Forschung über ihre medizinischen Eigenschaften betrieben. Einige Apotheker hatten sogar ihre eigenen Destillierapparate, um ätherische Öle herzustellen. Auf der anderen Seite kam es in dieser Zeit zu einer zunehmenden Ausbildung und Spezialisierung der sogenannten Schulmedizin, die schließlich versuchte, das Heilen aus den Händen der Laien zu nehmen, und im 19. Jahrhundert wurde schließlich der Hausarzt etabliert, wie wir ihn heute noch kennen. Den Leibarzt gab es natürlich schon im Altertum, aber nur für die Herrscher. Öle von Kamille, Zimt, Fenchel, Lorbeer, Wacholderbeere, Rosmarin und Thymian wurden als offizielle ätherische Öle in William Whitla`s *Materia Medica* (1882) aufgenommen. Im Jahr 1887 veröffentlichte Charles Chamberland Studien, die die antibakteriellen und antimykotischen Eigenschaften vieler ätherischer Öle zeigten (z. B. Lavendel, Wacholderbeere, Sandelholz, Thymian, Zimt und Zeder).

In vielerlei Hinsicht ist die Geschichte der Aromatherapie auch die Geschichte der Kräutermedizin, die wiederum eine lange und weitreichende Geschichte in der ganzen Welt hat. Wenn du dich dafür interessierst, ist es wirklich empfehlenswert, tiefer einzutauchen. Pflanzen, insbesondere aromatische Pflanzen,

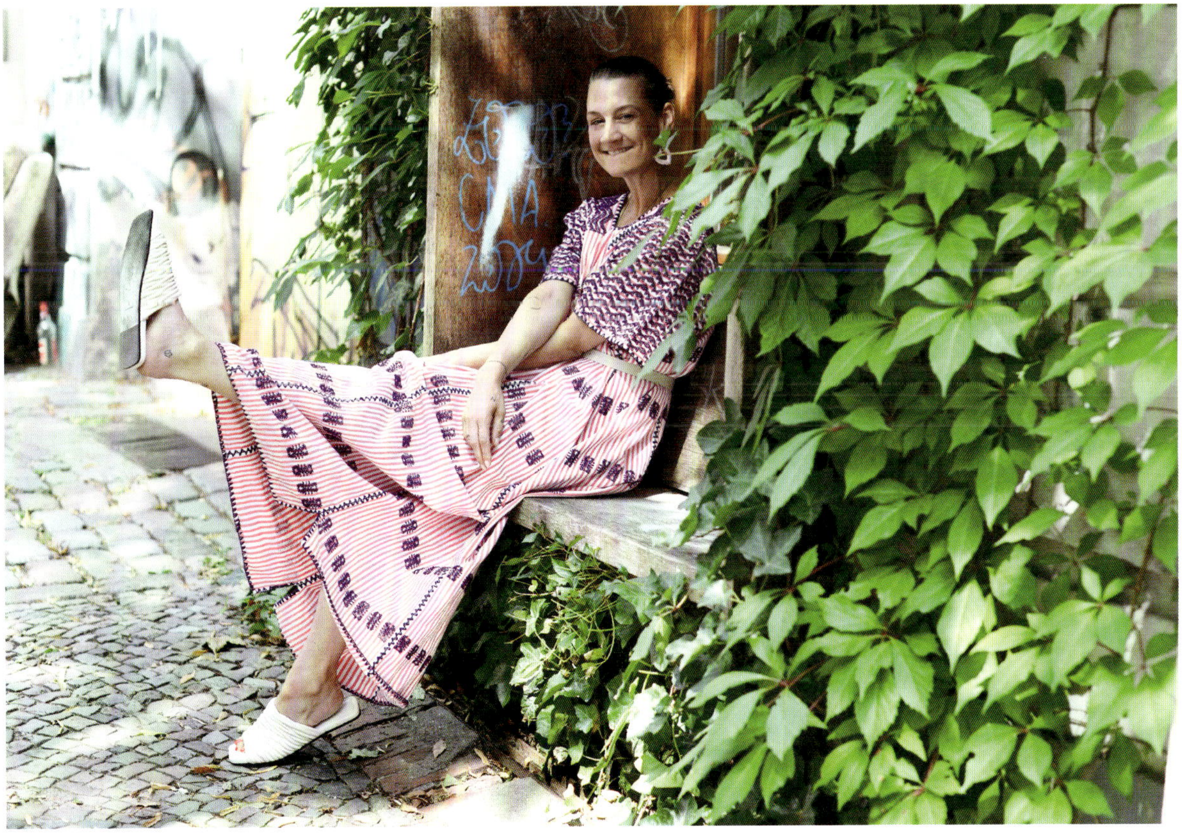

werden seit Tausenden von Jahren eingesetzt und gelten nach wie vor als wichtige Quelle der Medizin. Die Aromatherapie, wie sie heute bekannt ist, ist jedoch eine modernere Weiterentwicklung dessen, was als Aromapraxis in früheren Kulturen galt. Der Begriff „Aromatherapie" wurde von dem französischen Chemiker René-Maurice Gattefossé im Jahr 1937 geprägt. Sein Buch *Gattefossés Aromatherapie* enthält frühe klinische Erkenntnisse zur Anwendung von ätherischen Ölen bei einer Vielzahl von physiologischen Beschwerden. Dabei scheint es wichtig, zu verstehen, welche Absicht Gattefossé mit der Prägung des Wortes verfolgte, denn er wollte die medizinische Anwendung von ätherischen Ölen eindeutig von deren Nutzung in der Parfümerie unterscheiden. Gattefossé war nämlich auch Parfümeur und brachte als solcher zunächst eine Liebe und Leidenschaft für Aromen mit. Später beschäftigte er sich intensiv mit dem Studium und der Anwendung von ätherischen Ölen für medizinische Zwecke und arbeitete in seiner Forschung u. a. mit Krankenhäusern zusammen, um die heilende Wirkung von ätherischen Ölen zu testen.

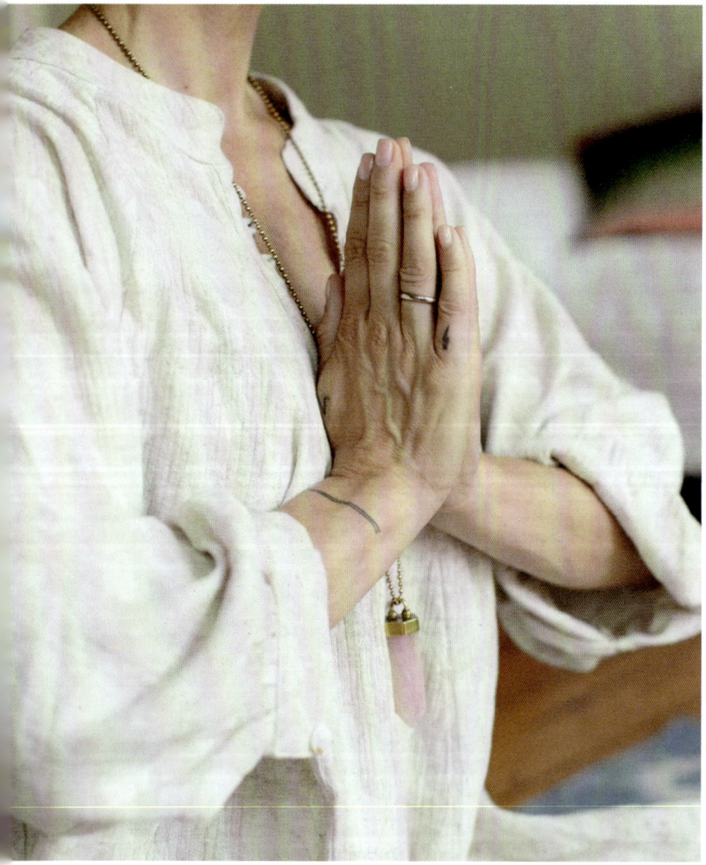

Zwei weitere Personen haben ebenfalls einen großen Beitrag zur Ausgestaltung der modernen Aromatherapie geleistet: zum einen Marguerite Maury, deren Arbeit mit ätherischen Ölen zur Entstehung der ganzheitlichen Aromatherapie-Praxis, wie wir sie heute kennen, führte. 1895 in Österreich geboren, wurde Maury als Krankenschwester und chirurgische Assistentin in Wien ausgebildet und zog dann nach Frankreich. Dort stieß sie auf ein Buch mit dem Titel *Les Grandes Possibilités par les Matières Odoriferantes (Die großen Möglichkeiten von Geruchsstoffen)* von einem gewissen Dr. Chabenes. Dieses Buch sollte in ihr eine lebenslange Leidenschaft für die Forschung und Aufklärung im Bereich Aromatherapie wecken. Zusammen mit ihrem Mann widmete sie sich zahlreichen Heilansätzen, darunter: Homöopathie, Naturheilkunde, Akupunktur, Yoga und Meditation. Marguerite Maury leistete Pionierarbeit in der Entwicklung der dermalen Anwendung von ätherischen Ölen und trug damit zur allgemeinen Anerkennung der psychologischen und physiologischen Vorteile bei. Die populäre Anwendung von ätherischen Ölen auf der Haut wird auf das bahnbrechende Werk von Marguerite Maury mit dem Titel *Le Capital Jeunesse (Das Geheimnis von Leben und Jugend)* zurückgeführt, das 1961 in Frankreich veröffentlicht wurde. In diesem Buch erweiterte Maury ihre Ideen über die Geheimnisse des Jungbleibens und teilte ihre Erkenntnisse über die Anwendung ätherischer Öle, die den Grundstein für die moderne Entwicklung der ganzheitlichen Aromatherapie legten.

Ein weiterer Pionier war Dr. Jean Valnet. Er wurde 1945 als Schulmediziner an der Universität von Lyon ausgebildet. Valnet begann 1953 mit der Erforschung ätherischer Öle und konzentrierte sich dabei vor allem auf die besten Anwendungsmethoden sowie die Dosierungen, die notwendig sind, um einen maximalen Nutzen ohne das Risiko von Nebenwirkungen zu erreichen. Jean Valnet war sehr an der Erforschung der antiinfektiösen und antibiotischen Eigenschaften von ätherischen Ölen interessiert. Im Jahr 1960 leitete er Kongresse mit Universitätsdozenten und Mitgliedern der Akademie der Medizin als Gutachter. 1961 wurde er Mitarbeiter des *Internationalen Zentrums für biologische Forschung* in Genf und wirkte an einer Reihe von wissenschaftlichen Zeitschriften mit; auch die französische und ausländische Presse widmete ihm regelmäßig Artikel. 1971 gründete er die *Vereinigung für Studium und Forschung der Aromatherapie und Phytotherapie*. 1981 gründete er das *Kollegium für Phyto-Aromatherapie und französischsprachige Feldärzte*, das dasselbe Ziel wie seine erste Gesellschaft verfolgte, nämlich den Zusammenschluss von Fachleuten des Gesundheitswesens (Ärzte, Apotheker, Tierärzte, Chirurgen, Biologen usw.), die auf dem Gebiet der Phytotherapie und Aromatherapie forschten. Er kreierte eigene Ätherische-Öl-Komplexe, Tegarome (indiziert bei Verbrennungen, Insektenstichen, Sonnenbrand), Climarome (bei Atemwegsproblemen) und Flexarome (beruhigend bei Muskelverspannungen). 1985 übergab er die Produktion seiner Präparate an das *Labor Cosbionat*, das sich auf die Herstellung und Verpackung von Produkten auf pflanzlicher Basis spezialisiert hatte. Das Labor widmet sich auch heute noch ausschließlich der Aromatherapie von Doktor Valnet – die Formeln seiner Produkte wurden nie verändert. Schüler dieser Richtung sind u. a. Paul Belaiche, Jean Claude Lapraz, Christian Duraffourd d'Hervincourt, Jean-Michel Morel.

Am Beginn der modernen Aromatherapie gab es also zwei Hauptzweige: die französische Schule mit ihrem wissenschaftlichen und klinischen Ansatz, der sich mit der starken, französischen medizinischen Tradition verband, und die angelsächsische Denkschule, die auf die Arbeit von Margaret Maury zurückgeht, die den spezielleren Weg des Wohlbefindens durch den Einsatz von Massagetechniken mit Aromaölen wählte.

Aus chemischer Sicht ist ein ätherisches Öl eine konzentrierte hydrophobe Flüssigkeit, die duftende, flüchtige Verbindungen aus einer bestimmten Pflanzenart enthält. Ein Öl ist „ätherisch" in dem Sinne, dass es die „Essenz" einer Pflanze enthält – deren charakteristischen Duft und deren Phytonährstoffe. Mehr als 1.000 Pflanzenfamilien und etwa 2.000 Arten liefern ätherische Öle. Diese Öle befinden sich in winzigen sekretorischen Strukturen, die in verschiedenen Pflanzenteilen zu finden sind, wie z. B. Blättern (Eukalyptus, Salbei, Thymian), Beeren (Wacholder), Gräser (Zitronella), Blütenspitzen (Lavendel), Blütenblätter (Rose, Jasmin, Ylang-Ylang), Wurzeln (Vetiver), Früchte (Orange, Zitrone), Harze (Weihrauch, Myrrhe), Holz (Zeder, Sandelholz), Rinde (Zimt), Samen, Rhizome (Ingwer) und Schalen (Zitrone, Limette, Orange). Trotz der Bezeichnung „Öl" fühlen sich all diese Pflanzenteile nicht „ölig" an. Ätherische Öle sind übrigens leichter als Wasser; sie können nicht mit Wasser verdünnt werden, mischen sich aber leicht mit Alkohol oder Fetten. Sie werden in der Regel durch Destillation gewonnen, unter Verwendung von Wasserdampf. Andere Verfahren sind Expression, Lösungsmittelextraktion, absolute Ölextraktion oder das Abzapfen von Harz und die Kaltpressung.

TIPPS FÜR DEINEN EINKAUF

Ganz gleich, ob du ganz neu in der Welt der ätherischen Öle unterwegs bist oder schon ein paar Öl-Fläschchen dein Eigen nennen darfst: Hast du dich schon einmal gefragt, was eigentlich wirklich in den Öl-Flaschen drin ist? Du kannst dir nicht vorstellen, wie oft gepanscht wird! Ätherische Öle werden oft gestreckt, verunreinigt oder mit synthetischen Stoffen angereichert. Und selbst, wenn es reine ätherische Öle sind, weißt du nicht, ob sie tatsächlich von astreiner Qualität sind. Ich persönlich finde es immens wichtig, nur reinste ätherische Öle von bester Qualität zu nutzen. Sie kosten natürlich auch ein bisschen mehr und es gibt einiges zu beachten, aber das ist es mir immer wert.

Längst nicht alle ätherischen Öle werden unter den Prämissen der Reinheit und Echtheit hergestellt. Das bedeutet, dass du ganz achtsam sein musst, wenn es darum geht, hochwertige und wirklich reine ätherische Öle zu kaufen. In den letzten Jahren hat sich die Wellness-Szene zu einer boomenden Industrie entwickelt und ätherische Öle sind für Verbraucher leichter verfügbar als je zuvor. Das bedeutet aber auch, dass es auf dem Markt leider viel Schrott gibt. Einige dieser braunen Flaschen, die du in den Regalen im Bio- oder Supermarkt siehst, sind mit billigen synthetischen Füllstoffen, Streckmitteln oder sogar nur „Duftölen" gefüllt, um schnellen Profit zu machen. Synthetische Duftöle enthalten nicht die lebenswichtigen Bestandteile von echten Pflanzen, und ich würde dir niemals empfehlen, sie zu kaufen! Selbst wenn es sich um ein echtes ätherisches Öl in einer Flasche handelt, hängt seine Qualität von mehreren Faktoren ab:

Pflanzen – Die Qualität kann vom Wetter, von wechselnden Anbaubedingungen oder auch dem Einsatz von Pestiziden bzw. anderen Chemikalien beeinflusst werden.

Verarbeitung – Es kommt darauf an, wie sauber die Ausrüstung während des Destillationsprozesses gehalten wird. Einige ätherische Öle können auch absichtlich während der Verarbeitung verdünnt werden, und es kann wirklich schwer zu erkennen sein – selbst wenn du schon seit Jahren mit ätherischen Ölen zu tun hast und dich schon sehr gut auskennst.

Verpackung – Wie ätherische Öle behandelt und gelagert werden, kann bestimmen, wie lange sie haltbar sind. Die Qualität selbst eines reinen, hochwertigen Öls kann beeinträchtigt werden, wenn es bspw. nicht in eine dicht verschlossene, dunkle hochwertige Glasflasche abgefüllt wird. Um herauszufinden, welche ätherischen Öle authentisch und von hoher Qualität sind, musst du deinen Geruchssinn sensibilisieren und überprüfen, wie dein Körper darauf reagiert. Ich reagiere nach den vielen Jahren sehr, sehr empfindlich auf synthetische Öle und würde sagen, dass ich ein gutes Gespür für hochwertige ätherische Öle habe.

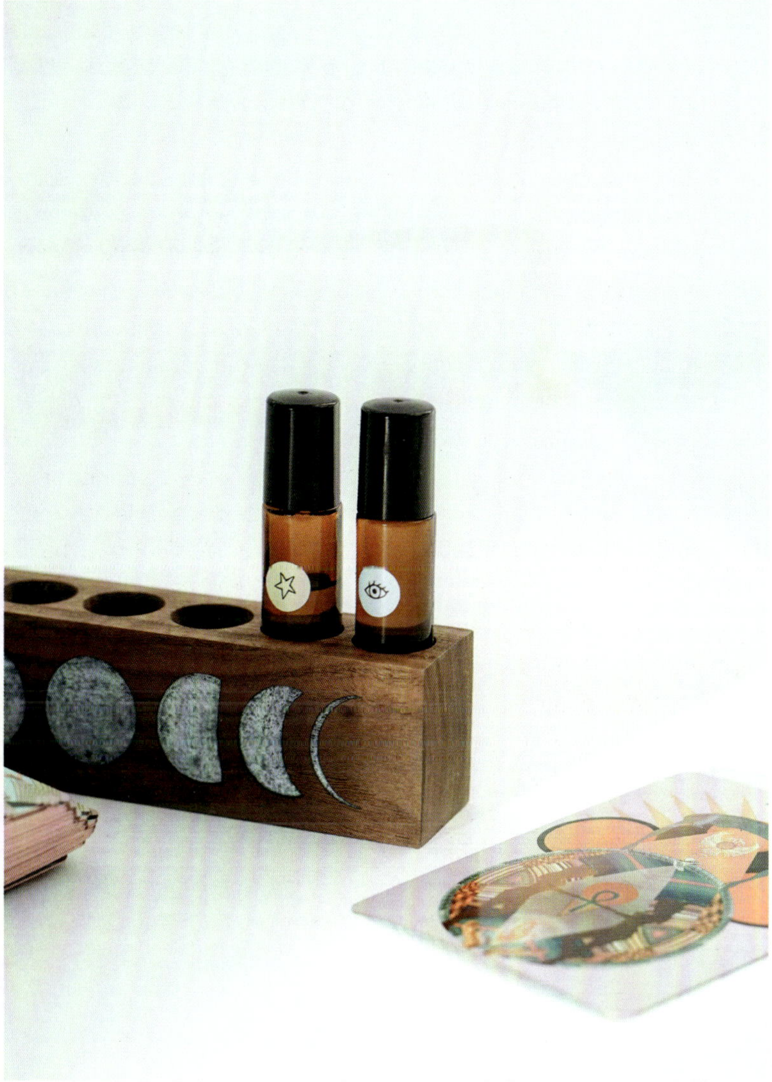

WIE DU DAS RICHTIGE ÖL FINDEN KANNST

Prüfe die Flasche – Ein Qualitätsanbieter wird ätherische Öle in fest verschlossene, dunkle (meist bernsteinfarbene) Glasflaschen abfüllen. Diese sind in der Regel in Füllmengen zwischen 5 ml und 15 ml erhältlich. Sie haben meist einen Plastikverschluss und einen runden Dosiereinsatz in der Öffnung der Flasche, mittels dessen das Öl tropfenweise entnommen werden kann. Seltener werden ätherische Öle mit einer Pipette entnommen. Licht und Hitze können ätherische Öle unbrauchbar machen, daher muss die Flasche dunkel sein, und weil sich sehr flüchtige chemische Substanzen mit ätherischen Ölen vermischen können, sollte sie nicht aus Plastik, sondern aus Glas sein. Solltest du jemals ein ätherisches Öl in einer Plastikflasche sehen, kaufe es auf keinen Fall!

Lies das Etikett – Auf dem Etikett sollte der lateinische Name der Pflanze stehen, aus der das Öl gewonnen wurde. Es sollte auch angeben, welche Pflanzenteile verwendet wurden (z. B. bei Niaouli: Blatt und Zweig), wie es extrahiert wurde (destilliert oder gepresst) und wie die Pflanzen angebaut werden (z. B. biologisch, wild angebaut, traditionell). Das Etikett sollte auch angeben, dass es sich um ein hundertprozentig reines ätherisches Öl handelt und den Nettoinhalt auflisten (einschließlich metrischer Messung). Wenn auf dem Etikett „Essenzöl" steht, handelt es sich nicht (!) um ein reines ätherisches Öl, sondern typischerweise um eine vorgemischte Kombination aus ätherischen Ölen in einer Trägerölbasis (wie bspw. Jojoba). Diese mag zwar für bestimmte Anwendungen gut geeignet sein, ist aber eindeutig kein reines ätherisches Öl. Auf dem Etikett sollten immer alle Inhaltsstoffe klar aufgelistet sein. Wenn du also ein reines ätherisches Öl kaufen willst, sollte das Produkt auch nur einen einzigen Inhaltsstoff ausweisen.

Erforsche die Quelle – Du solltest in der Lage sein, leicht herauszufinden, woher das Produkt stammt. Wenn auf dem Etikett nicht direkt das Herkunftsland angegeben ist, siehst du vielleicht eine Chargennummer, die du dann auf der Internetseite des Anbieters nachschlagen kannst; einige stellen das für die Transparenz zur Verfügung. Bei einigen Marken findest du diese Nummer auf dem Boden der Flasche. Wenn du im Internet kaufst, sollte auf der Produktseite sichtbar angezeigt werden, woher das Öl stammt. (Die Abbildungen der Flaschen ermöglichen das häufig nicht, weil die Detailangaben auf dem Etikett zu klein sind, um sie mit bloßem Auge lesen zu können.) In manchen Fällen gibt es auch einen direkten Zugang zu dem gesamten Testungsverfahren, das finde ich immer sehr löblich und transparent.

HÄUFIGE ANZEICHEN FÜR GEFÄLSCHTE ÖLE

Du siehst das Wort „Duft" – Wenn auf einem Etikett „Duftöl" steht, handelt es sich nicht (!) um ein ätherisches Öl. Aus manchen Pflanzen kann gar kein ätherisches Öl produziert werden, bspw. aus Veilchen. Wenn du eine Flasche mit der Aufschrift „Veilchenöl" siehst – es tut mir leid, dir das sagen zu müssen –, ist das ein Irrtum. Es gibt kein ätherisches Veilchenöl aus der Pflanze Viola odorata (auch bekannt als Duftveilchen). Sie sind viel zu klein und zu empfindlich, um mit traditionellen Methoden ein ätherisches Öl aus ihnen zu gewinnen. Nebenbei bemerkt: Du kannst ätherisches Veilchenblatt-Öl bekommen, das aus den Blättern, aber nicht aus der Blüte gewonnen wird und sowohl in der Farbe als auch im Aroma sehr

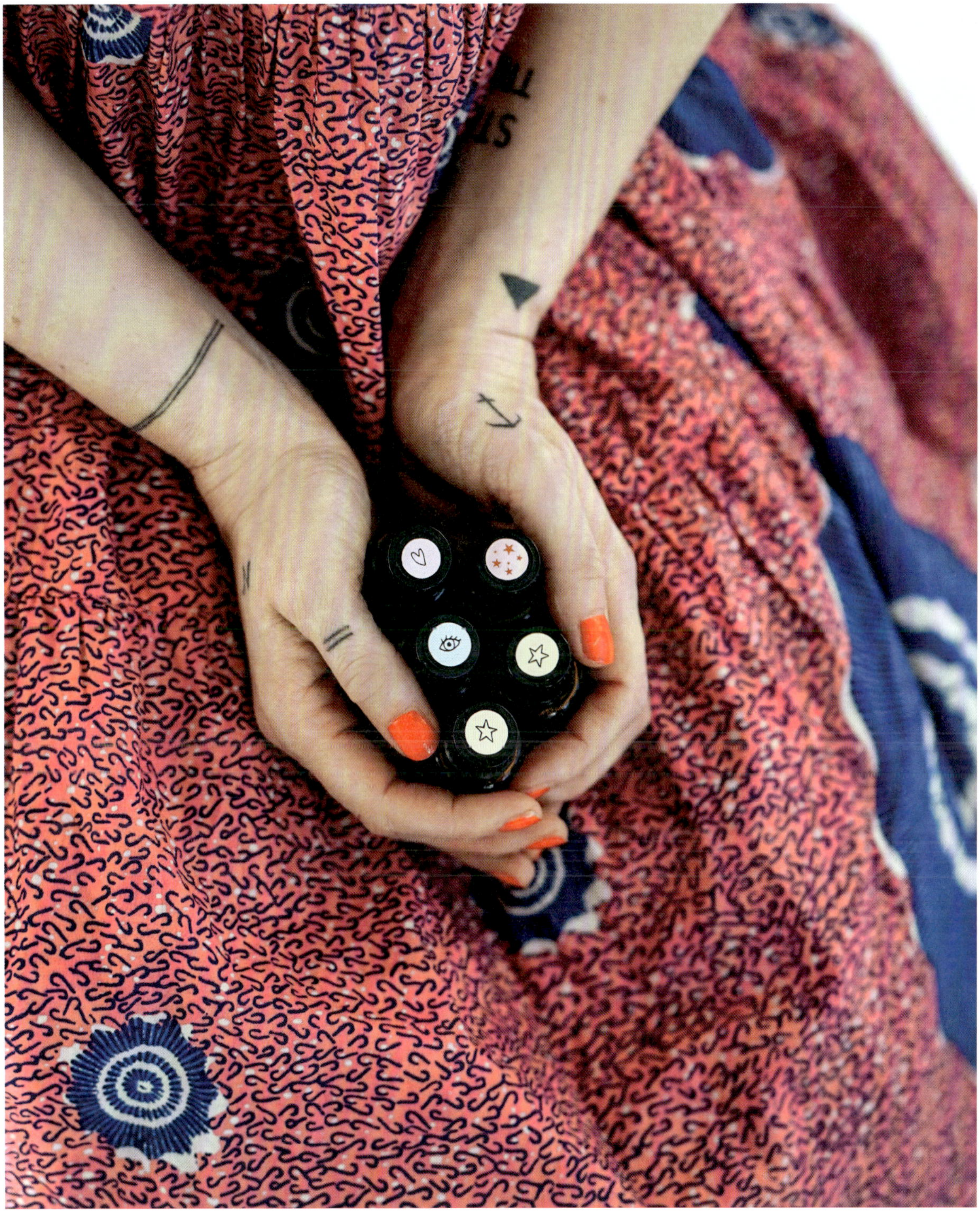

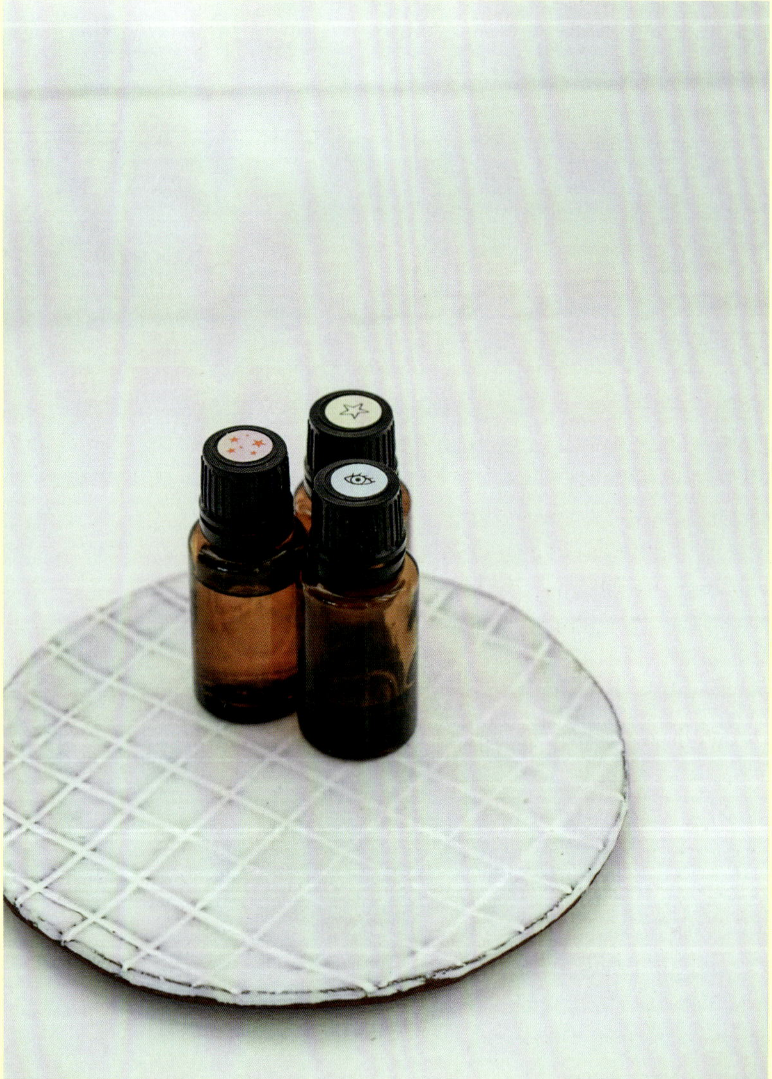

grün ist. Es wird nicht (!) für die Aromatherapie empfohlen.

Du findest keinen lateinischen Namen – Wenn weder ein lateinischer noch ein herkömmlicher Name angegeben ist, solltest du das Produkt nicht kaufen – es ist wahrscheinlich ein gemischtes synthetisches „Duftöl". Es könnte etwas ätherisches Öl enthalten, aber wer möchte denn nur „etwas" ätherisches Öl? Eben! Bspw. sollte auf dem Etikett nicht nur „Lavendel" stehen, sondern auch, aus welcher der vielen Lavendelarten das Öl gewonnen wurde. *Lavandula angustifolia* (Echter Lavendel) unterscheidet sich z. B. stark von *Lavandula latifolia* (Breitblättriger Lavendel).

Schau dir den Preis ganz genau an – Wenn ein ätherisches Öl spottbillig ist, sollten bei dir sofort die Alarmglocken läuten. Weihrauch für 10 Euro? Finger weg! Aber auch die Flasche mit dem höchsten Preis ist vielleicht nicht die beste Wahl. Viele ätherische Öle werden in Massenproduktion hergestellt und die Firmen sind nicht immer transparent in Bezug auf ihre Herkunft oder auch die Nachhaltigkeit bei den Herstellungsverfahren. Wenn du z. B. reines ätherisches Bergamotteöl zu deiner Sammlung hinzufügen möchtest, sind 25–35 Euro für 15 ml ein guter Preis. Es wird am oberen Ende dieser Spanne liegen, wenn es BIO-zertifiziert und von reinster und höchster Qualität ist sowie sehr aufwendig getestet wird. Die Preise schwanken auch im Laufe der Zeit, abhängig von den jährlichen Ernteerträgen. Z. B. werden weltweit mehr als 80 % Vanille auf der Insel Madagaskar angebaut, die in den letzten Jahren von schrecklichen Unwettern heimgesucht wurde. Missernten haben dazu geführt, dass die Preise für Vanilleschoten auf das Zehnfache des Preises vor 2017 gestiegen sind. Dies wirkte sich auf die Kosten der Vanille – für alles, von Backwaren über Bier bis hin zu Eiscreme – aus; und die Verfügbarkeit von Vanille Absolute (kein ätherisches Öl, da es durch Lösungsmittelextraktion gewonnen wird), das bei Parfümeuren heiß begehrt ist, zeigt sich noch jetzt extrem begrenzt.

Die Quintessenz – Lieferanten werden nie freiwillig behaupten, dass sie minderwertige oder „gepanschte" ätherische Öle anbieten, daher ist es wichtig, dass du lernst, cleveres Marketing zu durchschauen. Achte auf:

- Abfüllungen in dunklen Glasflaschen,
- Angaben der lateinischen Pflanzennamen, der verwendeten Pflanzenteile, der Extraktionsmethode, außerdem der Wachstumsmethode, des Nettoinhaltes und des Herkunftsgebietes,
- ggf. eine exakte Abbildung der Pflanze.

Generell ist es klug, eine Person deines Vertrauens (Wellnessberater*innen, Heilpraktiker*innen, zertifizierte Aromatherapeut*innen oder zertifizierte Kräuterexpert*innen) zur Unterstützung auf deinem Beschaffungsweg von ätherischen Ölen hinzuzuziehen.

WAS IST EIN DIFFUSER

Ein Aroma-Diffuser ist ein technisches Gerät, mit dem man ätherische Öle in Innenräumen verbreiten kann. Er ist also ein effektiver Weg, um mit der Kraft ätherischer Öle die Gesundheit zu unterstützen und Wohlfühlmomente zu erleben. Ein Diffuser bringt den Duft der Öle direkt in der Luft, sodass die Atmosphäre einer Umgebung komplett verändert werden kann. Im Grunde ist ein Diffuser auch ein moderner Lufterfrischer. Er vernebelt bzw. zerstreut das ätherische Öl in der Luft, indem er dessen Makromoleküle aufspaltet und dann in den Raum hinein verteilt. Diese kleinen Partikel werden dann eingeatmet, gelangen in die Atemwege und schließlich in den Blutkreislauf. Dieser Prozess hat viele positive Effekte für den Körper, den Geist und die Stimmung, ganz gleich, ob du an die Kraft ätherischer Öle glaubst oder nicht.

Es gibt sehr verschiedene Gerätearten, wobei Ultraschall-Diffuser am häufigsten benutzt werden, besonders in der professionellen Aromatherapie Sie sind preisgünstig und einfach zu bedienen. Es gibt aber auch bspw. Vernebler-Diffuser, die ohne Wasser arbeiten und ein wenig anders funktionieren. Ultraschall-Diffuser arbeiten elektrisch, sie nutzen Ultraschallwellen und Wasser, um ein ätherisches Öl zu vernebeln. Der feine Nebel aus Öl und Wasser wird an die Luft abgegeben und beduftet den Raum mit einem wunderbaren Aroma. Ein großer Vorteil des Zerstäubens besteht darin, dass jeder, der sich in dem aromatisierten Raum befindet, von den positiven Effekten profitiert. Die durch den Diffuser erzeugte Befeuchtung ist ebenfalls ein großer Nutzen, besonders z. B. bei Problemen mit trockener Haut, rissigen Lippen oder trockenen Nebenhöhlen. Der kühle Nebel wirkt auch gut bei verstopfter Nase. Ultraschall-Diffuser können verschiedene technische Funktionen haben, bspw. einen Nachtlicht-Modus oder farbwechselndes LED-Licht.

VERWENDUNG EINES ULTRASCHALL-DIFFUSERS

Benutze grundsätzlich sauberes Leitungswasser mit Zimmertemperatur, um den Wassertank des Diffusers zu füllen. Du brauchst kein spezielles Wasser, jedoch empfehle ich dir, dein Wasser zu filtern. (Das mache ich generell mit meinem Trinkwasser.) Je besser die Qualität ist, desto besser ist die Wirkung für dich und deine Umgebung. Die meisten Diffuser haben eine Fülllinie, meiner hat einen roten Punkt, du kannst aber auch einen Messbecher benutzen. Die empfohlene Wassermenge findest du im Handbuch deines Gerätes. Achte darauf, den Behälter nicht zu überfüllen, damit dein Diffuser auch richtig funktioniert. Als Nächstes gibst du 5–10 Tropfen ätherisches Öl in das Wasser. Die genaue Menge ist je nach Größe des Gerätes unterschiedlich und richtet sich natürlich auch nach deinem Geruchsempfinden. Auch hier gilt: Weniger ist mehr. Wundere dich nicht, wenn nach einiger Zeit der Duft nicht mehr so stark ist. Je reiner ein Öl ist, desto eher verflüchtigt sich der Duft, das ist ganz normal.

WIE DU DEINEN DIFFUSER REINIGST

Pro Woche reinige ich meinen Diffuser 3–4 Mal und nehme mir davon einmal Zeit für eine gründlichere Reinigung. Mir persönlich ist es sehr wichtig, dass

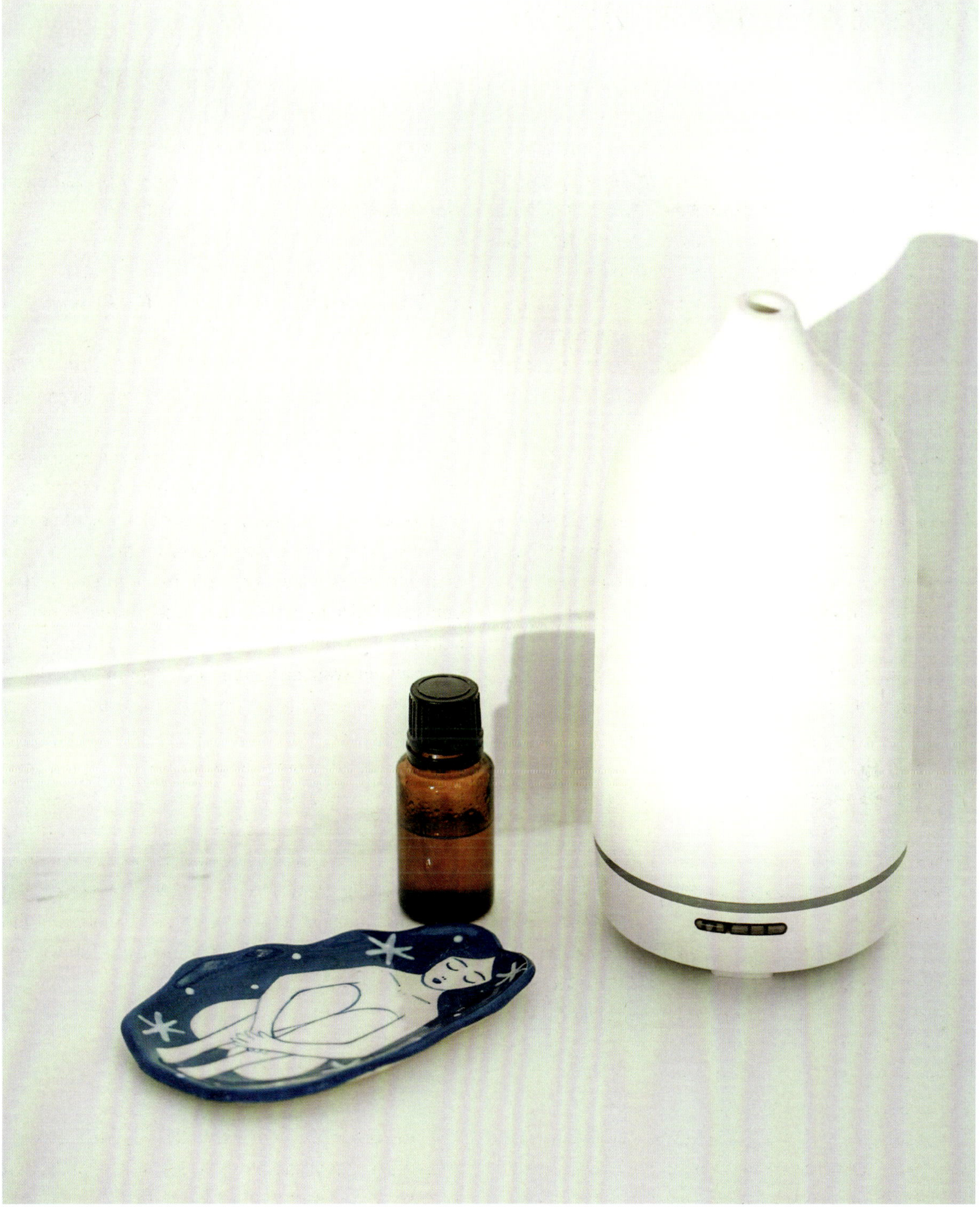

meine diffundierten Öle immer frisch riechen und ich einen hundertprozentigen Nutzen der Öle habe. Es kann schon ganz schön schlechte Laune bereiten, wenn es muffig riecht oder wenn das ätherische Öl, das vorher im Diffuser war, ungewollt dominant ist. Hier zwei Varianten, wie du deinen Diffuser kinderleicht reinigen und pflegen kannst. Achte immer darauf, dass dein Diffuser ausgeschaltet ist, bevor du mit dem Reinigen startest!

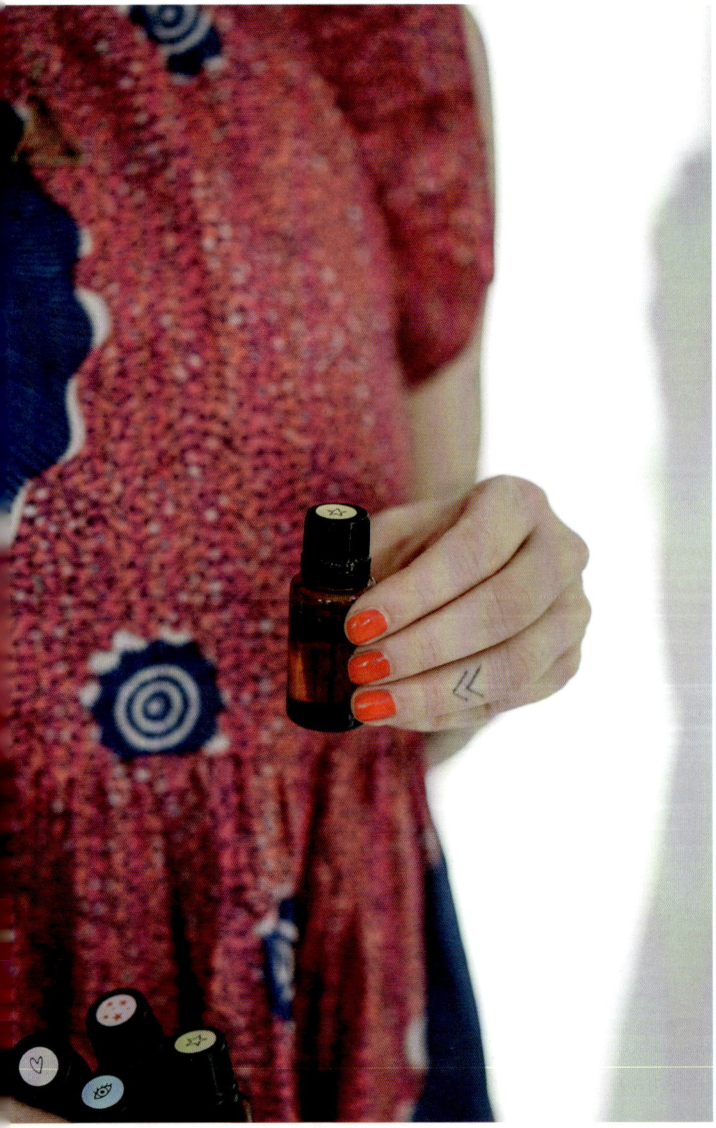

Grundreinigung

- Wasserreservoir vollständig entleeren
- Wasserreservoir mit sauberem Wasser ausspülen
- Mit einem Wattestäbchen Ultraschall-Chip reinigen.
- Behälter mit einem trockenen Tuch auswischen

Tiefenreinigung

- Wasserreservoir zur Hälfte mit sauberem Wasser füllen
- Zehn Tropfen Essig in den Wassertank geben
- Diffuser einschalten und 3–5 Minuten laufen lassen
- Wasserreservoir vollständig entleeren
- Wattestäbchen in Essig tauchen und Ultraschall Chip abwischen
- Wasserreservoir mit sauberem Wasser ausspülen
- Wasserreservoir mit Tuch abwischen und vor dem nächsten Gebrauch an der Luft trocknen lassen

Ich persönlich reinige den Deckel von meinem Diffuser auch regelmäßig, vor allem innen. Das geht auch gut mit Essig und Wasser.

WAS IST EIN TRÄGERÖL?

Ein Trägeröl ist ein natürliches Öl, das aus dem fetthaltigen Teil einer Pflanze gewonnen wird, normalerweise aus den Samen, Nüssen oder Kernen. Mit Trägeröl wird eine Substanz auf Lipidbasis (wasserunlöslich) bezeichnet, die ätherische Öle verdünnen kann. Wie der Name schon sagt, „trägt" sie ätherische Öle buchstäblich an den gewünschten Ort. Die Verwendung eines Trägeröls, wie bspw. fraktioniertes Kokosnussöl, ermöglicht es dir, ein ätherisches Öl in topischer (örtlich/äußerlich) Anwendung effektiv zu nutzen, ohne seine Potenz zu verändern. Manche Menschen befürchten, dass ein ätherisches Öl in verdünnter Form weniger wirksam ist, doch es ist das Gegenteil der Fall: Eine Verdünnung verbessert die Absorption, weil sie die Verteilung des Öls über eine größere Oberfläche erleichtert und so den Nutzen maximiert. Eine der wichtigsten Funktionen eines Trägeröls ist es, Hautempfindlichkeiten zu verhindern, ohne die Wirksamkeit des Öls zu verringern. Dies ist besonders dann wichtig, wenn du ätherische Öle bei Kindern oder anderen Personen mit empfindlicher Haut verwendest oder wenn das Öl besonders stark ist. Eine Verwendung von Trägersubstanzen zielt u. a. darauf ab, die Haut vor Irritation, Brennen oder Rötungen zu schützen.

Generell kannst du dir merken: Wenn ein ätherisches Öl auf die Haut aufgetragen wird, vor allem großflächiger, sollte es immer in verdünnter Form benutzt werden. Wenn ich allerdings nur einen Tropfen Pfefferminze in den Händen verreibe, um es tief einzuatmen, gebe ich persönlich kein Trägeröl dazu. Doch du solltest immer genau schauen, wie du auf einzelne Öle reagierst und sehr achtsam entscheiden, wann du ein Trägeröl verwenden willst und wann nicht.

Jedes Trägeröl kombiniert gesundheitliche Vorteile und therapeutischen Eigenschaften auf seine eigene Weise. Je nachdem, welcher Nutzen oder welche Eigenschaft gewünscht ist, fällt demnach die Wahl des Trägeröls aus. Die gängigsten Trägeröle sind Mandelöl, Jojobaöl, Olivenöl, Avocadoöl, Hagebuttenöl, fraktioniertes oder natives Kokosnussöl, Arganöl, Traubenkernöl und Sheabutter. Einige davon beschreibe ich gleich näher.

HALTBARKEIT UND LAGERUNG

Die Haltbarkeit von Trägerölen hängt stark davon ab, wie sie behandelt und gelagert werden. Außerdem richtet sich die Dauer der Verwendbarkeit auch nach den spezifischen Eigenschaften jedes Trägeröles. Wenn du dich gut um deine Trägeröle wie auch um deine ätherischen Öle kümmerst, wirst du sie sicherlich in vollem Umfang nutzen und ihre maximalen Vorteile erhalten können. Wenn du nicht achtsam mit ihnen umgehst, verlieren sie möglicherweise ihren Nutzen oder ihre Potenz. Einige Substanzen haben eine kurze Haltbarkeit, manche lassen sich sogar nur 6 Monate aufbewahren. Andere sind länger haltbar, wie z. B. Jojobaöl.

Wenn du die folgenden Faktoren im Auge behältst, sollten deine Trägeröle gut haltbar bleiben. Wenn du sie bspw. in größeren Flaschen kaufst, fülle sie in kleinere ab und verschließe sie gut. Denn je öfter du die Flasche öffnest, desto schneller wird das Öl ranzig. In jedem Fall, ob große oder kleine Flasche: Achte auch darauf, sie niemals offen stehen zu lassen, sondern nach dem Gebrauch gut zu verschließen. Durch lose oder nicht ganz verschraubte Deckel gelangt Sauerstoff in die Flasche und das Öl wird durch Oxidation schnell ranzig. Halte deine Trägeröle so rein wie möglich und halte sie von Wasser oder Feuchtigkeit fern. Ganz wichtig: Benutze immer ganz saubere Utensilien, wenn du Trägeröl wieder in deine Flasche zurückfüllen solltest – das kommt ja hin und wieder vor, wenn man z. B. mit einer Pipette selbst ein Roll-on herstellt und noch ein bisschen Trägeröl übrig hat. Bewahre Trägeröle an einem kühlen, dunklen Ort auf, schütze sie vor direktem Sonnenlicht und verwahre sie grundsätzlich in dunklen Flaschen aus Glas.

Jojobaöl

Jojobaöl ist eigentlich ein flüssiges Wachs, das sich hervorragend für die Hautpflege eignet, da es den natürlichen Ölen, die die Haut selbst produziert (Talg), sehr ähnlich ist. Es ist ausgleichend, nährend und schützend für die Haut, was es zu einem großartigen Produkt für den täglichen Gebrauch macht.

Botanischer Name: *Simmondsia chinensis*
Pflanzenteil: Samen (sehen ähnlich aus wie Kaffeebohnen)
Farbe: goldgelb
Aroma: geruchlos
Viskosität: mittel, zieht gut ein
Haltbarkeit: sehr stabil, wird nicht ranzig (Wachs)
Hauttyp: alle Hauttypen, auch fettige, entzündete oder empfindliche Haut, Akne
Verwendung: Roll-on, Bademischung, Gesichtsöl, Lotion, natürliches Parfüm

Süßes Mandelöl

Süßes Mandelöl ist ein beliebtes und günstiges Allzweck-Trägeröl. Es ist nicht fettig und wirkt lindernd bei entzündeter oder irritierter Haut. Es ist sanft zur Haut und daher für alle Altersgruppen und Hauttypen geeignet.

Botanischer Name: *Prunus dulcis*
Pflanzenteil: Kerne
Farbe: blassgelb
Aroma: zart – süß, nussig
Viskosität: mittel, zieht leicht ein
Haltbarkeit: 1–2 Jahre
Hauttyp: alle Hauttypen, auch trockene, empfindliche Haut, Mischhaut, Akne
Verwendung: Massageöl, Haarpflege, Körperöl, Gesichtsöl, Creme, Lotion
Hinweis: Bitte vermeiden, wenn eine Nussallergie oder -empfindlichkeit vorliegt

Hagebuttenöl

Dieses wertvolle Öl besitzt einen hohen Gehalt an Antioxidantien; es kann die Haut auch verjüngen und sie gesund halten. Es ist auch unglaublich hilfreich bei Dehnungsstreifen, Sonnenschäden, Narben und Hyperpigmentierungen.

Botanischer Name: *Rosa canina* (Hundsrose), *Rosa mosqucta* (Wildrose) oder *Rosa rubiginosa* (Wein-Rose)
Pflanzenteil: Früchte
Farbe: gold-rötlich
Aroma: mild, leicht erdig
Viskosität: leicht, hinterlässt einen Hauch von Öl auf der Haut
Haltbarkeit: 6–12 Monate („zerbrechliches" Öl, im Kühlschrank aufbewahren)
Hauttyp: trockene, reife oder gereizte Haut
Verwendung: Anti-Aging-Mischung, Nagelserum, natürliche Hautpflegeprodukte

Sheabutter

Die dicke und cremige natürliche Butter eignet sich hervorragend als Feuchtigkeitsspender. Sie ist perfekt für dehydrierte Haut, die besonders viel Liebe braucht. Ich empfehle sie vor allem für trockene oder kalte Wintermonate. Massiere eine kleine Menge Sheabutter ein, um raue Hände, Fersen, Ellenbogen und Knie weich zu machen.

Botanischer Name: *Vitellaria paradoxa* (Karitébaum)
Pflanzenteil: Nüsse
Farbe: hell-weiß
Aroma: nussig
Viskosität: halbfest, schmilzt bei Hautkontakt und hinterlässt ein öliges Gefühl
Haltbarkeit: bis zu 2 Jahre
Hauttyp: alle Hauttypen
Verwendung: Körperbutter, Lotion, Creme und natürliche Hautpflegeprodukte
Hinweis: allergische Reaktion möglich (Latexallergie)

Natives Kokosnussöl

Das reichhaltige und geschmeidige Öl wird aus dem weißen Fleisch der Kokosnuss extrahiert. Es ist bei Zimmertemperatur fest und hat ein süßes Kokosnuss-Aroma. Der Haut spendet es Feuchtigkeit, es hinterlässt aber ein fettiges Gefühl. Es findet Verwendung in Creme- und Balsam-Rezepten.

Fraktioniertes Kokosnussöl

Hier werden die langkettigen Fettsäuren entfernt; zurück bleibt ein helles, klares, geruchloses Öl, das immer in flüssiger Form vorliegt. Es zieht gut ein und ist sehr stabil und lange haltbar. Ich nutze es sehr häufig und gern. Es eignet sich hervorragend für Roll-on-Rezepte sowie als Massage- oder Badeöl.

ÄTHERISCHE ÖLE VERDÜNNEN

Ätherische Öle sind hoch konzentriert, 75–100 Mal konzentrierter als getrocknete Kräuter; jeder Tropfen ist deshalb so kraftvoll.

Richtlinie – Um zu wissen, welche Menge ätherisches Öl du in einem Trägeröl verwenden solltest, kannst du folgende Richtlinie beachten. Bestimme zuerst, welcher Verdünnungsgrad der jeweils beste ist. Im Allgemeinen gilt:

- 2 % für den Körper / 0,5–1 % für das Gesicht bei gesunden Erwachsenen;
- bis zu 1 % für den Körper und das Gesicht bei Kleinkindern, schwangeren oder stillenden Frauen, älteren Menschen, empfindlicher Haut;
- 2 % bei älteren Kindern, chronischen Problemen, täglicher Anwendung;
- 3–5 % bei kurzfristigen, akuten Problemen mit der Haut und punktuellen Behandlungen.

Maßangaben

5 ml = 1 Teelöffel
10 ml = 2 Teelöffel
15 ml = 1 Esslöffel
30 ml = 2 Esslöffel
60 ml = 4 Esslöffel (1/4 Tasse)

WIE DU EIN TRÄGERÖL ANWENDEN KANNST

Das Mischen von ätherischen Ölen mit Trägerölen ist eigentlich ganz einfach. Du kannst wählen, ob du eine Mischung in einer Flasche vormischen möchtest, oder ob du sie in der Hand mischen willst. Wenn es flink gehen soll, mische ich Öle auch gern mal direkt in der Hand. Bei Massagen bereite ich die Mischung in einer Glas- oder Keramikschüssel vor.

Mischen in der Hand – Verwende 5 ml Trägeröl und 2 Tropfen ätherisches Öl für eine 2%ige Verdünnung.

Mischen in einer Flasche – Bestimme die Flaschengröße und den gewünschten Verdünnungsgrad und berechne dann die Anzahl der Tropfen ätherisches Öl. Wenn du bspw. ein Lavendel-Massageöl mit einer 2%igen Verdünnung herstellen möchtest, brauchst du 12 Tropfen Lavendelöl und füllst die Flasche mit dem Trägeröl deiner Wahl auf (das könnte ein fraktioniertes Kokosöl sein).

Übliche Flaschen für Trägeröle

Roll-on-Flasche / 5 ml oder 10 ml – praktisch für unterwegs und schnell griffbereit

Kleine Flasche mit Pipette / 5 ml oder 10 ml – großartig für Bartöl, Haarserum und Massageöl.

Große Flasche / 30 ml, 50 ml oder mehr – der Favorit für Lotion, Creme, Badesalz und Balsam.

DIE „HEISSEN" ÖLE

Es gibt einige ätherische Öle, die als „heiße" Öle gelten; sie sind sehr intensiv und können dir ein brennendes Gefühl geben, wenn sie direkt auf der Haut angewendet werden.

Mit diesen ätherischen Ölen musst du besonders achtsam sein: Nelke, Thymian, Oregano, Cassia und Zimt.

Auch diese ätherischen Öle können die Haut reizen: Schwarzer Pfeffer, Zitronengras, Wintergrün, Sternanis, Lorbeer, Zeder, Koriander, Eukalyptus, Wacholderbeere, Muskatnuss und Kurkuma.

„Heiße" Öle müssen besonders stark verdünnt werden und sollten generell nicht pur auf die Haut aufgetragen werden. Ich würde sie auch im Badewasser vermeiden. Wenn eine Hautreaktion auftritt, ist es am besten, den Hautbereich mit Wasser und Seife zu waschen und dann alle paar Minuten ein Trägeröl aufzutragen, bis die Stelle neutralisiert ist und die Reaktion abklingt. Fast alle ätherischen Öle, egal, ob sie auf dieser Liste stehen oder nicht, können die Haut reizen, wenn sie in zu hoher Konzentration verwendet oder direkt aufgetragen werden.

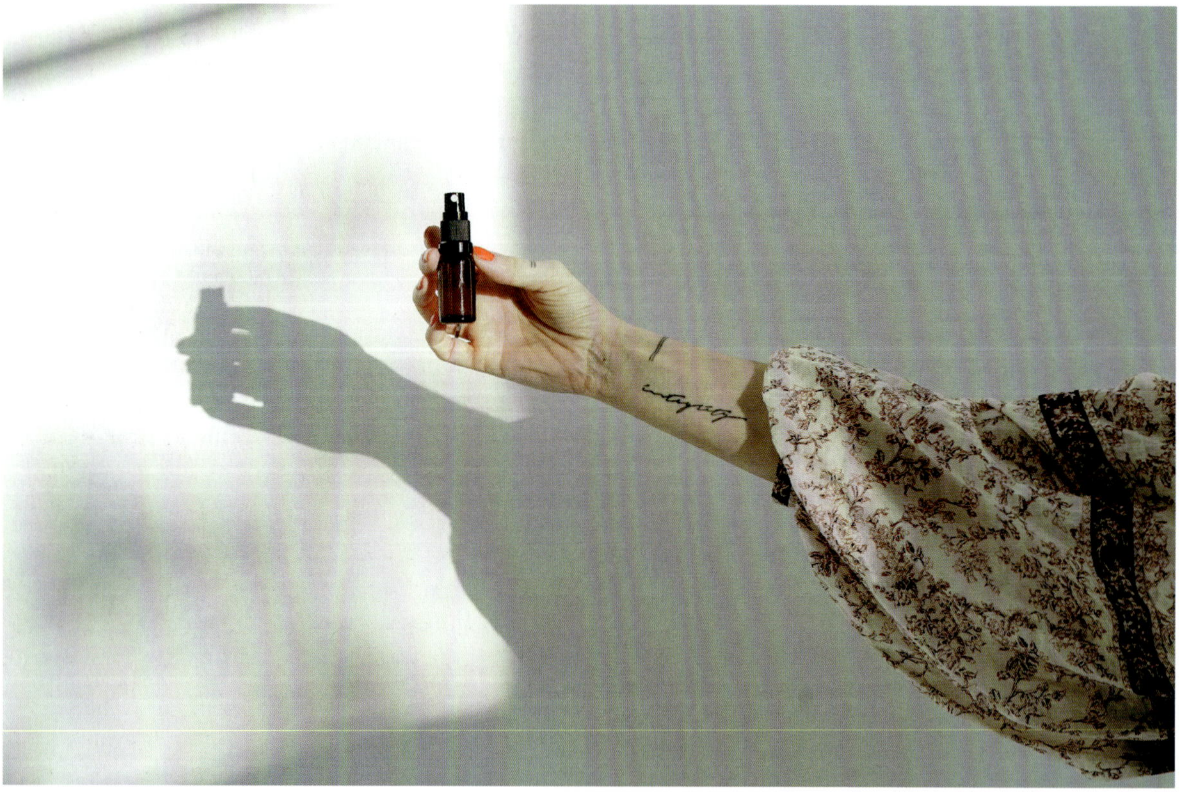

PHOTOTOXISCHE ÖLE

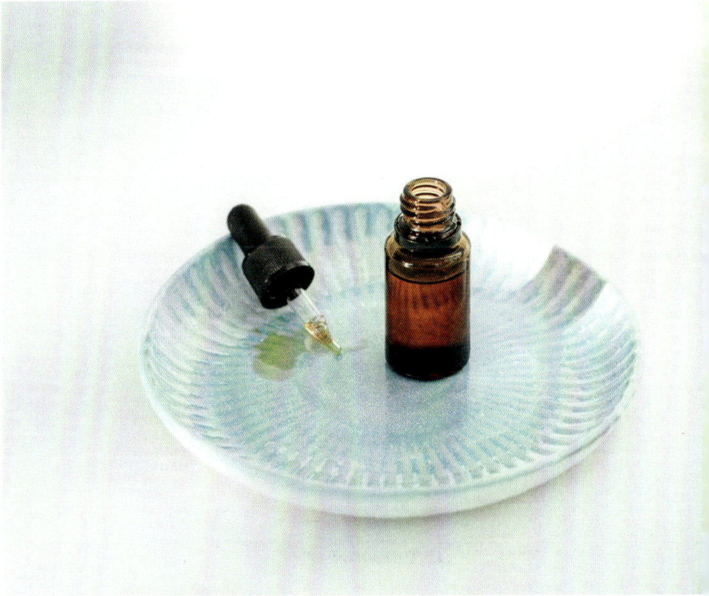

Bestimmte ätherische Öle enthalten phototoxische Substanzen, die schwere allergische Reaktionen und sogar Verbrennungen verursachen können, wenn sie dem UV-Licht ausgesetzt werden. Entzündungen, Blasenbildungen, Hautschwellungen und -rötungen sind übliche Hautreaktionen. Diese Öle enthalten Furocumarine (auch Furanocumarine genannt), eine Gruppe von Substanzen, die sich an die DNA in den Hautzellen binden. Unter dem direkten Einfluss von Sonnenlicht wirken sie stark reaktiv und schädigen die Zellen der Haut; sie können je nach Konzentration Verbrennungen bis 3. Grades verursachen.

ÄTHERISCHE ÖLE MIT FUROCUMARINE

Ich weiß von einem konkreten Fall, bei dem bereits ein paar Tropfen ätherisches Zitronenöl in einer Schale in der Saunakabine ausreichten, um bei einer Frau Verbrennungen zu verursachen, als sie unmittelbar danach eine Sonnenbank benutzte. Sie hatte das Öl noch nicht einmal direkt auf die Haut aufgetragen! Es ist also unbedingt empfohlen, nach der Anwendung von furocumarinhaltigen Ölen auf der Haut 12–18 Stunden lang direkte Sonneneinstrahlung und erst recht das Solarium zu meiden. Die Wirkung kann sogar noch weiter verzögert eintreten, d. h. Verbrennungen sind auch noch nach 36–72 Stunden möglich und Hautverfärbungen können noch monatelang anhalten.

Generell kann der Hautkontakt mit frischen Zitrusfrüchten in der Sonne zu Verbrennungen führen. Zahlreiche Fallberichte über Limetten haben diesem Syndrom den Namen „Margarita Photodermatitis" verliehen. Doch nicht alle Zitrusfrüchte enthalten Furocumarine, bzw. nicht alle Pflanzenteile der Früchte. Ätherische Öle aus Zitronen- und Limettenschalen z. B. sind hochgradig phototoxisch, aber aus Orangen- und Mandarinenschalen nicht. Öle aus Blättern und Blüten enthalten in der Regel viel geringere Mengen Furocumarine als solche aus Fruchtschalen. Beispiele dafür sind Neroli- und Petitgrain-Ole, die aus den Blüten, Blättern und auch Zweigen des Bitterorangenbaums gewonnen werden. Sie können in der Sonne verwendet werden, während das Öl aus der Fruchtschale der Bitterorange stark phototoxisch ist. Eine Ausnahme bildet die Mandarine, bei der gar kein Teil der Pflanze gefährliche Mengen Furocumarine enthält, aber bei der das Öl, das vor allem aus den Blättern gewonnen wird, trotzdem phototoxisch ist, da es eine andere phototoxische Substanz enthält, nämlich Dimethylanthranilat.

Wie viel Furocumarine in einem ätherischen Öl aus Zitrusschalen enthalten sind, hängt auch von der Extraktionsmethode ab. Furocumarine gehören zu den schweren Molekülen, die weniger flüchtig sind als viele andere Bestandteile ätherischer Öle. Aus diesem Grund wirkt ein kalt gepresstes (auch: gepresst) ätherisches Öl von z. B. Zitrone phototoxisch, während dampfdestilliertes Öl ohne Risiko in der Sonne verwendet werden kann. Manchmal werden die Furocumarine auch nach der Extraktion aus ätherischen Zitrusölen entfernt. Unabhängig davon gelten kalt gepresste Öle auch als überlegen, wenn es um den Duft geht, da sie ein vollständigeres Ölprofil haben. Deshalb vermarkten viele Firmen mehrere Versionen von ätherischen Ölen, die Furocumarine enthalten. Achte bei den Angaben auf Etiketten auf Bezeichnungen wie „dampfdestilliert", „furocoumarin free" (FCF) oder „bergapten free" (BPF), um sicherzugehen, dass du ein Öl erhältst, das du gefahrlos in Lippenbalsam, Feuchtigkeitscreme, Parfüm oder jeder anderen Form, die direkt auf der Haut verwendet werden soll, einsetzen kannst.

PHOTOTOXISCHE ÄTHERISCHE ÖLE

Zitrusöle – Bergamotte (gepresst), Zitrone (gepresst), Grapefruit (gepresst), Limette (gepresst), Mandarine (Blätter, dampfdestilliert), Bitterorange (gepresst)

Nicht-Zitrus Öle – Angelikawurzel (dampfdestilliert), Feige (Blätter, Absolutum), Raute (Blüten, dampfdestilliert), Kreuzkümmel (Samen, dampfdestilliert)

NICHT-PHOTOTOXISCHE ÄTHERISCHE ZITRUSÖLE

Orange und Blutorange (alle Sorten gepresst oder dampfdestilliert), Yuzu (gepresst oder dampfdestilliert), Mandarine (Schale, gepresst oder dampfdestilliert), Zitrone (Blätter und Schale, dampfdestilliert), Grapefruit (dampfdestilliert), Limette (dampfdestilliert), Bitterorange (Blüten – Neroli, Blätter und Zweige – Petitgrain) Bergamotte (Rinde, dampfdestilliert; alternativ als „Bergamotte FCF" – *furocoumarin free, bergapten free (BPF)* – bezeichnet)

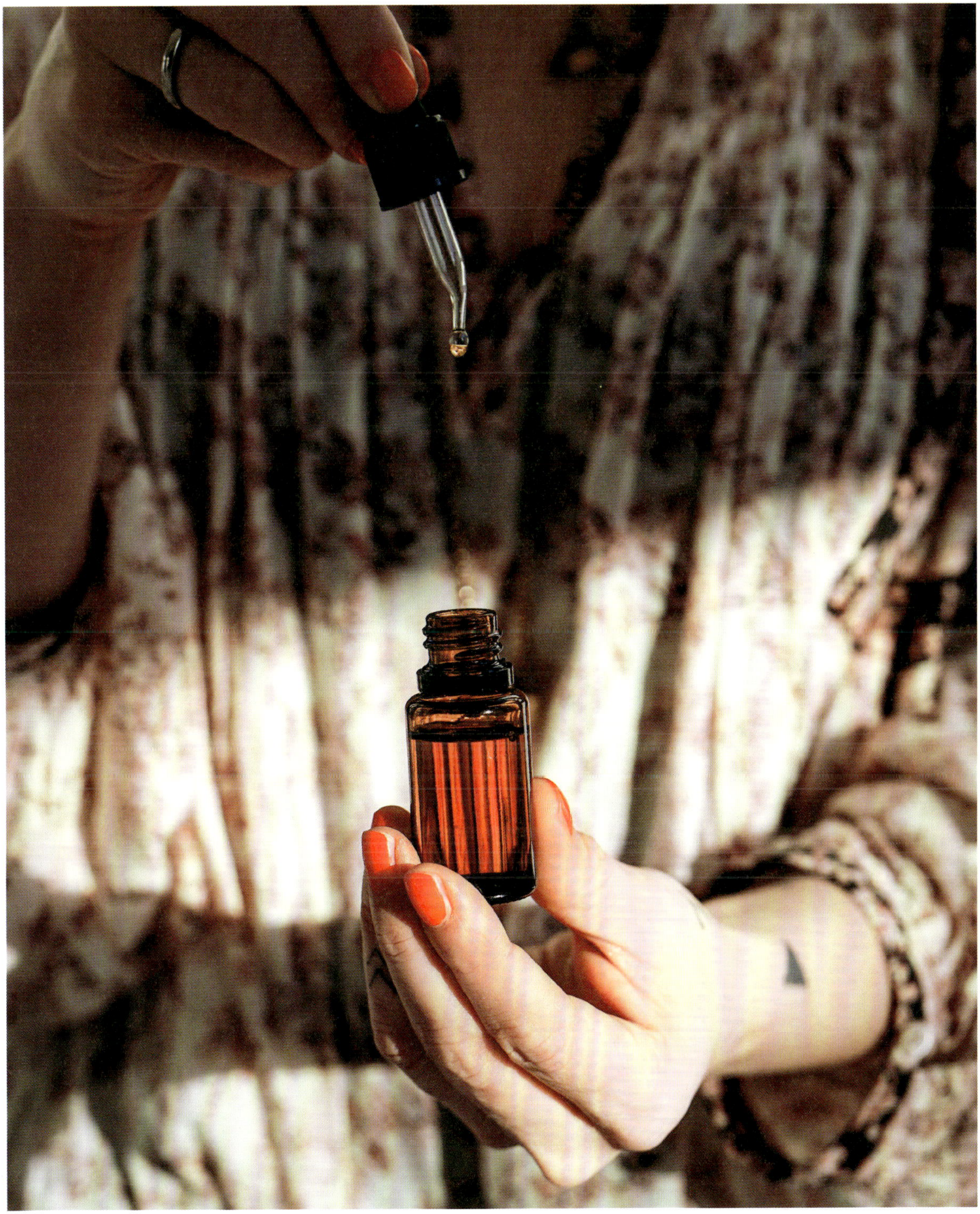

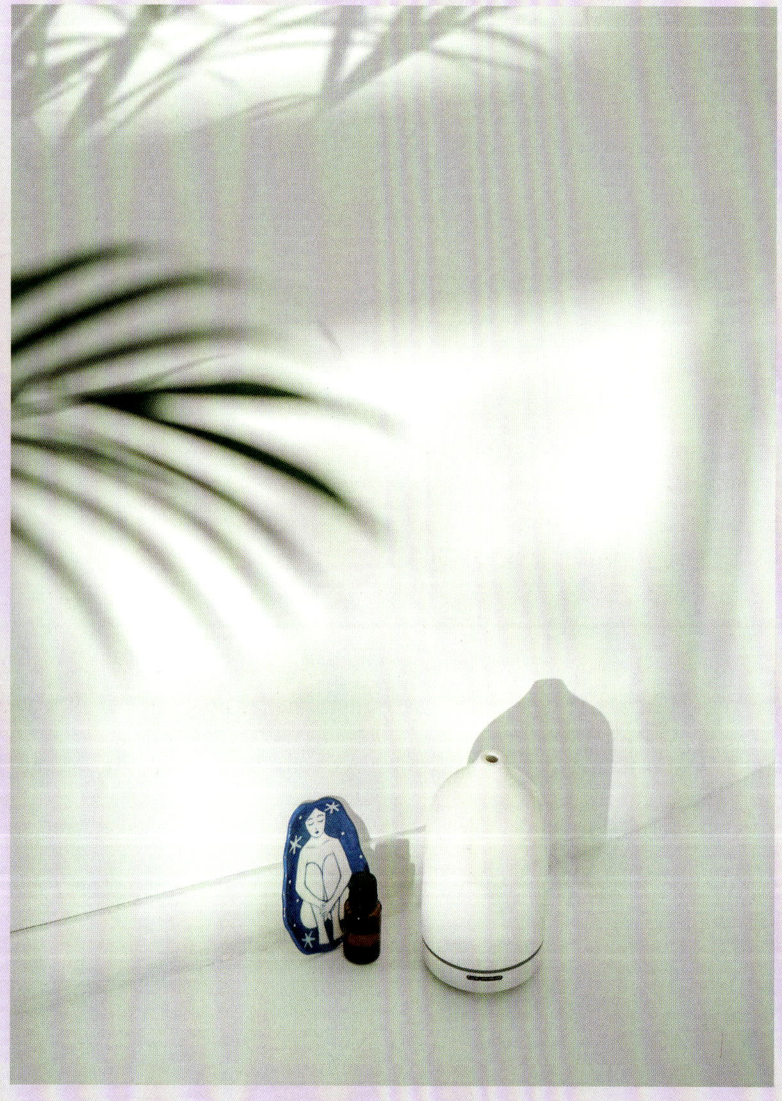

AROMATISCHE ANWENDUNG

Der Geruchssinn ist ein Weg, über den ätherische Öle starke physiologische, mentale und emotionale Reaktionen hervorrufen. Sie werden schnell von den Geruchsrezeptoren aufgenommen, die über den Geruchsnerv eine direkte Verbindung zum limbischen System haben. Das limbische System ist ein Teil des Gehirns, der eine Vielzahl von Funktionen unterstützt, darunter Geruch, Emotionen, Verhalten und Gedächtnis. Aus diesem Grund haben ätherische Öle bei der aromatischen Anwendung besonders starke Wirkungen, die allerdings unterschiedlich sein können, bspw. erhebende und belebende oder eher beruhigende, ausgleichende und erdende Effekte. Die einfachste und beliebteste Art, ätherische Öle aromatisch zu verwenden, ist die Diffusion durch einen Diffuser, der mit kalter Luft oder Wasser arbeitet. Du kannst ähnliche gesundheitliche Vorteile erzielen, indem du einfach ein paar Tropfen ätherisches Öl in deine Handfläche gibst und dann deine Hand um die Nase legst, während du tief einatmest.

VORSCHLÄGE FÜR AROMATISCHE ANWENDUNGEN

- Diffundiere ein paar Tropfen ätherisches Öl am Morgen, während des Tages oder direkt vor dem Schlafengehen. Gib einen Tropfen in deine Handfläche, reibe die Handflächen aneinander, halte sie um deine Nase und atme mehrmals tief ein.
- Gib 2–3 Tropfen auf den Boden der Dusche.
- Verwende es als Zugabe in Haushaltsreinigern.
- Füge ein paar Tropfen zu Kopfkissen und Bettdecke hinzu.
- Trage es auf einen Wattebausch auf und lege es in die Lüftungsschlitze deines Fahrzeugs (Auto-Diffuser).
- Mische es in einer Sprühflasche mit Wasser und besprühe Möbel und Teppiche.
- Füge es zu einer Ladung Wäsche oder zu Trocknertüchern hinzu.

TOPISCHE ANWENDUNG

Die topische Anwendung von ätherischen Ölen ist eine beliebte Art ihrer Verwendung. Obwohl ätherische Öle leicht über die Haut absorbiert werden, gibt es viele Möglichkeiten, den Absorptionsgrad zu erhöhen. Eine leichte Massage mit verdünnten ätherischen Ölen kann die Durchblutung im Anwendungsbereich erhöhen, was wiederum die Verteilung im Körper verbessert. Die verdünnte Verwendung ätherischer Öle mittels Trägerölen erhöht ebenfalls den Absorptionsgrad, besonders bei trockener Haut. Die Haut wird mit Feuchtigkeit versorgt und die Verdunstung des ätherischen Öls verlangsamt. Um die Wahrscheinlichkeit zu verringern, eine Hautempfindlichkeit zu entwickeln, besonders bei junger oder empfindlicher Haut, ist es immer ratsam, ein Trägeröl zu verwenden, um potente ätherische Öle zu verdünnen, vor allem auch dann, wenn du ein ätherisches Öl zum ersten Mal ausprobierst.

VORSCHLÄGE FÜR TOPISCHE ANWENDUNGEN

- Gesicht (Unterstützung des Teints und zur Verschönerung der Haut)
- Stirn, Nacken und Schläfen (erleichterter Umgang mit Gefühlen der Anspannung)
- Schädelbasis (emotionale und stimmungsmäßige Unterstützung)
- Unterleib (Unterstützung der wichtigsten Verdauungsorgane)
- Brust (verbessert das Gefühl einer klaren Atmung)
- Beine (zur Unterstützung bei Muskelkater und müden Beinen nach langem Laufen oder Stehen)
- Fußsohlen (Empfindlichkeit begrenzen, Füße beruhigen, Fußmassage zur Stimulierung der Nervenenden – kann eine positive Wirkung auf den ganzen Körper haben)

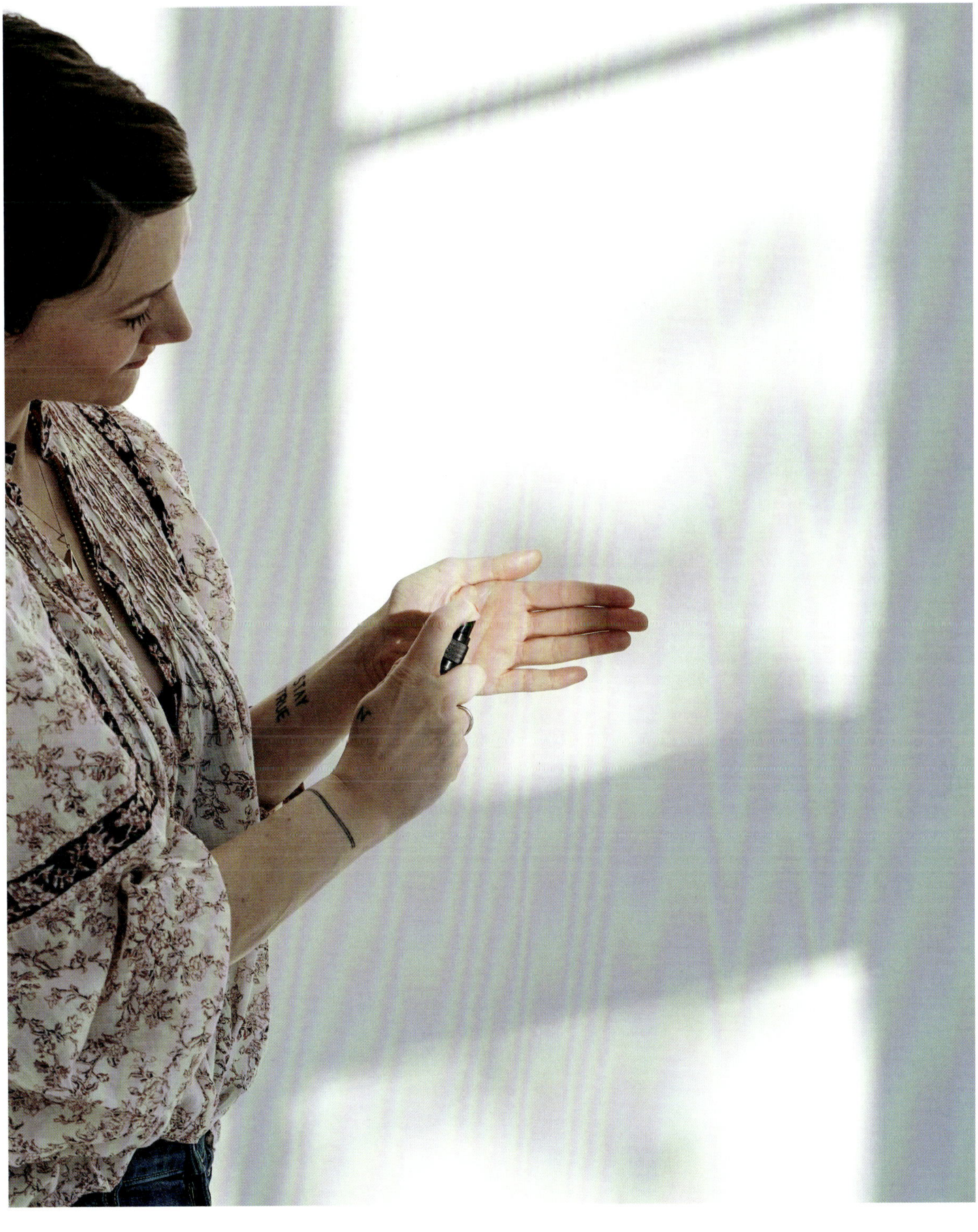

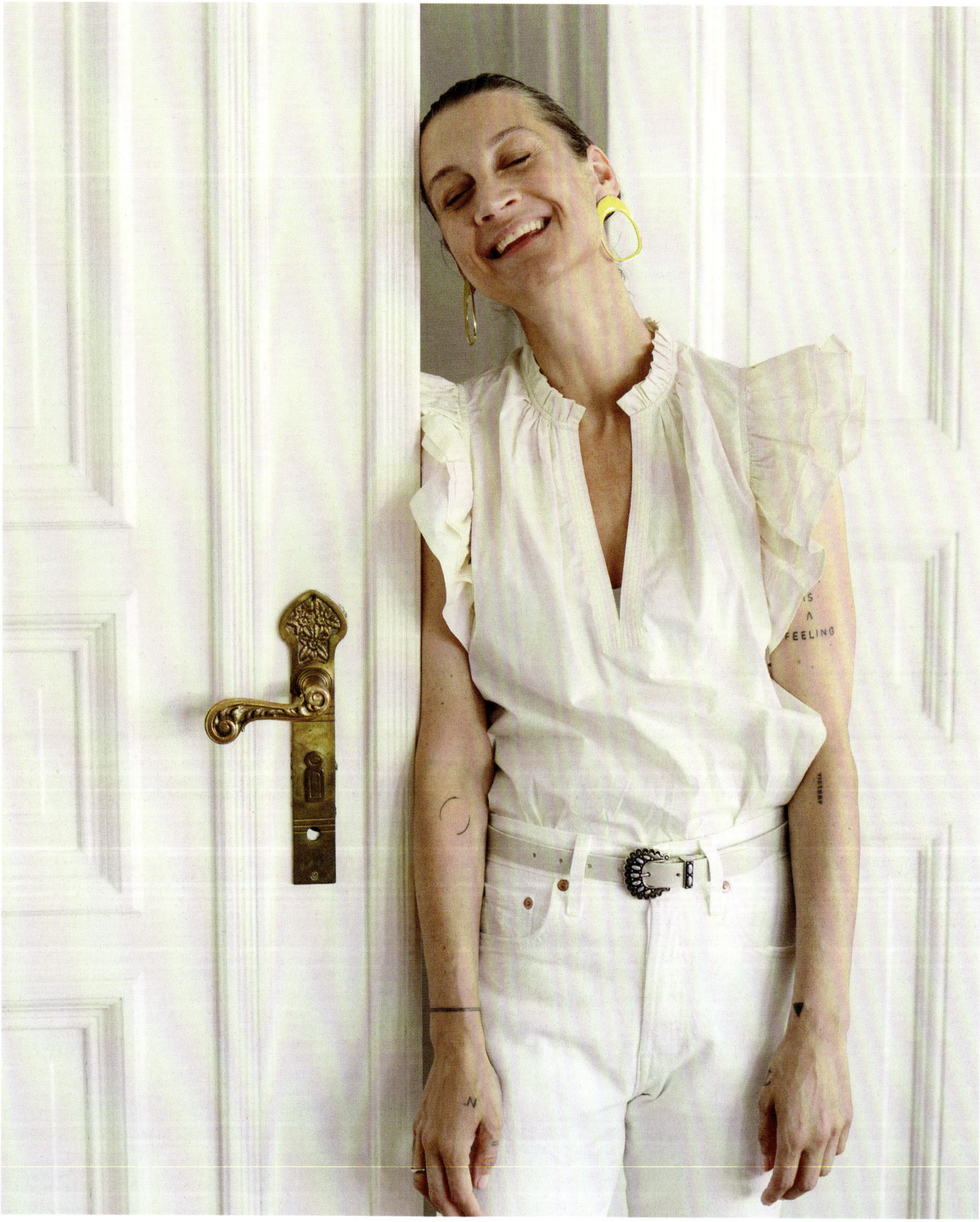
IS
A
FEELING

INNERE ANWENDUNG

In der Welt der ätherischen Öle ist die innere Anwendung die umstrittenste Methode, was in den letzten Jahren zu vielen Debatten geführt hat. Der allgemeinen Verwirrung liegt größtenteils mangelndes Bewusstsein zugrunde. Jahrelange Forschung hat jedoch gezeigt, dass die innere Anwendung von ätherischen Ölen sowohl sicher als auch äußerst effektiv ist. Natürlich geht es dabei um wirklich reine ätherische Öle mit hoher Qualität. Nicht jedes ätherische Öl ist für die innere Einnahme geeignet. Am besten ist, du lässt dich von einem/r versierten Aromatherapeut*in oder einem/r Wellness-Berater*in beraten.

Ätherische Öle sind übrigens ein normaler Bestandteil unserer Nahrung und der menschliche Körper ist durchaus so ausgestattet, dass der Stoffwechsel sie sicher verarbeiten kann. Wenn du Zimt auf deinen Toast streust, deine Tasse Pfefferminztee trinkst oder frischen Oregano, Basilikum oder Thymian in deine Spaghetti-Soße gibst, nimmst du tatsächlich kleine Mengen der flüchtigen Verbindungen zu dir, die natürlicherweise in dem Gewürz oder Kraut vorkommen. Ätherische Öle geben den Pflanzen ihr Aroma und ihren Geschmack. In konzentrierterer Form können ätherische Öle als Nahrungsergänzung für eine stärkere und gezielte Unterstützung im Alltag verwendet werden.

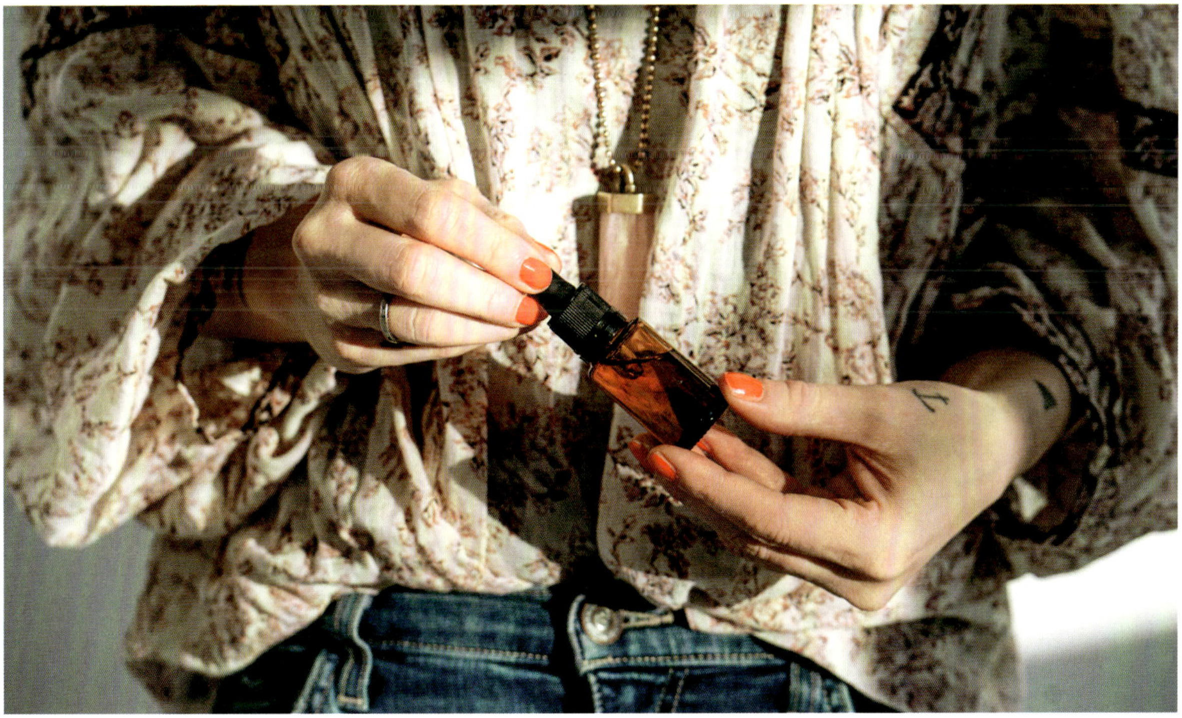

ÄTHERISCHE ÖLE ERSETZEN

Da es so viele ätherische Öle auf dem Markt gibt, wirst du höchstwahrscheinlich irgendwann auch auf Rezepte oder Diffuser-Mischungen stoßen, für die dir ein bestimmtes Öl fehlt. Wie oft werde ich gefragt, welches Öl stattdessen genutzt werden könnte. Keine Sorge, wenn dir einmal ein bestimmtes Öl fehlt, denn es gibt immer eine Auswahl von Ölen, die dir alternativ zur Verfügung steht. Vielleicht bist du neu in der Aromatherapie und deine Sammlung ist noch winzig. Lass dich von der Tatsache, dass du ein bestimmtes Öl in einem Rezept gerade nicht zur Hand hast, nicht abhalten, eine Mischung zu kreieren, an der du gerade interessiert bist. Du kannst jedes Rezept mit alternativen ätherischen Ölen ausprobieren. Das wird vielleicht die Mischung ein bisschen verändern, aber du kannst trotzdem ähnliche Ergebnisse erzielen.

Außerdem hat jeder andere Öle, die er mag und vielleicht auch nicht mag. Es gibt z. B. ein paar ätherische Öle, die ich nicht kaufen würde, weil ich einfach nicht gut auf sie reagiere. Wenn du also ein Rezept findest, das du ausprobieren möchtest, und es enthält ein Öl, das du entweder nicht hast oder nicht verwenden möchtest, suche nach Ersatzmöglichkeiten. Das Erste, was du herausfinden musst, wenn du ein Öl ersetzen willst, ist, ob du es nur für den angenehmen Duft und das Wohlbefinden oder für einen therapeutischen Nutzen wählst. Warum ist das wichtig? Nun, es sind zwei verschiedene Ziele, die mit einer Mischung erreicht werden sollen, und du musst bei Letzterem ein bisschen gewissenhafter vorgehen.

Es wird sicherlich mal vorkommen, dass du ein oder mehrere ätherische Öle nicht zur Hand hast. Gar kein Problem! Hier findest du eine Liste der ätherischen Öle, welche dir einen guten Ersatz bieten.

ROSE – GERANIE
MANDARINE – ORANGE
CASSIA – ZIMT
BIRKE – WINTERGRÜN
BASILIKUM – ROSMARIN
BERGAMOTTE – LIMETTE
KARDAMOM – PATCHOULI
COPAIBA – ZYPRESSE
OREGANO – TEEBAUM
PFEFFERMINZE – EUKALYPTUS
LIMETTE – ZITRONENGRAS
GRÜNE MINZE – PFEFFERMINZE
HELICHRYSUM – WEIHRAUCH
SANDELHOLZ – ZEDER
JASMIN – YLANG YLANG
MUSKATELLERSALBEI – LAVENDEL
MYRRHE – WEIHRAUCH
ZITRONENGRAS – ZITRONE
INGWER – KARDAMOM
ZIMT – NELKE
VETIVER – PATCHOULI
NELKE – KORIANDER
NEROLI – PETRIGRAIN
MAJORAN – THYMIAN
KURKUMA – HELICHRYSUM

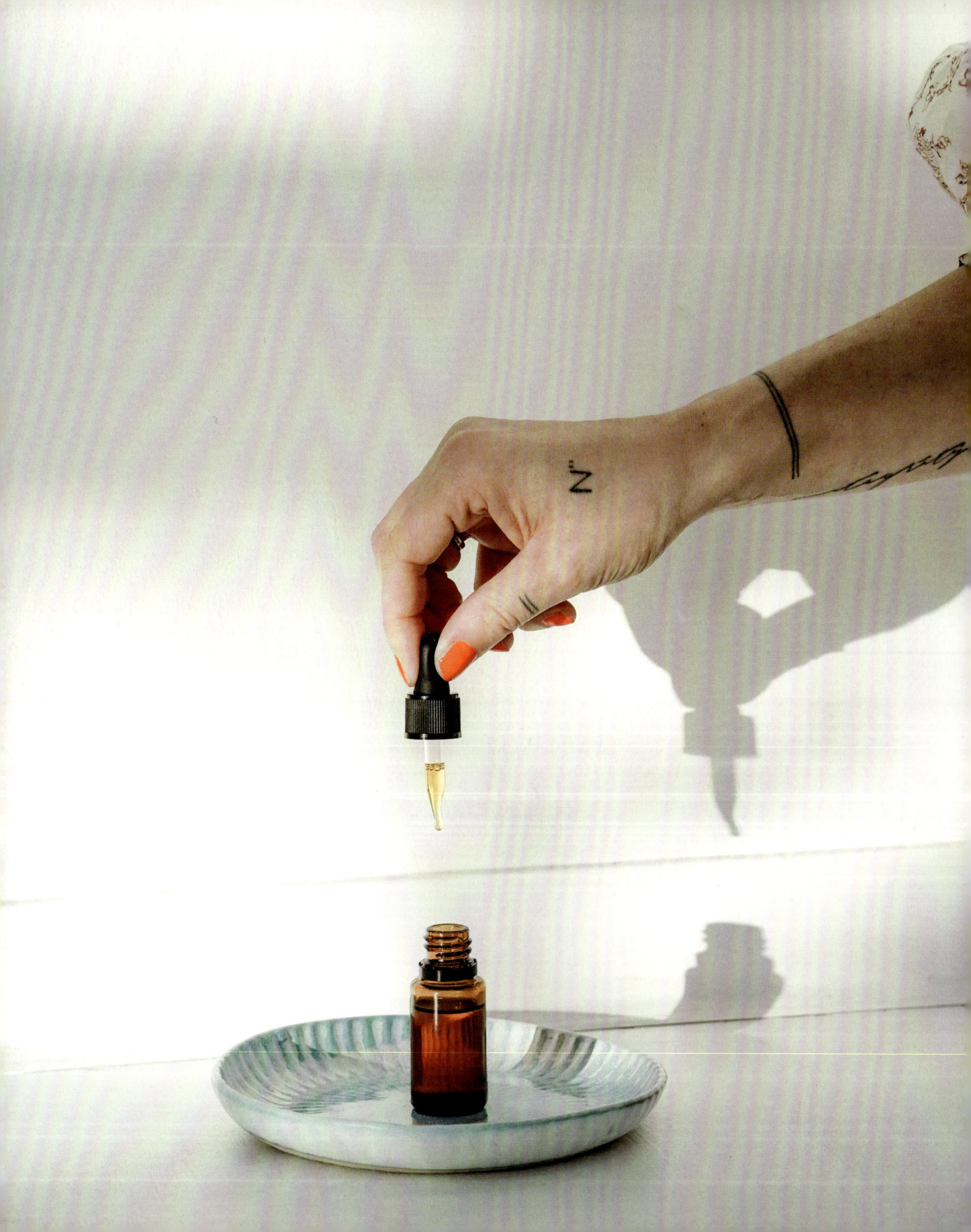

ÄTHERISCHE ÖLE

Überblick von A–Z

Arborvitae

Das wunderbar erdende Öl der Thuja (Arborvitae = Lebensbaum) hat die Fähigkeit, uns daran zu erinnern, dass wir Hilfe annehmen dürfen und nicht ständig allein kämpfen müssen. Erinnern wir uns, dass früher die Menschen in Großfamilien zusammengelebt, sich gegenseitig unterstützt und unter die Arme gegriffen haben. Die Menschen waren es gewohnt, füreinander da zu sein. Heute ist das ein Stück weit anders, schon allein deshalb, weil wir alle so unglaublich geschäftig sind. Es wird Perfektion auf allen Ebenen erwartet, und häufig sind wir damit überfordert. Wir trauen uns aber nicht, um Unterstützung zu bitten. Mit Arborvitae können wir diese Denkweise ein Stück weit aufbrechen und Hilfe mehr zulassen.

Wenn du dich danach sehnst, wieder mehr ins Vertrauen zu kommen, Angst und Ungewissheit loszulassen, dich dem Leben mehr hinzugeben oder auch das Gefühl aufzubrechen, ständig alles kontrollieren zu müssen, kann Arborvitae ein toller Begleiter sein. Um Hilfe zu bitten, hat nämlich nichts mit Schwäche zu tun, im Gegenteil. Außerdem kann Arborvitae dich auch wieder mit der universellen Unterstützung verbinden und deinen Glauben – was auch immer das ist – stärken. Arborvitae ist ein magisches Öl. Viele Menschen mögen den Geruch von Arborvitae nicht, was logisch ist, da eben auch viele einen Widerstand haben, Hilfe zuzulassen. Doch du bist nicht allein und du hast die Möglichkeit, gehalten zu sein! Vielleicht bist du auch mit dem Gedanken aufgewachsen, dass du erst einmal etwas leisten musst, um Unterstützung zu bekommen. Vielen wird beigebracht, dass sie ihr Leben selbst auf die Reihe kriegen müssten. Das Leben ist jedoch immer voller herausfordernder Momente, in denen wir nur verstehen müssen, dass wir es wert sind, von jemandem unterstützt zu werden.

Basilikum

Basilikum erfrischt unseren Geist, wenn wir total erschöpft sind und ständig mit negativer Energie sowie steter Überforderung konfrontiert werden. Es ist eins der wichtigsten ätherischen Öle dieser Zeit, in der viele Menschen sehr angespannt und nervös sind und vor einem mentalen und spirituellen Burn-out stehen. Basilikum ist ein hervorragendes Öl, um die Nebennieren zu unterstützen, damit du dich wieder tief entspannen und vor allem aufladen kannst, um aus einer tiefen Erschöpfung herauszukommen. Mit Basilikum kannst du Negativität auf allen Ebenen transformieren und wieder Raum für Positivität und Leichtigkeit schaffen. Statt zu irgendwelchen Mitteln wie Koffein oder anderen Aufputschmitteln zu greifen, nutze Basilikum, um dir Energie zuzuführen. Es unterstützt dich, wieder wach und achtsam zu sein und dem Leben mit mehr Frische und Klarheit zu begegnen.

Einige Religionen und spirituelle Glaubensrichtungen praktizieren Rituale, die die Bedeutung der Verwendung von Basilikum betonen. Traditionelle Geschichten im Judentum bspw. befürworten die Verwendung von Basilikum für mehr Kraft in Zeiten des Fastens. In verschiedenen orthodoxen Kirchen wird Basilikum oft zur Zubereitung von Weihwasser und zum Besprenkeln damit verwendet. Außerdem werden in Kirchen oft Töpfe mit dem Kraut unter Altären platziert, um den Glauben zu bekräftigen, dass es um das Grab von Jesus Christus gewachsen sei. In verschiedenen alten Glaubenssystemen, z. B. in Europa, Indien, im alten Ägypten und dem antiken Griechenland, wurde Basilikum mit den Verstorbenen begraben, da man glaubte, es hätte schützende Eigenschaften, würde eine sichere Reise ins Jenseits und auch die unbeschadete Ankunft an den Toren des Himmels garantieren. In anderen Teilen der Welt steht Basilikum einfach für Glück. Dementsprechend werden in Ländern wie Mexiko manchmal Basilikumsträuße in Ladeneingängen oder Fenstern aufgehängt, da man glaubt, dass das Wachstum des Krauts den Fleiß des Besitzers und den Erfolg des Geschäfts widerspiegelt.

Bergamotte

Bergamotte gehört wie alle Zitruspflanzen zur Familie der Rutaceae (Rautengewächse). Die Frucht dieses Baumes ist eine Kreuzung zwischen der Zitrone und der Orange. Bergamotte ist ein beliebter Duft in der Parfümindustrie und ihr kräftiger Duft macht sie zu einem wichtigen Bestandteil in vielen Parfüms, in denen sie als Kopfnote fungiert. Es gibt Theorien darüber, wie die Frucht den Namen Bergamotte erhalten hat. Eine Theorie besagt, dass ihr Name von der italienischen Provinz Bergamo abgeleitet ist, wo sie weitflächig angebaut und zuerst verkauft wurde. Die Frucht wird in vielen Ländern angebaut, wie Argentinien, Brasilien, Algerien, Elfenbeinküste, Marokko, Tunesien und Türkei sowie in Südostasien, wo sie ihre Wurzeln hat. Der Bergamottenbaum wächst gut in Europa, obwohl er eine tropische Pflanze ist.

Historisch gesehen wurde der Fruchtsaft der Bergamotte in Italien früher zur Behandlung von Malaria und zum Austreiben von Darmwürmern verwendet, während das Bergamotteöl in der italienischen Volksmedizin als Antiseptikum und zur Senkung von Fieber genutzt wurde. Das ätherische Öl wird auch als Aromastoff schwarzem Tee beigefügt und begründet damit die Bezeichnung „Earl Grey Tea". In der ayurvedischen Medizin wird Bergamotteöl zur Linderung von Akne, Hautausschlägen (Exzeme), Hals-, Zahnfleisch- und Blasenentzündungen sowie zur Wundheilung verwendet. Ebenso findet es Einsatz bei Fettleibigkeit, Depression, Blähungen, Appetitlosigkeit und reduziert sogar zwanghaftes Verhalten.

Bergamotteöl ist ein wichtiges Werkzeug, wenn du unter mangelndem Selbstbewusstsein, Selbstzweifel, Selbstverurteilung und fehlender Selbstakzeptanz leidest. Dieses Öl unterstützt dich dabei, wieder Optimismus und Hoffnung in dein Leben zu bringen und Glaubenssätze aufzubrechen, die dich daran hindern, dich als einzigartiges Wesen wahrzunehmen. Bergamotte fördert die Selbstliebe, ich würde es sogar Seelenliebe nennen, denn Bergamotte kann sehr in deiner inneren Tiefe wirken. Wenn du stets damit haderst, deine Gaben mit der Welt zu teilen, weil du das Gefühl hast, nicht perfekt genug zu sein oder nicht genug zu wissen, kann Bergamotte dich an die Hand nehmen und dir Mut und einen erweiterten Blick für diverse Möglichkeiten schenken.

Birke

Birke wird gern in spirituellen Zeremonien verwendet, wenn es darum geht, Negativität, Dunkelheit und Schwere zu vertreiben. Das ätherische Öl steht für einen Neuanfang. Wenn du also dabei bist, etwas ganz Neues in deinem Leben zu kreieren oder einzuladen, kannst du mit Birke Ballast und Altes abwerfen. Birkenöl bringt dich wieder mehr ins Wundern und Staunen, wie es nur Kinder können. Wie oft sind wir festgefahren in unseren Gedankenmustern und Konditionierungen und bewegen uns keinen Schritt nach vorn. Birke hilft dabei, wieder in die Weite zu blicken und Limitierungen aufzuheben. Wenn du im Allgemeinen ein sehr angstvoller Mensch bist, kann dir Birke die nötige Erdung schenken, damit du dich in deinem Lebensrahmen sicher fühlst und wieder öffnen kannst.

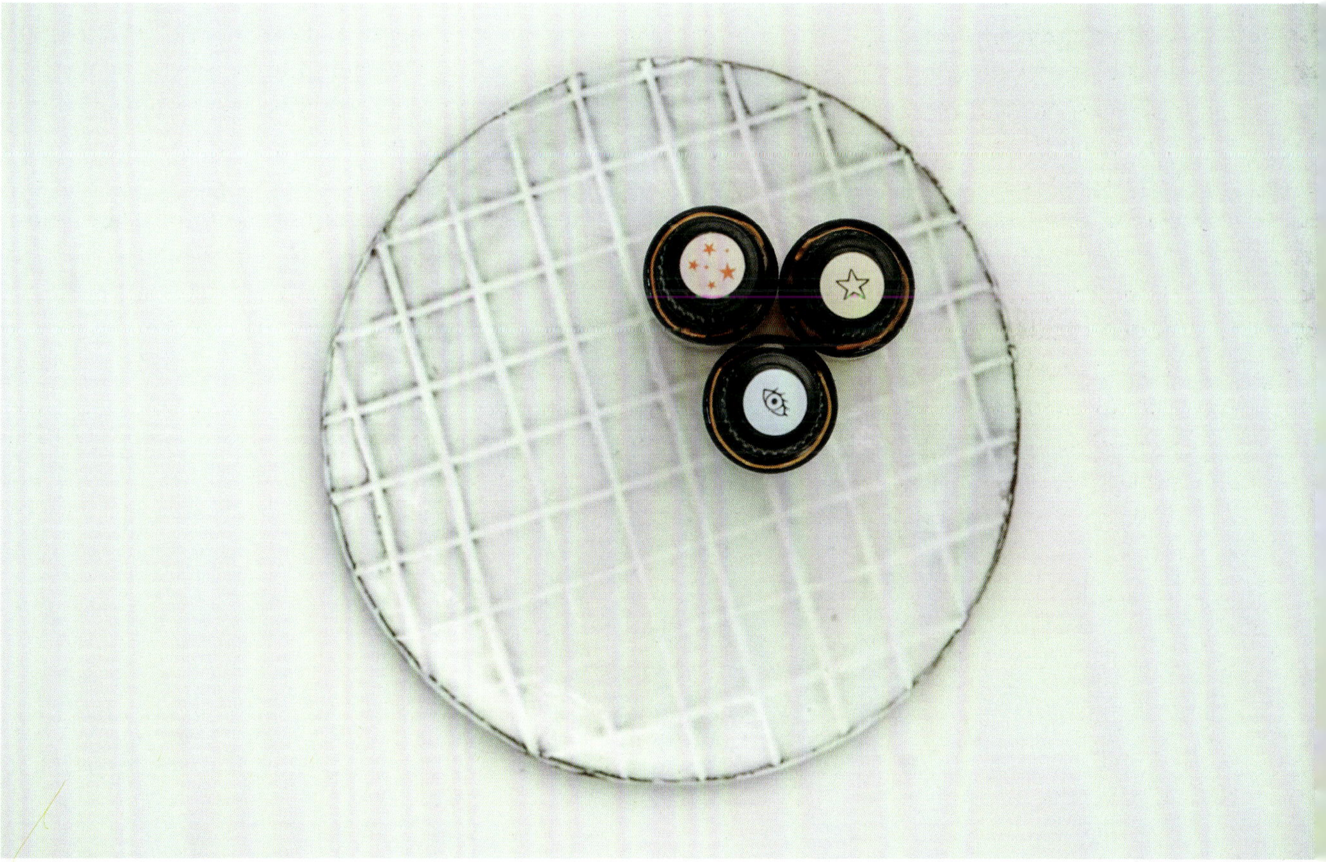

Cassia

Cassiaöl ist ein wärmendes ätherisches Öl, dessen Verwendung bis in biblische Zeiten zurückreicht. Cassia hat aufmunternde Eigenschaften, gerade für schüchterne, unbeholfene und zurückhaltende Typen, die immer versuchen, sich vor dem Rampenlicht zu verstecken. Es erinnert uns daran, dass unser Herz und unsere Seele mit Freude und Mut gefüllt sind. Es ist wichtig zu verstehen, dass ein Mangel an Erfolg und Zufriedenheit häufig eine raffinierte Form des Versteckens ist. Mit Cassia erreichen wir Selbstvertrauen und beginnen, den Wert unserer Talente und Beiträge zu sehen. Wir bleiben inspiriert und schreiten zur Tat, ganz egal, ob wir Fehler machen oder nicht.

Mit der Unterstützung von Cassiaöl kannst du lernen, dich und deine Gaben mehr zu schätzen und als wertvoll und wichtig zu sehen. Es hilft dir dabei, dich in deiner Haut wohlzufühlen, dich nicht von Beurteilungen anderer verunsichern zu lassen und deinen Perfektionismus loszulassen – das perfekte ätherische Öl, um aus dem Schatten herauszutreten, mutiger zu werden und das eigene Licht in die Welt zu tragen.

Cassia lässt sich gut mit Zitrusölen kombinieren. Es wird auch als „heißes" Öl angesehen, was bedeutet, dass es mehr Verdünnung als andere Öle benötigt: Es kann während einer Massage wärmend auf das Gewebe wirken.

Cistus

Cistusöl fördert aufbauende und ermutigende Emotionen. Es kann helfen, emotionale Blockaden zu öffnen und zu lösen. Außerdem hilft es bei der Beruhigung und Entspannung während schwieriger Zeiten. Dieses ätherische Öl ist gut für Menschen, die negative Emotionen loslassen wollen, welche sie daran hindern, ihr Potenzial zu entfalten. Du kannst es verwenden, wenn du in emotional belastenden Situationen lebst, arbeitest oder dich häufig darin aufhalten musst.

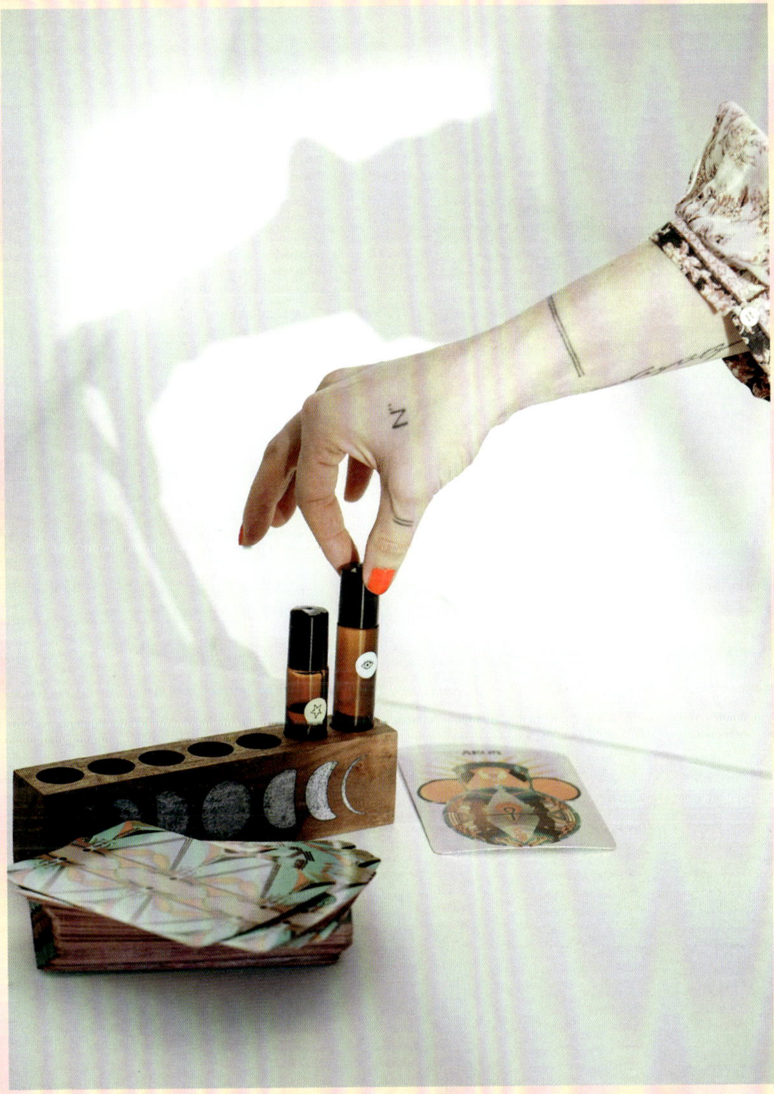

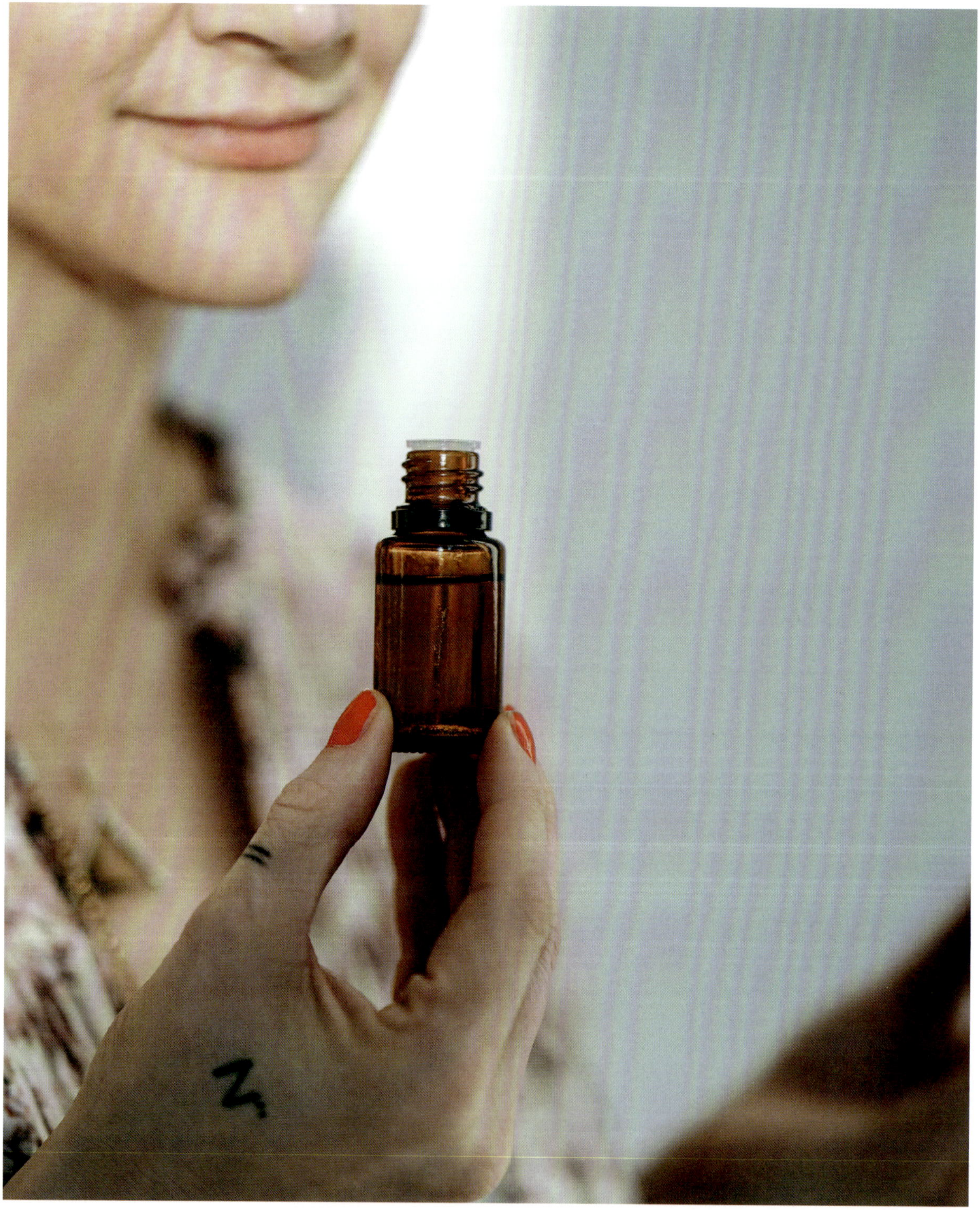

Copaiba

Copaiba lüftet den Schleier über allem Unbewussten und Verborgenen. Das ätherische Öl ist wie ein Licht in der Dunkelheit, denn es unterstützt uns bei der Beseitigung von emotionalem Ballast und ist ein großartiger Schmerzlöser. (Aufgestaute Emotionen führen häufig auch direkt zu körperlichem Schmerz). Copaiba transformiert Schuld und Scham, die beide für alten Schmerz stehen. Auf dem Grund aller Scham liegt die Empfindung, unwürdig zu sein, und ein Mangel an Selbstliebe, was der ultimative Schmerz ist. Copaiba unterstützt uns bei der Heilung unserer Vergangenheit, damit wir uns mit unserer ursprünglichen Größe verbinden. Es kann Gefühle der Unzulänglichkeit und des Selbsthasses durchbrechen.

Copaibaöl bringt dich zurück zu dir selbst und in das Hier und Jetzt, es schafft Frieden in dir und in der Welt. Seine Aufgabe ist es, die emotionale Harmonie in dir wiederherzustellen und deine Selbstermächtigung zu ermöglichen. Der Copaibasaft wird ähnlich geerntet wie Ahornsaft (Sirup); es wird am Stamm „gezapft", also direkt dem Zentrum des Baumes entnommen. Direkt aus der Quelle des Baumes kommend unterstützt dich das Copaibaöl dabei, zum Kern deines Selbst zu gelangen. Copaiba stellt dir die Frage: *Wer bist du?* Dieses ätherische Öl kann dich von allen ängstlichen Gefühlen oder dem Stress, jemand sein oder etwas ganz Bestimmtes darstellen zu müssen, lösen. Copaiba enthüllt dir deine Mission, einfach nur du selbst sein zu dürfen. Es sorgt für eine tiefe Beruhigung des Nervensystems – eine Rückkehr zur inneren Ruhe in Windeseile!

Douglastanne

Das wunderbare Öl der Douglastanne hilft uns, das Gute in der Vergangenheit, vor allem in unserer Kindheit, zu sehen und giftige und ungesunde Denkmuster hinter uns zu lassen. Wir tragen so viel aus unserer Vergangenheit mit uns herum – sogar generationsübergreifend –, dass es uns oft blockiert und runterzieht, und es kann sehr befreiend sein, das alles loszulassen. Douglasöl unterstützt dich auf deiner eigenen, einzigartigen Reise, sodass du dich von zerstörerischen Traditionen früherer Generationen und von überholten Verhaltensmustern befreien kannst. Es verbindet dich mit deinen Bedürfnissen und Werten und hilft dir zu verstehen, dass jede Generation einen neuen Anfang mit Frische und Positivität mitbringt. Das ätherische Öl der Douglastanne stärkt auch die Familienbande und schafft eine nährende Familiendynamik. Emotionale Altlasten, schwere Stimmungen und Pflichten werden durch eine nützliche und liebevolle Weisheit ersetzt.

Eukalyptus

Eukalyptus wird gern mit Koalabären in Verbindung gebracht, da Eukalyptusblätter ihre Hauptnahrungsquelle sind. Die meisten der über 600 Arten der Eukalypten wachsen als Bäume, während einige auch als Sträucher wachsen. Die verschiedenen Baumarten tragen je nach Vorkommen auf der Welt besondere Namen, bspw. Fieberbaum, Blue Gum Tree oder Stringy Bark Tree. Trotz der Vielzahl der Arten haben Eukalypten gleiche Eigenschaften, wie z. B. ihren frischen, sauberen, süßen und kampferartigen Duft, der manchmal auch mit einem Hauch von Zitrone, Pfefferminze oder holzigen Nuancen beschrieben wird. Das gemeinsame Merkmal, für das sie am besten bekannt sind, ist jedoch die wohltuende Heilwirkung ihrer Blätter, und das daraus gewonnene ätherische Öl ist seit Jahrhunderten als traditionelle natürliche Medizin weit verbreitet.

Die Blätter des Eukalyptus wurden zuerst von den australischen Ureinwohnern, den Aborigines, verwendet – sie nannten den Baum „kino" – und zur Heilung der meisten Wunden eingesetzt. Eine Legende erzählt, dass sich ein früher englischer Siedler versehentlich mit einer Axt in den Daumen schnitt und sein Vater ihm riet, einen Verband aus gebundenen Eukalyptusblättern um die vernähte Wunde herum anzulegen – so hatte dieser es beim Studium der Volksmedizin der Aborigines gelernt. Ein Chirurg, der die Wunde später untersuchte, war beeindruckt von der Schnelligkeit des Verheilens und insbesondere davon, dass keine Infektion vorlag. Als sich Geschichten wie diese in ganz Australien verbreiteten, begannen englische Pharmazeuten damit, aus den Blättern des Eukalyptus radiata (Pfefferminz-Eukalyptus) ätherisches Öl zu destillieren, um deren heilende Kraft kommerziell zu nutzen.

Eukalypten haben sich von Australien und Südostindien aus in der ganzen Welt verbreitet, vor allem wegen ihrer hervorragenden Holzqualitäten. Die Ölproduktion kam als Nutzen später hinzu und wurde in vielen Teilen der Welt vorangetrieben, bspw. in Brasilien, China und Indien, aber auch im Süden Europas, bspw. in Griechenland. Es wird bis heute vor allem wegen seiner desinfizierenden und schleimlösenden Eigenschaften in der chinesischen, griechischen, europäischen und ayurvedischen Medizin verwendet. Eukalyptusöl ist außerdem stresslösend und erzeugt ein inneres und äußeres Gefühl von Wohlbefinden. Es ist ideal in Zeiten, in denen du dich schlecht fühlst oder dir die Vitalität fehlt bzw. wenn du das Gefühl hast, nicht richtig atmen zu können und eingeengt zu sein, nicht genug Raum zu bekommen. Eukalyptus hilft dir, Verantwortung für unsere Gewohnheiten, besonders im Bereich deiner Gesundheit zu übernehmen, und dadurch fühlst du dich freier und lebendiger. Eukalyptus hilft dir, wieder Anschluss an deine innere Führung zu erhalten und deine Ganzheit und Erhabenheit zu spüren.

Fenchel

Ursprünglich ist Fenchel in Asien und Europa beheimatet. Im alten Ägypten und im Römischen Reich wurden siegreichen Kriegern Fenchelkränze überreicht, da die Pflanze Stärke, Mut und Langlebigkeit spenden sollte. Fenchel wächst als etwa 1–2 Meter hohe Stängel und ähnelt im Aussehen dem Sellerie. Er hat grüne, haarähnliche Blätter und gelbe Blüten, die Samen ausbilden. Fenchel fördert Toleranz, Mitgefühl und Verständnis. Die Anwendung seines ätherischen Öles befähigt uns, Dinge aus der Vogelperspektive zu betrachten, mehrere Sichtweisen einzuladen und ganz besonders auf die innere Stimme zu hören. Fenchel ist auch sehr hilfreich für Menschen, die es verlernt haben, auf die Signale des Körpers zu achten, bspw. aufgrund von Überarbeitung oder auch Übersättigung, und die ständig über ihre Grenzen gehen. Fenchel kann dir die Kraft verleihen, wieder Verantwortung für deine Entscheidungen zu übernehmen, und dein schlechtes Gewissen beiseitezulegen. Wer unter einem geringen Selbstwertgefühl leidet, sollte unbedingt Fenchelöl ausprobieren.

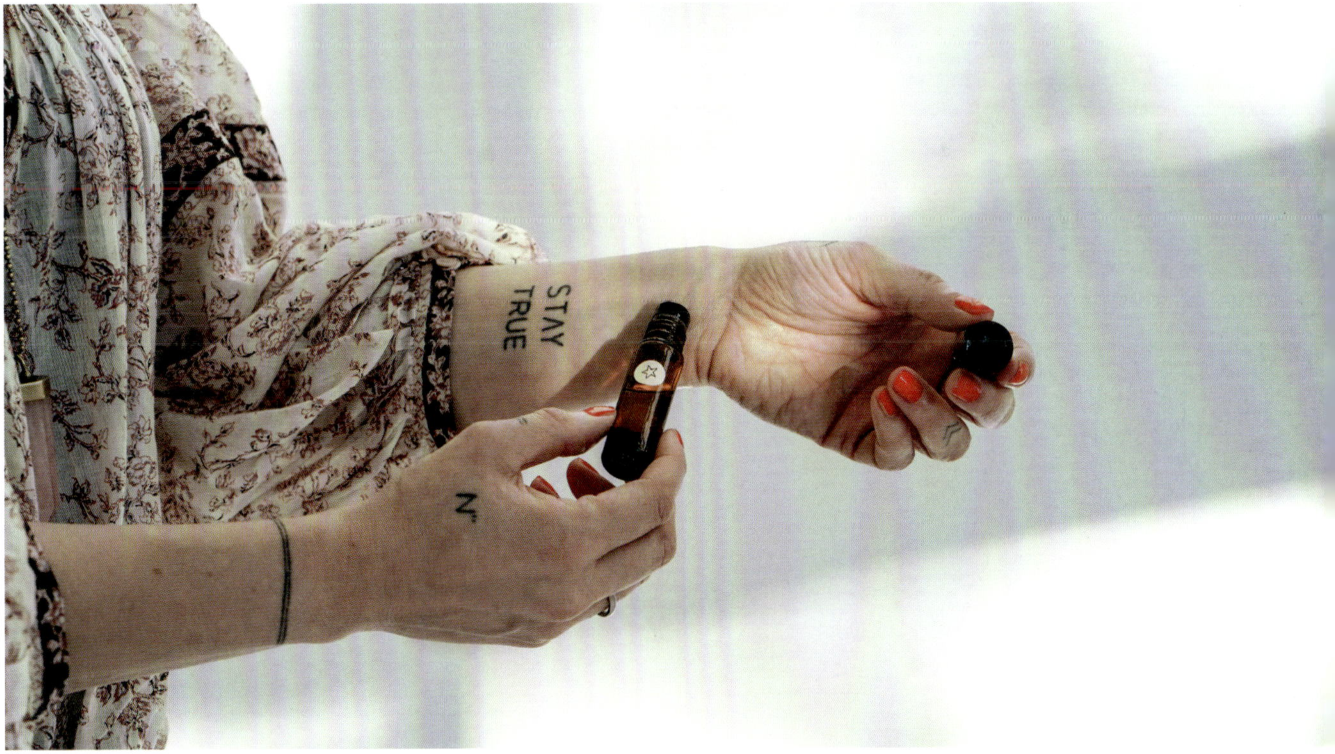

Geranie

Geranie unterstützt dabei, das Gute im Leben und im Menschen wiederherzustellen, das Vertrauen in die Existenz und in sich selbst zu fördern. Sie kann auch dazu ermutigen, emotional ehrlicher zu werden. Das ätherische Öl der Geranie ist sehr unterstützend, wenn es darum geht, dein inneres Kind zu nähren. Wenn es dir schwerfällt, deine Emotionen anzusprechen, führt es dich weg vom logischen Verstand und hin zur Wärme und Pflege des Herzens. Ein geschwächtes Vertrauen und situative Lieblosigkeit werden durch emotionale Ehrlichkeit, Intimität und ein offenes Herz ersetzt. Wut und Trauer werden transformiert, und die Beziehung zu Mutter und Vater werden energetisch gestärkt.

Die Geranie liefert ein sanftes Öl, das hervorragend geeignet ist, frühe Traumata zu transformieren. Wir werden fähig, uns selbst all das zu geben, was uns in unserer Kindheit gefehlt hat. Der Verstand kommt zur Ruhe, sodass wir in der Lage sind, uns mit uns selbst auf einer viel tieferen Ebene zu verbinden. Ich persönlich nutze es sehr häufig auf dem Herzchakra, was mir ein schönes umarmendes Gefühl gibt. Auch in meiner Gesichtspflege ist es ein Gedicht. Am liebsten nutze ich es abends in meiner Creme, zusammen mit anderen Ölen wie Weihrauch, Sandelholz und Copaiba. Ich kenne viele Menschen, die eine leichte Abneigung gegen den Duft der Geranie haben. In meiner jahrelangen Arbeit mit ätherischen Ölen habe ich allerdings gemerkt, dass Aversionen oft damit zu tun haben, dass jemand Widerstand gegen das Thema hat, welches ein bestimmtes Öl repräsentiert. Aber das muss natürlich nicht immer der Fall sein. Solltest du also einmal ein bestimmtes Öl nicht so gern mögen, erforsche einfach, wofür das Öl steht. Es könnte eine wertvolle Spur sein.

Grapefruit

Dieses ätherische Öl versetzt uns in die Lage, unsere wahren Bedürfnisse zu erkennen und weniger äußeren Impulsen zu folgen. Gerade wenn wir Schwierigkeiten haben, unseren Körper anzunehmen und ihn auch dementsprechend behandeln, können wir mit Grapefruit wieder eine liebevolle Beziehung zu ihm kultivieren. Grapefruit kann auch unsere Einstellung zum Essen positiv beeinflussen, sodass wir uns genährt und glücklich fühlen.

Grapefruitöl zeigt dir, wie du dich mit deinen echten Bedürfnissen verbinden und ihnen entsprechend handeln kannst. Du beginnst, mit den Dingen in Kontakt zu kommen, nach denen du dich wirklich sehnst. Grapefruit ist auch dafür bekannt, dass es den Heißhunger reduziert und alle Tendenzen, den Körper zu betäuben. Es ist auch ein fantastisches Öl auf der Reise der Heilung von körperlicher Scham. Ich liebe Grapefruit morgens beim Duschen. Ich gebe 1–2 Tropfen ätherisches Öl auf den Duschboden und genieße den herrlichen Duft.

Grüne Mandarine

Das ätherische Öl der grünen Mandarine wird aus der unreifen Frucht des Mandarinenbaums gewonnen. Es symbolisiert die Anfangsphase von Wachstumsprozessen und bringt uns mit unserer Schöpferkraft in Verbindung. Grüne Mandarine unterstützt uns dabei, über unsere Grenzen hinauszuwachsen, Limitierungen aufzulösen und unser Potenzial auszuschöpfen. Grüne Mandarine hilft uns dabei, uns von einengenden Gefühlen und Glaubensmustern zu verabschieden. Für Menschen, die viel zweifeln, besonders an sich selbst, sich in einer aussichtslosen Situation gefangen fühlen oder sich wünschen, wieder mehr Leichtigkeit zu verspüren und Ballast abzustreifen, kann grüne Mandarine eine Aufmunterung und Entlastung fördern.

Dieses fruchtige ätherische Öl lädt dich dazu ein, dich wieder an dein inneres Kind zu erinnern, das unschuldig, frei und voller Lebensfreude in dir steckt. Grüne Mandarine hat ein frisches und energetisierendes Aroma und eignet sich sehr, um deinen Räumen einen frischen Duft zu verleihen.

Grüne Minze

Grüne Minze inspiriert uns, wirklich selbstbewusst in unserer Kommunikation zu sein. Ich persönlich habe schon so tolle Erlebnisse mit diesem wunderbaren Öl gehabt, bspw. bei eigenen öffentlichen Vorträgen und Lampenfieber. Aber auch im zwischenmenschlichen Bereich ist es sehr hilfreich, denn mit diesem Öl halten wir nicht mit unserer Wahrheit und Klarheit hinter dem Berg.

Unklare Kommunikation ist eine raffinierte Art, sich zu verstecken. Das gilt auch für Lampenfieber und die Angst vor öffentlichen Auftritten. Die Grüne Minze lehrt dich, selbstbewusst im Rampenlicht zu stehen und mutig deine Sicht der Welt mit anderen zu teilen. Wenn du hell und kraftvoll strahlst, erlaubst du auch anderen, das Gleiche zu tun. Es hilft nicht nur, dich besser auszudrücken, sondern auch, andere besser zu begreifen und ihnen ihre eigene innere Größe zuzugestehen.

Helichrysum

Helichrysum (Italienische Strohblume) kann mentale, emotionale und körperliche Schmerzen transformieren. Es ist als „flüssiges Pflaster" bekannt wegen seiner schnellen Hilfe bei Schnitten und Wunden. Ich bin immer wieder beeindruckt, wie fix das geht. Durch die Anwendung von Helichrysumöl bekommen wir das Gefühl, dass das Leben auf unserer Seite ist, trotz der vielleicht auch unschönen Erfahrungen, die wir auf unserem Weg gesammelt haben. Unser Bewusstsein wird geschärft und neue Hoffnung wird installiert. Der innere Kampf um das Verzeihen-Können wird durch eine tiefe Dankbarkeit für schmerzhafte Erlebnisse ersetzt. Wir erheben uns wie Phönix aus der Asche, in dem Wissen, dass das Leben es gut mit uns meint. Mut, starker Wille und Entschlossenheit werden zu unseren neuen Wegweisern.

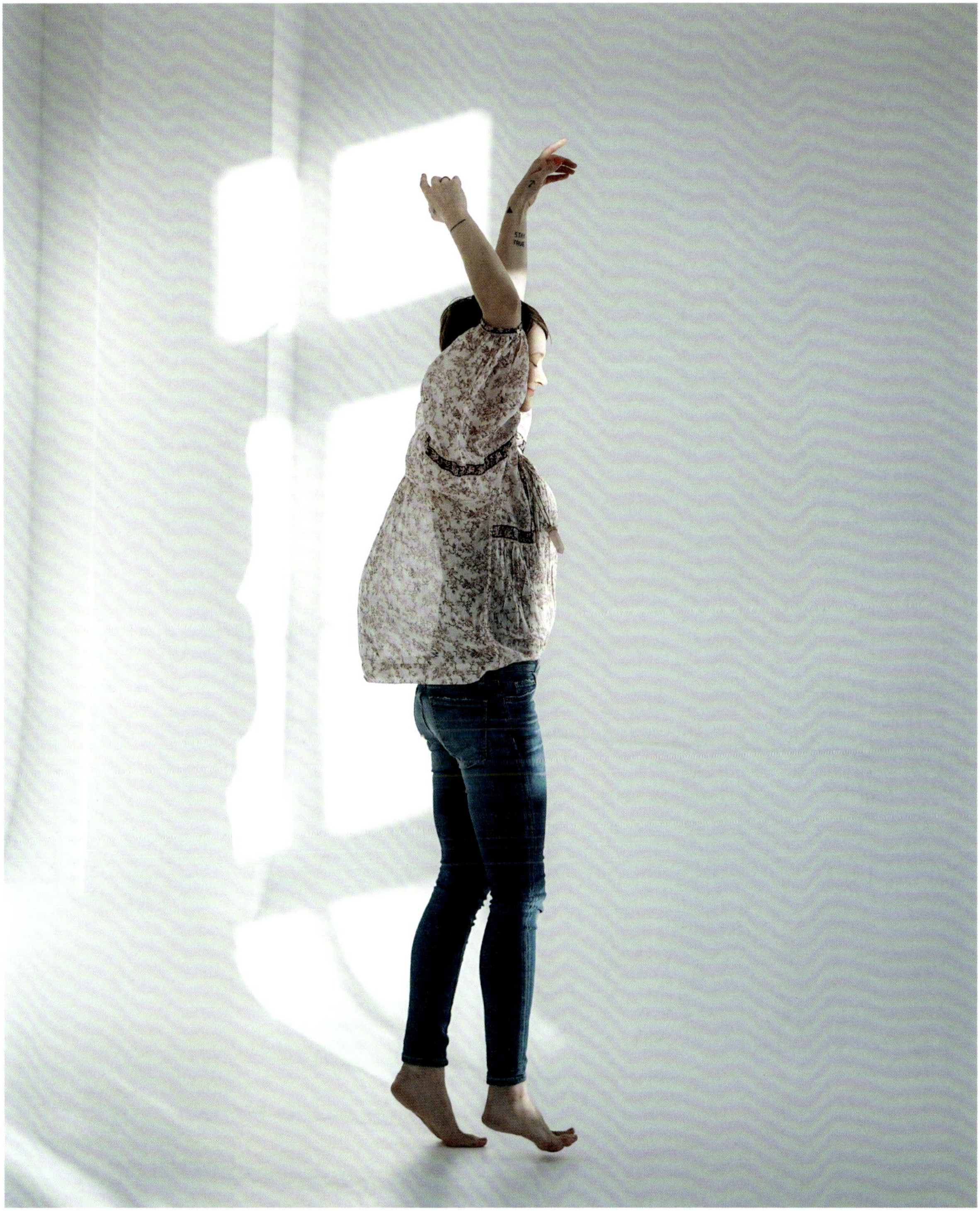

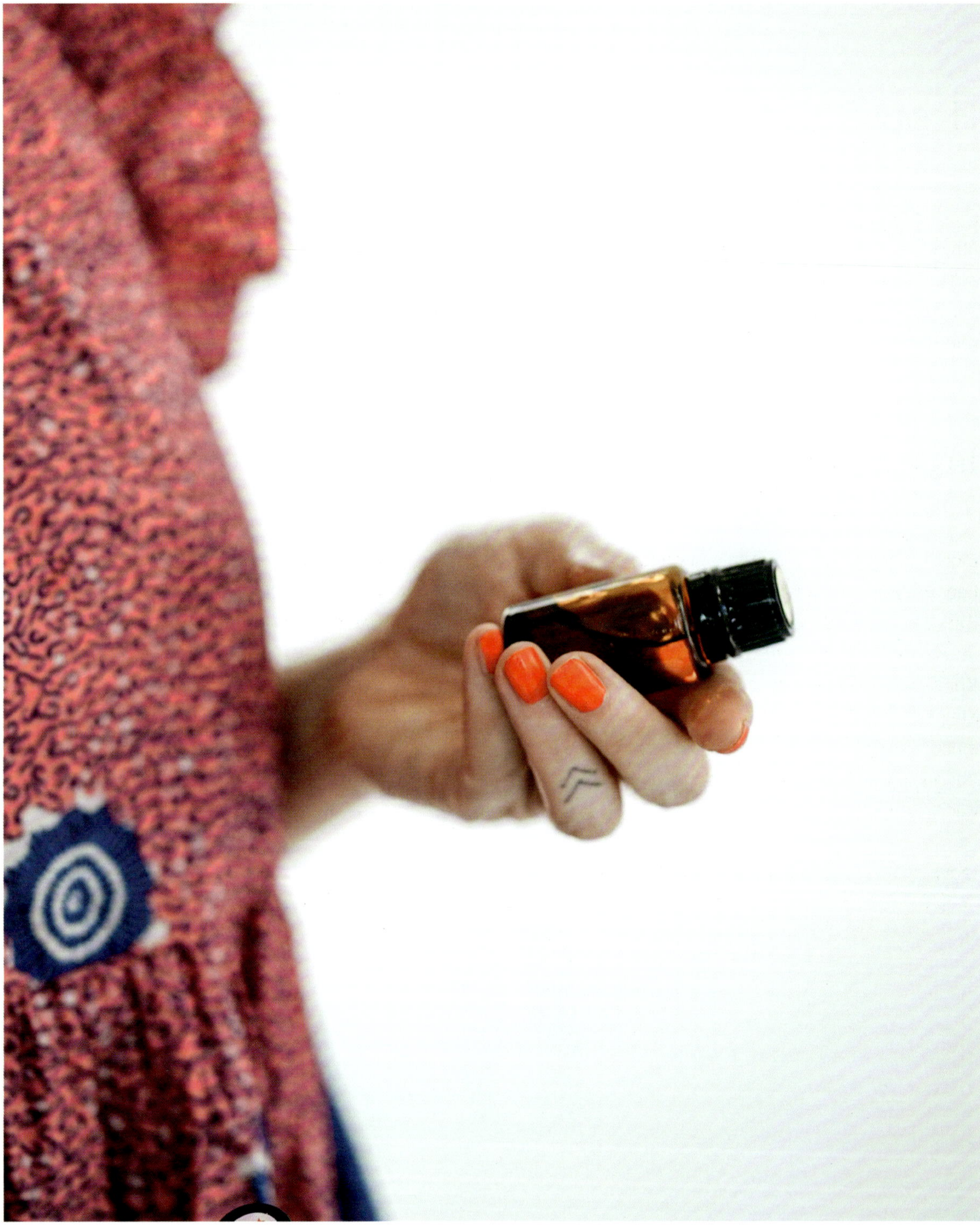

Hyssop

Hyssop (Ysop) ist dafür da, die Seele zu reinigen. Das ätherische Öl wirkt sehr spirituell; es wird im Hebräischen auch „heiliges Kraut" genannt. Hyssop gehört zur selben Pflanzenfamilie wie der Lavendel und ist mild und sanft. Dennoch regt es den Körper kraftvoll an, zu heilen. Historisch gesehen wurde Hyssop früher als Schutz-Öl eingesetzt, bspw. bei der Weihung heiliger Orte. Manche Menschen gehen davon aus, dass es Negativität klärt und spirituelles Wohlbefinden fördert.

Ingwer

Ingwer fördert die Selbstermächtigung, aber auch Lebendigkeit, Unabhängigkeit und Verantwortung. Das ätherische Öl unterstützt besonders Frauen, die in einem männlich dominierten Beruf arbeiten. Die Konzentration des Ingweröls in einer Ingwerpflanze steigt mit dem Alter der Pflanze, und es heißt, dass eine Ingwerpflanze mindestens neun Monate alt sein sollte, bevor sie geerntet wird. Wer hätte das gedacht?

Ingwer versorgt uns mit Kraft und Stärke. Das ätherische Öl inspiriert uns, uns auf das Leben einzulassen und unsere Entscheidungsfreiheit auf nährende Weise zu nutzen. Es transformiert uns in allen Bereichen, in denen wir das Opfer spielen, denn es unterstützt uns, eine hundertprozentige Verantwortung dafür zu übernehmen. Wir müssen nicht mehr mit dem Finger auf die Schuldigen zeigen.

Ingwer hilft dir auch, deine Integrität zu leben und ein Verständnis für deinen Beitrag in diesem Universum zu gewinnen.

Jasmin

Jasmin unterstützt uns dabei, eine gesunde Sexualität zu leben und ein erhebendes Verhältnis zum eigenen Körper zu schaffen. Es weckt schlummernde Leidenschaften und wird gern angewandt, um wieder Schwung ins Liebesleben zu bringen. Die Intimität in unseren Beziehungen wird wiederhergestellt und wir können uns in der Gesellschaft des Partners/der Partnerin sicher und genährt fühlen. Jasmin reinigt uns energetisch, sodass unsere Absichten klarer werden und unsere Unschuld wieder gespeichert wird. Unsere Selbstakzeptanz wird wiederhergestellt, sodass wir in der Lage sind, unsere Beziehungen mit Präsenz und Vertrauen zu gestalten. Das gilt auch für die Beziehung, die wir zu uns selbst aufbauen. Wir sind endlich wieder in der Lage, uns selbst anzubeten und neue Ebenen der Freude zu entdecken.

Kardamom

Kardamom gehört zur Familie der Ingwergewächse und das großartige ätherische Öl sollte man in der Küche zur Hand haben. Er stammt ursprünglich aus Südindien, Sri Lanka, Irak und Thailand und wird unter anderem auch in Guatemala, Tansania, Madagaskar, Papua-Neuguinea und Vietnam angebaut und seine Früchte sind besonders schwierig zu ernten, was sie als Gewürz sehr teuer macht. Kardamomöl passt perfekt zusammen mit Limettenöl.

Das Öl von Kardamom ist mein absolutes Hilfsmittel, wenn ich mich wieder auf mich selbst besinnen möchte, bspw. weil ich durch eine Situation oder eine Person aus meiner Mitte geworfen werde. Es bringt mich auch immer wieder zurück in den Raum des Mitgefühls; es unterstützt mich, die andere Seite zu betrachten und nicht in meinem Ärger oder Frust hängen zu bleiben.

Kardamom holt dich wieder zurück in deine Klarheit, dein Gleichgewicht, denn mal unter uns gesprochen: Wie oft projizieren wir unseren Ärger und unsere Wut auf andere? Dieses Öl hilft dir, die Verantwortung für deine Lage zu übernehmen, Schuldzuweisungen zu unterlassen und wirklich zu schauen, was hinter all deinen Gefühlen steckt. Es ist das Öl der Objektivität und hilft dir dabei, fair und in deiner Integrität verankert zu bleiben. Es eignet sich sehr gut, wenn du dazu neigst, schnell voreingenommen zu sein. Da empfehle ich dir, Kardamomöl zusammen mit Kurkumaöl zu diffundieren.

Koriander

Koriander unterstützt uns dabei, bewusst energetische Grenzen zu ziehen, Nein zu sagen und die Gewohnheit, uns anzupassen, loszulassen. Zudem fördert Koriander unseren Entschluss, nicht mehr bestimmte Dinge zu tun, um von anderen akzeptiert zu werden, sondern unser wahres Selbst zu ehren und aus unserer Wahrhaftigkeit heraus zu leben. Er schenkt uns den Mut, über den Tellerrand hinauszuschauen, unsere eigenen Grenzen zu erweitern und zu riskieren, die Person zu sein, die wir wirklich sind.

Das ätherische Öl des Korianders hilft uns dabei, Kontrolle, negative Denk- und Verhaltensmuster sowie Sorgen loszulassen. Es ermöglicht uns, ein tieferes Gefühl von Freiheit zu erfahren, und zeigt uns auf, was für uns nicht mehr stimmig ist. Koriander eignet sich hervorragend für Menschen, die versuchen, alles und jeden zu kontrollieren, die sich vor allem immer in die Angelegenheiten anderer einmischen, sie korrigieren, ihnen ihre Meinung aufdrücken und helfen, ohne gefragt worden zu sein. Sie sind nämlich gefährdet, in einem Burn-out, in Enttäuschung und tiefer Unzufriedenheit zu enden. Wenn du daran arbeitest, Menschen energetisch loszulassen (Abhängigkeit), ist Korianderöl ein tolles Werkzeug. Es hilft dir, das Prinzip „leben und leben lassen“ in deinem Alltag umzusetzen.

Koriander ist außerdem dafür bekannt, Schwermetalle aus dem Körper ausleiten zu können.

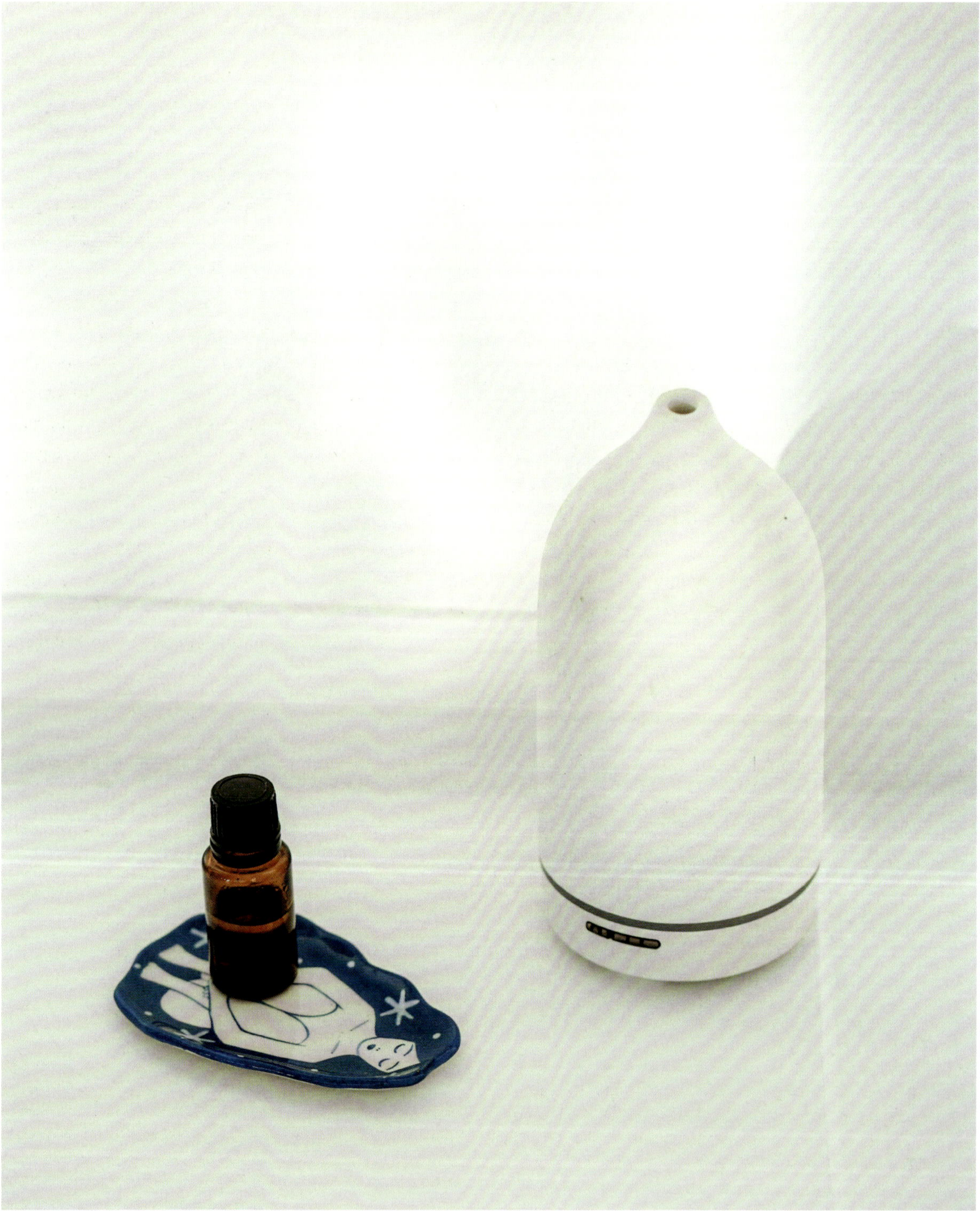

Kurkuma

Über Kurkuma allein könnte ich ein ganzes Buch schreiben; so viele tolle Eigenschaften besitzt es. Kurkuma wird oft mit dem fein gemahlenen Gewürzpulver assoziiert, das als wesentliche Zutat bei Curry-Gerichten hinzugefügt wird, um seine natürliche, leuchtend orangegelbe Farbe beizusteuern. Die Pflanze und ihre vielfältigen Verwendungsmöglichkeiten haben eine bewegte Geschichte. Dieses Mitglied der Familie der Ingwergewächse wird hauptsächlich in Indien angebaut, wo seine Rhizome traditionell getrocknet werden, um ein Pulver daraus zu gewinnen, das nicht nur in der Küche, sondern auch in der Kosmetik und bei religiösen Zeremonien verwendet wird. Es gilt als Symbol für Frieden, Gesundheit, Glück, Fruchtbarkeit, Reinheit, Wohlstand und Neuanfang. Indische Bräute tragen vor dem Tag ihrer Hochzeit eine Paste aus diesem „indischen Safran" als Ganzkörperpeeling auf, um die Ausstrahlung ihrer Haut auf natürliche Weise zu stärken.

Kurkumaöl beruhigt den Geist und hebt die Stimmung mit seinem warmen, holzigen, erdigen und würzigen Duft. Es eignet sich wunderbar, um Platz für Neues zu schaffen, Vorurteile loszulassen und sich von einschränkenden Glaubenssätzen zu befreien. Es wirkt sehr unterstützend bei Menschen, die mit Missbrauch jeglicher Art in ihrem Leben zu tun haben oder hatten. Es ist ein Öl, das dich bei unterdrückten Gefühlen dazu ermutigt, zu dir selbst zu stehen, insbesondere was deine Sexualität betrifft. Kurkuma hilft dir dabei, in dir das zu reparieren, was geheilt werden muss, und schafft Raum für Veränderung.

Lavendel

Wenn es darum geht, einen beruhigenden Raum zu schaffen, gilt Lavendel als ein wahres Wunder, das in der ganzen Welt für seine sanfte, entspannende Natur bekannt ist. Das leichte, blumige Aroma des Lavendels macht ihn zu einem idealen Mittel, um im Nu eine gelöste Umgebung zu schaffen. Aber Lavendel kann noch so viel mehr; das ätherische Öl des Lavendels gehört zu den spirituellen Ölen, und es eignet sich hervorragend, um die eigene Frequenz zu erhöhen und eine ehrliche Kommunikation einzuladen. Dieses Öl inspiriert uns, unsere authentischen Gedanken, Gefühle und Bedürfnisse zu vermitteln. Das macht Lavendel auch ideal für den Stressabbau. Stress entsteht immer dann, wenn wir unsere Wahrheit und Werte ignorieren. Lavendelöl lehrt uns auch, dass weniger manchmal mehr ist, und es nimmt die Spannung aus dem Tun.

Wenn du ein wichtiges, zwischenmenschliches Gespräch führen musst, empfehle ich dir, vorher Lavendel auf dem Kehlkopfchakra aufzutragen. Lavendel unterstützt das Gefühl, gehört, gesehen und geliebt zu werden. Es ist großartig bei Verspannungen im Geist, die oft eine körperlicher Ausdruck von inneren Blockaden sind.

Limette

Limette ist mein absolutes To-go-Öl, wenn es darum geht, Frust loszuwerden. Ich achte immer darauf, Limette im Haus zu haben, ich nutze es aber auch gern, wenn ich unterwegs bin, z. B. in der Bahn, um einen frischen Duft zu genießen, mit dem jeder gut klarkommt. Wie oft bin ich schon darauf angesprochen worden, was für ein angenehmer Duft das doch ist, so frisch und energetisierend. Das ätherische Öl der Limette ist pure Lebensfreude und ermutigt dazu, sich im Leben zu engagieren und das Interesse wieder anzukurbeln, wenn Langeweile Einzug gehalten hat. Es energetisiert Körper, Geist und Seele.

Wenn du das Gefühl hast, betrogen worden zu sein, und in Wut und Trotz gerätst, kann Limette dich dabei unterstützen, deine Gefühle wieder anzuheben, dich klar auszudrücken und Verletzungen zu heilen. Limette erinnert dich an die Schönheit des Lebens, muntert dich auf und stärkt deine Verbindung von Kopf und Herz.

Magnolia

Magnolia lädt die Süße des Lebens wieder ein, wenn eine Situation anstrengend und hoffnungslos erscheint. In der traditionellen chinesischen Medizin werden der Magnolia scharfe und warme Eigenschaften zugeschrieben und sie wird mit den Lungen- und Magenmeridianen in Verbindung gebracht. Das ätherische Öl hilft dabei, das Gute und Göttliche in sich selbst und anderen zu sehen, daher wirkt sie besonders dann, wenn wir Schwierigkeiten mit jemandem haben oder uns selbst nicht ausstehen können. Menschen, die sich schmerzlich getrennt fühlen von der weiblichen Energie, profitieren ebenso vom Magnolienöl wie Menschen, die sich generell isoliert, wie betäubt und allein fühlen. Magnolia lehrt uns Verbundenheit und Mitgefühl und verhilft uns zu dem Verständnis, dass wir alle miteinander verbunden sind und ähnliche Wünsche und Bedürfnisse im Leben haben.

Dieses Öl sorgt für eine tiefe Ruhe, indem es deine Sorgen und Ängste transformiert. Du spürst Mitgefühl, Liebe und Harmonie – auch in der Beziehung, die du zu dir selbst hast. Magnolia bricht die Mauern und Schutzschichten auf, die du um dich herum geschaffen hast, um nicht verletzt zu werden. Es schenkt dir wieder ein Gefühl von Gemeinsamkeit und lädt dich ein, dich zu transformieren und Altes anzuschauen und loszulassen.

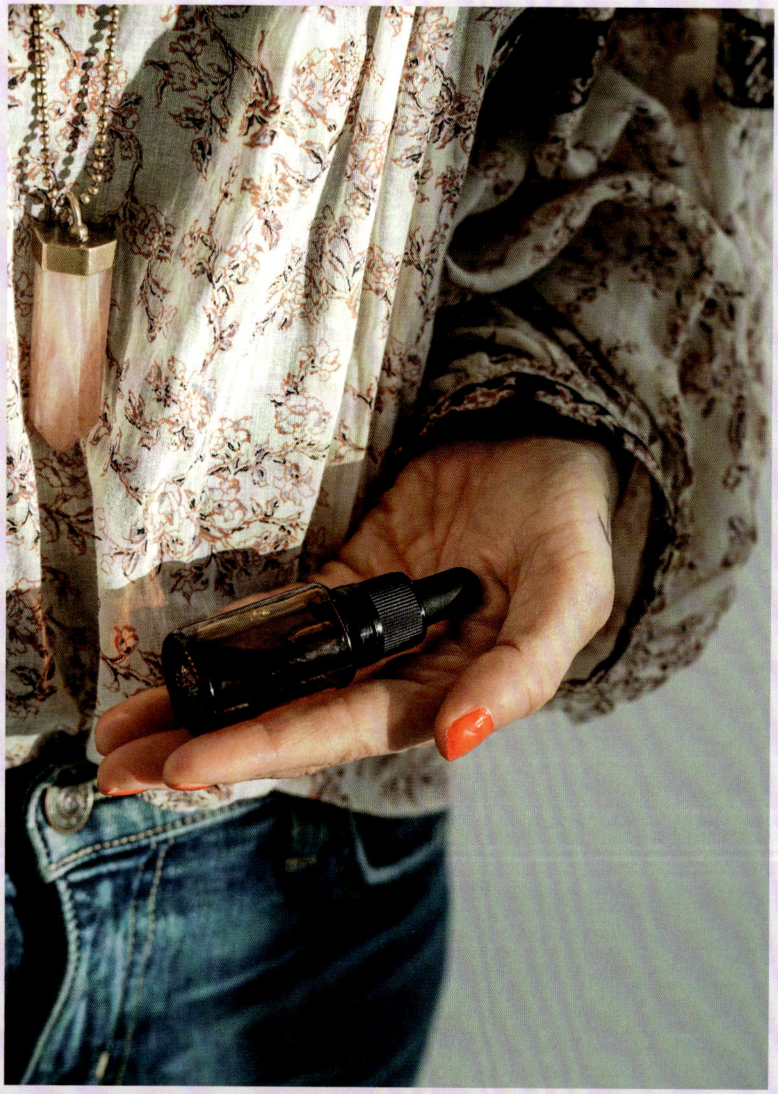

Majoran

Sehnst du dich nach nährenden Beziehungen, auf die du aus ganzem Herzen vertrauen kannst? Wenn wir verletzt wurden, dann ist es häufig so, dass wir niemanden mehr so richtig an uns heranlassen. Wir geben uns distanziert und kühl und lassen keine Intimität mehr zu. Majoran schenkt uns dann das Gefühl, dass wir sicher sind, und eine tiefe Verankerung sowie Vertrauen werden wieder möglich. Majoran hilft uns dabei, all unsere Facetten ganz ehrlich anderen zu zeigen und ihnen auf einer tiefen Ebene des Herzens zu begegnen. Verurteilungen, Härte und Ängste werden durch Sanftheit ersetzt. Das ätherische Öl ist auch sehr gut, wenn du ein Problem damit hast, verbindlich zu sein oder dich längerfristig auf etwas einzulassen. Das muss gar nichts Zwischenmenschliches sein, sondern kann auch ein Projekt oder Ziel betreffen. Majoran unterstützt dich, ähnlich wie Rainfarn, am Ball zu bleiben.

Mandarine

Mandarine schenkt uns wieder Freude am Leben und an der Schöpfung; das ätherische Öl hilft uns, zu einem kreativen Ausdruck zu kommen. Wenn du zu den Menschen gehörst, die sich nur darüber definieren, wie geschäftig sie sind, kann Mandarinenöl dir helfen, wieder in den Fluss des Lebens zurückzukommen, langsamer zu werden und das Leben viel mehr zu genießen. Es ist auch ein schönes Öl, um Stress und Blockaden zu lösen, die zur Erschöpfung geführt haben. Mandarine bringt dich wieder in die Qualität eines Kindes, das Spaß, Spontaneität, Verspieltheit und Sinn für Humor wahrhaftig erlebt. Es unterstützt dich, über den Tellerrand schauen zu können und nach einem langen, stressigen Arbeitstag die Seele baumeln zu lassen. Mandarine beschert dir ein natürliches Gefühl von „alles ist bereits da".

Melisse

Das ätherische Öl der Melisse ist magisch und bringt Licht in die Tiefen der Seele. Es ist ein erhebendes, ermutigendes und heilendes Öl, das unser Herz und unsere Seele stärkt. Melisseöl nutze ich gerne, wenn ich wirklich innerlich düster bin und Hoffnung und Glauben brauche. Es wirkt ziemlich schnell bei mir und ich habe dann das grundsätzliche Gefühl, wieder mit meiner Essenz in Kontakt zu kommen und meinen Platz in der Welt zu kennen.

Melissenöl unterstützt dich dabei, wirklich alles loszulassen, was dich daran hindert, deiner Bestimmung zu folgen und dein höchstes Potenzial zu leben. Es sprengt Blockaden auf und durchflutet sie mit Licht und Liebe. Dieses Öl ist dafür bekannt, daran zu erinnern, wie wichtig jede einzelne Stimme in der Welt ist und dass jeder etwas bewirken kann, wenn er oder sie es will. Zudem bringt es in die Fülle zurück und löst Mangel-Gedanken auf.

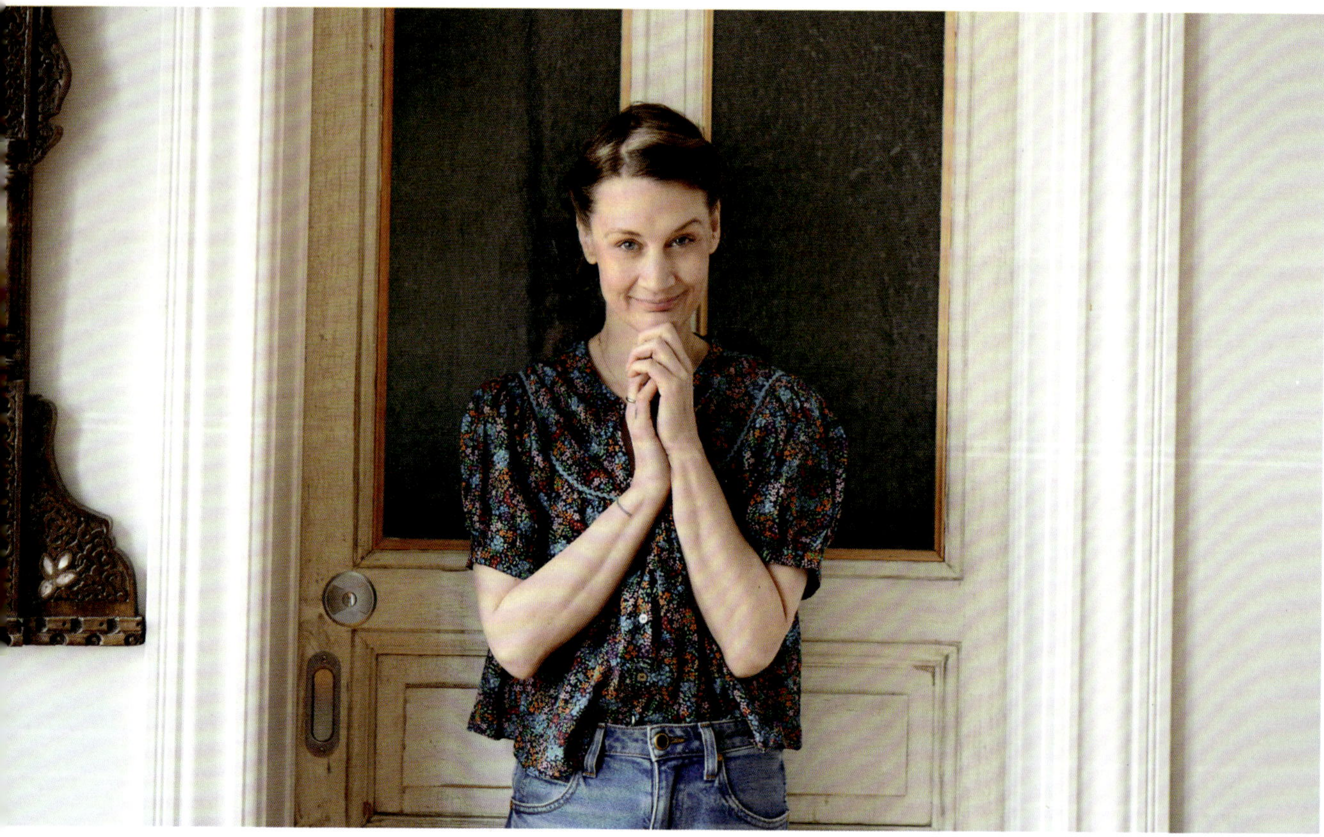

Muskatellersalbei

Muskatellersalbei steht für Klarheit und Vision – ein hervorragendes ätherisches Öl, das den Mut und die Kraft schenken kann, die ganz eigene Wahrheit zu erkennen. Wir sind so oft von außen abgelenkt, dass wir gar nicht mehr richtig wissen, was das eigentlich ist. Außerdem unterstützt Muskatellersalbei dabei, die eigene Wahrnehmung und Einstellung zum Leben zu verändern, wenn ein Perspektivwechsel nötig ist. Dieses Öl kann Dunkelheit und Illusion vertreiben sowie einschränkende Glaubenssätze erkennen lernen. Was ich so schön an diesem Öl finde, ist, dass es dabei unterstützt, die eigenen Gaben zu sehen, sie einzusetzen, die eigene Vision zu kräftigen oder zu erweitern, spirituelle Klarheit zu verschaffen und mehr Verbundenheit, mehr Aufgeschlossenheit dem Leben gegenüber zu kultivieren.

Im Englischen heißt Muskatellersalbei *clary sage*. Das englische *clary* hat seinen Ursprung im lateinischen *sklera*, ein von *clarus* (klar) abgeleiteter Begriff, der nach und nach zu *clear eye* (klares Auge) wurde, einer der populären Namen, der sich wohl dadurch erklärt, dass die Samen des Muskatellersalbei zur Klärung und Schärfung des Sehvermögens und spirituell gesehen zur „Bereinigung der Sichtweise" verwendet wurden. Benutze dieses Öl, wenn du dich verwirrt, unklar, verloren oder „im Dunkeln" fühlst. Muskatellersalbei stärkt deine Intuition und Vorstellungskraft und verschafft dir Zugang zu deinem Bauchgefühl. Es kann dir auch sehr gut helfen, deine eigenen begrenzenden Glaubenssätze klar zu sehen.

Muskatellersalbei ist hilfreich während einer Sinnkrise, in der wir versuchen, uns an eine neue Identität zu gewöhnen, während wir durch tiefe Leere steuern. Körper, Geist und Seele passen sich an neue Möglichkeiten und Erfahrungen an, während wir wachsen. Kreativität und Vorstellungskraft werden gefördert und wir werden dabei unterstützt, uns mehr für unsere spirituelle Seite zu öffnen. Muskatellersalbeiöl ist auch ideal für die Menopause. Während der Schwangerschaft sollte es erst in der letzten Phase vor der Geburt angewendet werden. Ich nutze es täglich in einem meiner Diffuser, gebe es aber auch gern auf mein Stirnchakra oder hinter mein Ohr.

Myrrhe

Myrrhe erinnert uns daran, dass wir Menschen sind und auch mal Fehler machen, etwas bereuen oder sogar urteilen dürfen. Dieses ätherische Öl zeigt uns, dass es in Ordnung ist, ganz menschlich zu sein. Myrrhe ist wie eine liebevolle Großmutter, die sich alles anhört und wieder Entspannung bringt. Für Menschen, die ständig dabei sind, es allen recht zu machen, ist Myrrhe eine großartige Unterstützung, um in der eigenen Wahrheit zu bleiben. Myrrhe kann auch dabei helfen, verborgene weibliche Aspekte auszuleben. Mit diesem Öl wirst du daran erinnert, dass du bereits alles in dir selbst hast, was du brauchst. Nutze es als Werkzeug, um Sicherheit und Vertrauen zu entwickeln, und genieße das Gefühl, beschützt zu sein und gesehen zu werden.

Narde

Narde trägt uns in die Dankbarkeit, wenn wir immer nur auf das starren, was uns fehlt und wir gar nicht mehr erkennen können, welchen inneren und äußeren Reichtum wir eigentlich schon besitzen. Wir spüren die Qualität der Wertschätzung, vor allem für die Menschen um uns herum, die uns sehr wichtig sind. Normalerweise stecken wir Menschen ja gern in Boxen und lassen sie dort versauern, doch das Nardenöl unterstützt uns dabei, unsere Neugier zu behalten und andere immer wieder neu zu entdecken. Außerdem schenkt es uns geistigen Schutz und wirkt wie ein Schild gegen geistige oder energetische Angriffe. Ich bringe gern einen Tropfen Narde auf meinen Scheitel, wenn ich das Gefühl habe, mich schützen zu müssen, und dazu je einen Tropfen Teebaumöl unter die Fußsohlen. So kann mir nichts mehr etwas anhaben.

Narde eignet sich allgemein auch sehr gut für hochsensible Menschen. Es schafft mehr Raum und fördert den Frieden durch Hingabe und Akzeptanz. Du kannst erkennen, dass du die Macht hast, mit Klarheit auf alle Dinge in deinem Leben zu reagieren und das alles, was dir geschieht, eine Bedeutung hat, nämlich dich wachsen zu lassen.

Nelke

Die Blütenknospen der Gewürznelke haben ihren Namen von dem lateinischen Begriff „clavus", was „Nagel" bedeutet – eine Anspielung auf ihre charakteristische Form. Der Gewürznelkenbaum stammt ursprünglich von den Molukken, in deren Tradition bei der Geburt eines Kindes einen Nelkenbaum gepflanzt wurde, um den Lebensverlauf des Kindes mit dem Lebenszyklus des Baumes zu verbinden. In China wurden schon vor 4.000 Jahren getrocknete Nelkenknospen als „Atemerfrischer" gekaut und in Lebensmitteln sowie als Medizin verwendet. In Indien spielen sie bis heute eine wichtige Rolle in der ayurvedischen Medizin. Hier in Europa werden sie nicht nur als Gewürz verwendet, sondern auch als Konservierungsmittel und Garnierung – und nicht zuletzt in der Aromatherapie.

Gewürznelken sind wahre Kraftpakete. In der traditionellen indischen und chinesischen Medizin werden sie als wärmendes und stimulierendes Mittel und für antimikrobielle Anwendungen eingesetzt, während sie in der westlichen Kräuterkunde zur Behandlung von viralen und bakteriellen Infektionen verwendet werden. Nelkenöl wird seit Langem als topisches Analgetikum in der Zahnmedizin verwendet sowie zur Linderung von Muskelschmerzen eingesetzt. Außerdem soll es bei Verdauungsstörungen helfen, das Atmungssystem unterstützen und einen positiven Einfluss bei der Heilung von Prellungen und Schnitt- und Schürfwunden haben.

Nelke ist, wie Grüne Minze, auch ein hervorragendes Öl, um dein Selbstbewusstsein zu stärken und dich aus deiner Opferhaltung herauszuholen. Es bestärkt dich in deiner Selbstermächtigung, fördert deinen Mut und deine Reaktionsfähigkeit. Mit Nelke kannst du deine eigenen Bedürfnisse mehr anerkennen und kommunizieren und auch mal kräftig Nein sagen. Wie wir wissen, ist NEIN ein ganzer Satz.

Neroli

Zitruspflanzen besitzen eine kraftvolle Frequenz der Fülle und Neroli hat die höchste Schwingung aller Zitruspflanzen. Neroli wird aus den Blüten der Bitterorange gewonnen und ist ein fantastisches Öl zum Manifestieren; es zeigt dir Wege und Möglichkeiten, deine Manifestationswünsche umzusetzen. Mit seiner hohen Frequenz hilft Neroli dir dabei, dich mit Schwingungen zu verbinden, die dich auf deinem Weg unterstützen. Es ist ein stabilisierendes und harmonisierendes Öl, es lindert ängstliche Gefühle und Gedanken, Einsamkeit und Spannungen. Nach schwierigen Zeiten, Prüfungen oder Krisen baut es dich wieder auf und schafft ein Gefühl von Verbundenheit.

Neroliöl ermutigt uns, authentisch zu sein, statt uns anzustrengen, in die Gesellschaft zu passen. Es versetzt uns aus dem Zustand des Getrenntseins in ein Gefühl der Verbundenheit – verbunden mit uns selbst, mit anderen Menschen und mit dem Göttlichen. Neroli bietet auch liebevollen Schutz für diejenigen, die das Gefühl haben, nicht dazuzugehören. Es fördert die Harmonie in der sich stets bewegten Dynamik langfristiger Beziehungen und lädt dazu ein, Charaktereigenschaften wie Treue, Empathie, Geduld, Vergebung und Widerstandsfähigkeit zu entwickeln, um Herausforderungen in Beziehung leichter bewältigen zu können.

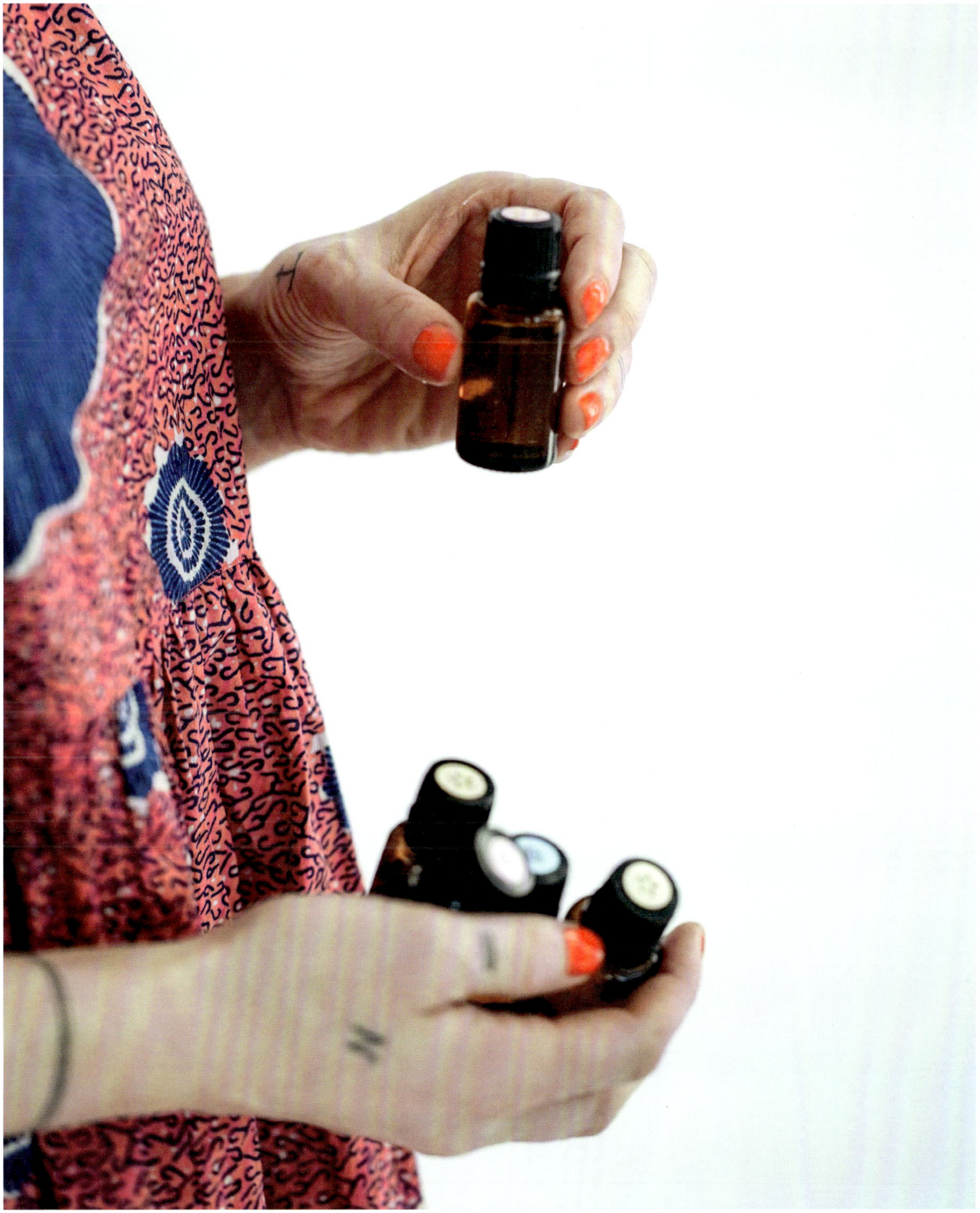

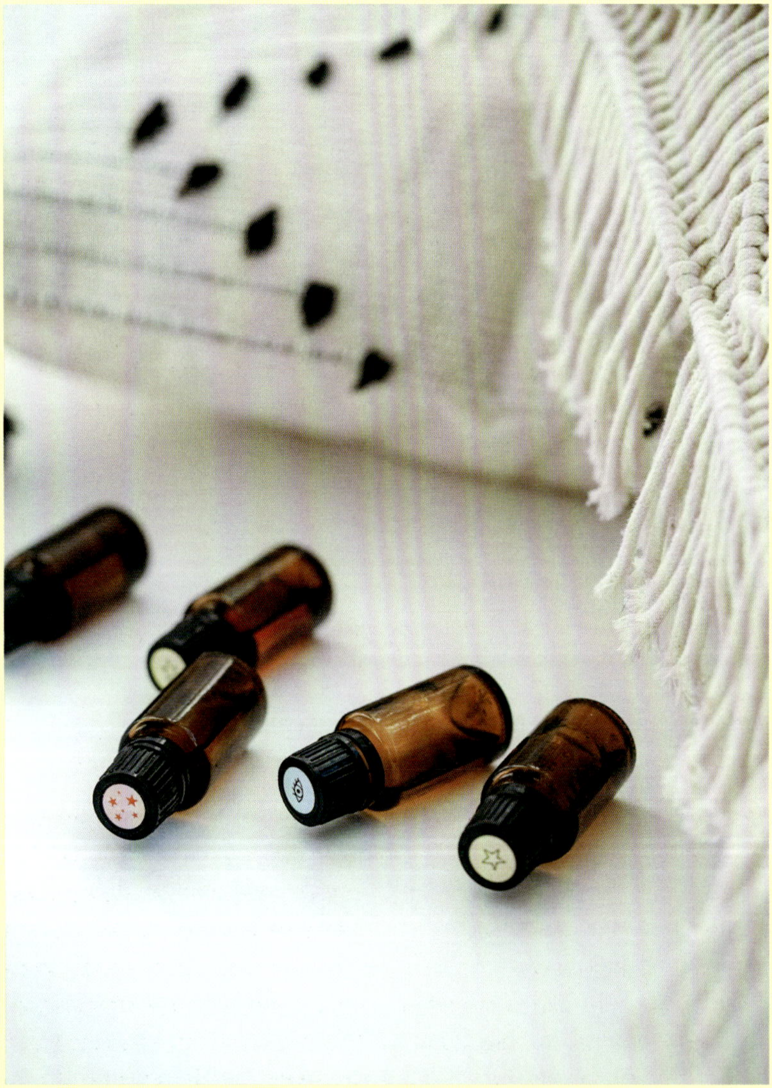

Orange

Orange ist ein erhebendes Öl, das uns lehrt, die eigene Fülle und die Fülle um uns herum zu erkennen. Es unterstützt uns in dem Verständnis der Tatsache, dass von allem genug für alle da ist. Fülle ist wie die Sonne – sie ist immer da, auch wenn wir uns entscheiden, sie hinter unseren eigenen grauen Wolken zu verbergen. Orangenöl verwandelt alle Gefühle des Mangels und des Kampfes und des Versuches, über die Runden zu kommen, in Inspirationen und spielerische Leichtigkeit. Mithilfe von Orange finden wir mehr zu natürlicher Kreativität, Motivation und Spontaneität. Wir lernen, zu geben und zu empfangen, etwas zu erwarten und wiederum das Horten loszulassen.

Orange fördert einfallsreiche Ideen und Lösungen, die leicht umzusetzen sind. Seine beruhigenden Eigenschaften machen es auch zu einem natürlichen Aphrodisiakum, das bei wiederholter und systematischer Anwendung ideal ist, um die Symptome einer geringen Libido sowohl bei Männern als auch bei Frauen zu lindern. Es wird außerdem angenommen, dass der Duft des Orangenöls die kognitiven Funktionen verbessert und so das Abrufen von Erinnerungen erleichtert, besonders bei Alzheimer-Patienten.

Oregano

Oregano ist ein weiteres kraftvolles ätherisches Öl; es ist dafür bekannt, dass es energetisch sehr gut wirkt bei Blockaden, Negativität, Unbelehrbarkeit und festgefahrenen Verhaltensmustern und Glaubenssätzen. Oregano ermutigt uns, ähnlich wie Teebaum, uns von toxischen Beziehungen, beklemmenden Jobs oder destruktiven Gewohnheiten zu verabschieden. Es ist perfekt, um Anhaftungen aufzugeben, gerade auch auf der materialistischen Ebene. Wenn du merkst, dass weniger eigentlich mehr ist, und du dich auf den Weg machst, auszumisten und Überflüssiges aus deinem Leben zu verabschieden, ist Oregano im Diffuser mit Limette eine super Lösung. Oregano sprengt einengende Glaubenssätze auf und öffnet dich für Dinge, nach denen du dich sehnst, die du dir aber nicht eingestehen möchtest. Es ermöglicht dir, alles loszulassen, was eine niedrige Schwingung hat. Oregano gilt als „scharfes" Öl. Wenn es nicht stärker verdünnt wird, kann seine Anwendung zu Hautreizungen führen. Und ja, du wirst wie eine Pizza riechen.

Patchouli

Der warme, würzige, moschusartige und sinnliche Duft von Patchouli wird gemeinhin mit der Hippie-Generation in Verbindung gebracht und als der „Duft der 1960er-Jahre“ bezeichnet. Dieses ätherische Öl wird aus den Blättern der hochgeschätzten Patchouli-Pflanze gewonnen, die wie Lavendel, Minze und Salbei zur Familie der Lippenblütler gehört. Patchouli ist in tropischen Regionen, bspw. Hawaii, China, Indien, Malaysia oder Indonesien, beheimatet und wird dort extensiv angebaut. In Asien wird es traditionell in der Volksmedizin verwendet, um Haarprobleme und Hautirritationen zu behandeln, wie Schuppen, fettige Kopfhaut, trockene Haut, Akne oder Ekzeme.

Der Patchouli-Duft wird seit Jahrhunderten geschätzt; sein hoher Wert inspirierte frühe europäische Händler dazu, Patchouli 1:1 gegen Gold einzutauschen. Manche glauben auch, dass der Pharao Tutanchamun, besser bekannt als „König Tut“, mit 10 Gallonen Patchouliöl begraben wurde. Im 19. Jh. wurde Patchouli verwendet, um indische Stoffe, bspw. Schals aus feiner Seide, zu parfümieren, um Motten und andere Insekten davon fernzuhalten. Es wird angenommen, dass Patchouli seinen Namen vom Hindi-Wort „pacholi“ erhalten hat, was „duften“ bedeutet. Eine andere Theorie besagt, dass die alten tamilischen Wörter „pachai“ (grün) und „ilai“ (Blatt) zugrunde liegen.

Patchouli war das erste ätherische Öl, nach dem ich wirklich süchtig war. Als Jugendliche konnte ich nie genug davon bekommen – zum Leid meiner Umgebung, denn viele Menschen konnten mit diesem intensiven Duft nicht so gut umgehen – und meine Mutter hat es gern vor mir versteckt. Patchouli schenkt dir eine geerdete und gesunde Beziehung zu deinem Körper. Es ist ein großartiges Öl, wenn du die Tendenz hast, dich zu betäuben und dich körperlich, geistig oder spirituell „abzuschalten“. Du wirst darin unterstützt, deinen Körper zu ehren, und du beginnst deine Körperlichkeit zu schätzen. Negativurteile, Scham, Hass und Kritik gegenüber dem Körper werden durch Dankbarkeit und Selbstliebe ersetzt. Patchouli fördert körperliche Kraft, Balance und Eleganz.

Patchouliöl verbindet das hohe Selbst mit dem Körper, sodass wir unsere Sehnsüchte und Träume auf der körperlichen Ebene erfahren und umsetzen können. Der Körper wird zu einer Anleitung und einem Kanal für den Flow. Wir fangen an, Mäßigung als eine gute Sache zu betrachten, und unsere Vitalität wird wiederhergestellt. Es ist das perfekte Öl für Menschen, die stets nur „im Kopf“ sind und sich über alles und jeden Sorgen machen. Patchouli zeigt uns, dass Körper, Geist und Seele eine Einheit sind.

Petitgrain

Petitgrain wird aus den Blättern, Zweigen und unreifen grünen Früchten der Bitterorange gewonnen. Das ätherische Öl löst uns von alten Verhaltensmustern, die über viele Generationen zurückliegen. Wir werden darin unterstützt, die Geschichte und Weisheit, die sich durch unsere Familie zieht, und alles, was sie durchgemacht hat, zu würdigen. Wir können auch erkennen, was davon nicht zu unserer Person gehört, und mit mehr Leichtigkeit auf unserem Weg voranschreiten.

Petitgrain ist unglaublich kraftvoll und hilft dabei, die Angst vor Versagen, Missbilligung und unangenehmen Verpflichtungen loszulassen. Es eignet sich auch hervorragend, um gesunde Grenzen zu schaffen oder aufrechtzuerhalten. Es erlaubt dir, die Vergangenheit ruhen zu lassen und nur die positiven Aspekte für dich zu nutzen. Es ist ein sehr hilfreiches Öl, wenn du neue Wege gehst und deine Angst vor dem Unbekannten loslassen willst.

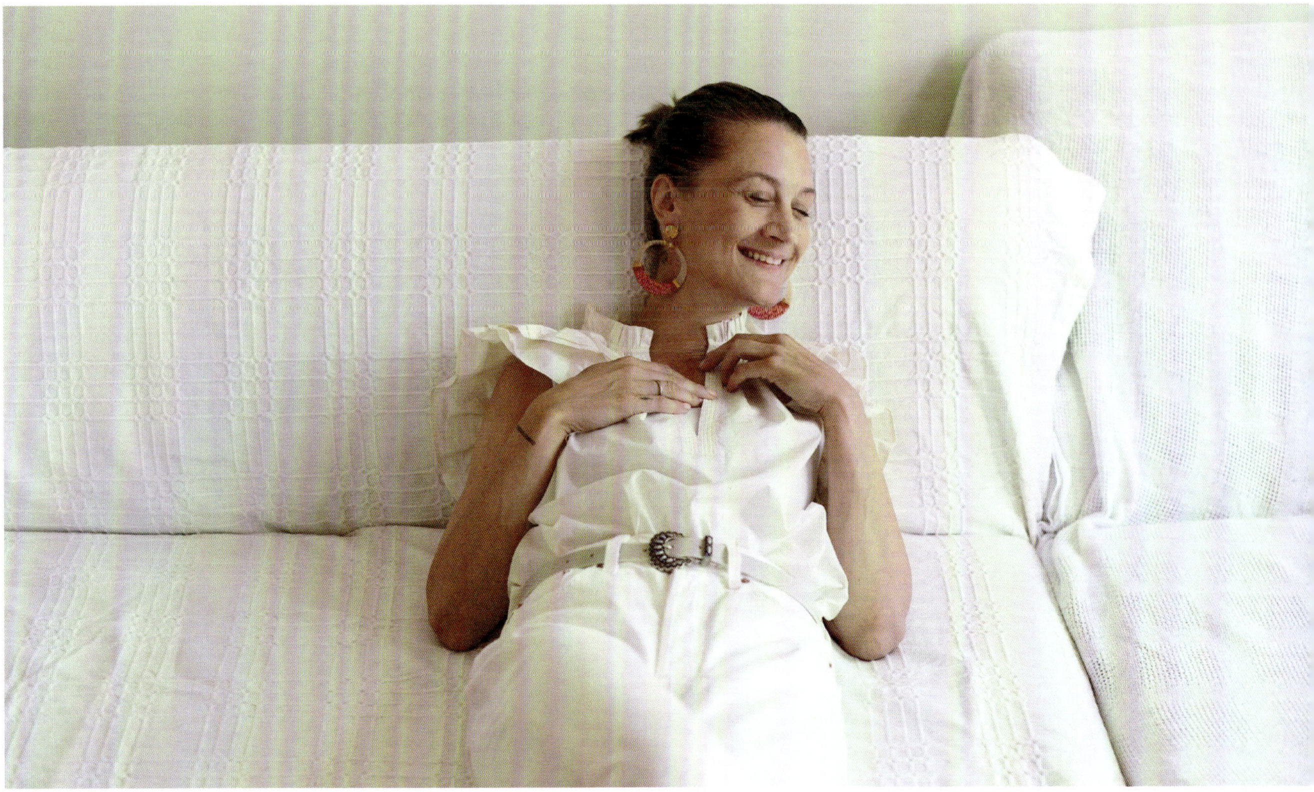

Pfefferminze

Pfefferminzöl wird als eines der vielseitigsten Öle der Welt bezeichnet und teilt sich diesen Rang bspw. mit Lavendelöl. Es wird aus dem Kraut extrahiert und ist reich an Vorzügen bei dermalen und oralen Anwendungen, aber auch an antimikrobiellen Eigenschaften. Es gibt unzählige (Lebens-)Themen, bei denen es vorteilhaft wirkt. Das ätherische Öl fördert das Wohlbefinden des Körpers, die Geisteskraft und die allgemeine Gesundheit. Der Duft der Pfefferminze kann als frisch und scharf (Menthol) beschrieben werden. Das Mehrzwecköl wird weltweit in der Kosmetik-, Lebensmittel- und Gesundheitsindustrie verwendet.

Die Anwendungen dieser geschätzten Pflanze lassen sich bis in die frühzeitliche chinesische und japanische Volksmedizin und sogar ins alte Ägypten zurückverfolgen, wo getrocknete Pfefferminzblätter in den Gräbern der Pyramiden gefunden wurden. Es gibt Textverweise darauf, dass die Pfefferminze bereits seit 1.500 v. Chr. für kulinarische Zwecke und in der Kräutermedizin verwendet wurde. In der griechischen Mythologie wird sie in der Geschichte der Nymphe „Mentha" bzw. „Minthe" erwähnt, die sich in das süßlich duftende Kraut verwandelte und ein kräftiges, anhaltendes Aroma verströmte, sobald jemand darauf trat.

Wenn man mich fragen würde, welches Öl ich wähle, wenn ich nur eins nutzen darf, wäre es mit Sicherheit Pfefferminze. Dieses kraftvolle ätherische Öl hat so viele wunderbare Eigenschaften. In erster Linie nutze ich es, um wirklich wach und klar zu sein. Es weckt den Geist, den Körper und die Seele. Es stellt eine tolle Alternative zu Kaffee oder anderen anregenden Getränken dar. Ich gebe es mir gern auf die Schläfen oder auf den Scheitel. Zudem ist es sehr hilfreich für Menschen, die ununterbrochen nachdenken, grübeln und nicht so richtig aus der Gedankenspirale herauskommen. Es kühlt ein erhitztes Gemüt im Nu ab und daher hilft es mir auch sehr, wenn mein Kopf angespannt ist.

Pfefferminze ist ein erhebendes Öl, das dir Glück und Freude bringt. Es öffnet dein Herz, du fühlst dich belebt und aus deiner Schwere gelöst, sodass du den Mut und die Energie erhältst, dich emotionalen Turbulenzen zu stellen.

Du solltest Pfefferminzöl immer bei dir haben. Verreibe 1–2 Tropfen in den Händen und atme fünfmal kräftig ein und aus. Und es ist ein fantastischer Boost für den Nachmittag, wenn du aufmerksam und wach sein musst.

Rainfarn

Rainfarn (*Wurmkraut*) ermutigt uns, die richtigen Schritte in unserem Leben zu unternehmen und das, was getan werden muss, nicht auf die lange Bank zu schieben, sondern tätig zu werden. Wenn du generell unter „Aufschieberitis" (Prokrastination) leidest, ständig energetisch festhängst, weil du nicht das angehst, was wirklich getan werden muss, um wieder in den Flow zu kommen, dann kann dieses ätherische Öl dir helfen, aus der Stagnation herauszukommen.

Wie oft nehmen wir uns Dinge vor oder versprechen uns selbst, etwas zu beginnen – sei es Sport, Yoga oder ein neues Projekt –, und schieben es trotzdem immer wieder auf, weil wir uns in unseren Befindlichkeiten verstricken oder uns einfach nicht aufraffen können? Rainfarnöl holt uns vom Sofa runter und aus dem Zögern und den Ausreden heraus. Rainfarn hilft uns dabei, unserem inneren Wissen zu folgen und unseren tiefsten Wünschen und Leidenschaften entsprechend zu handeln, auch wenn sich unser Weg voller Hindernisse und Begrenzungen zeigt. Unter der mittleren Zehe befindet sich die Reflexzone des Gehirns; das ist die ideale Stelle am Körper, um dort mit Rainfarn zu arbeiten. Massiere täglich 1 Tropfen morgens und abends dort ein, um Stagnation und Prokrastination aufzulösen.

Bei äußerlicher Anwendung wirkt das Öl magisch, denn es kann Ausschläge und allergische Reaktionen, Schuppenflechte, Rosazea und andere Formen von Akne lindern. Mit seiner unvergleichlichen Fähigkeit, unruhigen Teint zu beruhigen, ist es wie eine Meditation und ein Wellnessurlaub für deine Haut. Die hohe Resonanz des Rainfarnöles hilft außerdem bei Depressionen, Ängsten, Schlafstörungen bzw. Schlaflosigkeit und Kontrollverlust. Therapeutisch eingesetzt, löst das ätherische Öl des Blauen Rainfarn (Blue Tansy) gestaute Emotionen, wie bspw. Zorn, und ermöglicht mehr Flow in unserem Leben. Wir sind in der Lage, loszulassen, fühlen uns weniger überwältigt und sind mehr im Einklang mit uns selbst.

Römische Kamille

Römische Kamille bringt uns in Kontakt mit unserer eigenen Genialität. Unsere Bestimmung zu finden, gibt uns einen tiefen Frieden, weil es unserem Leben einen tieferen Sinn gibt. Wir kommen wieder näher zu unserer Essenz und jeglicher Lärm, der uns davon abhalten möchte, uns nach innen zu kehren, kann uns nichts anhaben. Verwende Römische Kamille, wenn du dich in dein Warum oder deine große Vision für deine Arbeit vertiefst, oder wenn du daran arbeitest, sie anderen zu vermitteln. Dieses Öl hilft dir, dich führen zu lassen und dich mit einer tieferen Bedeutung des Lebens zu verbinden. Bringt Frieden und Leichtigkeit in das, was sich wie ein überwältigender oder frustrierender Prozess anfühlt.

Rosa Pfeffer

Rosa Pfeffer fördert Selbstakzeptanz, Selbstliebe und Selbstmitgefühl. Dieses ätherische Öl ist also sehr unterstützend, wenn du dazu neigst, dich ständig mit anderen zu vergleichen, und unter Eifersucht und Neid leidest. Es hilft dir, dich in dich selbst hinein zu entspannen, deinen eigenen Wert zu erkennen und dich von dem unsicheren Blick nach rechts und links zu lösen.

Rosa Pfeffer bekräftigt uns darin, auch anderen Menschen Licht und Erfolg zuzugestehen. Außerdem lehrt er uns Mitgefühl für uns selbst und andere. Unsere innere Unsicherheit wird ersetzt durch Selbstliebe und wir erhalten ein tieferes Verständnis, dass jeder von uns eine wichtige Rolle zu spielen hat – keine davon ist besser oder schlechter.

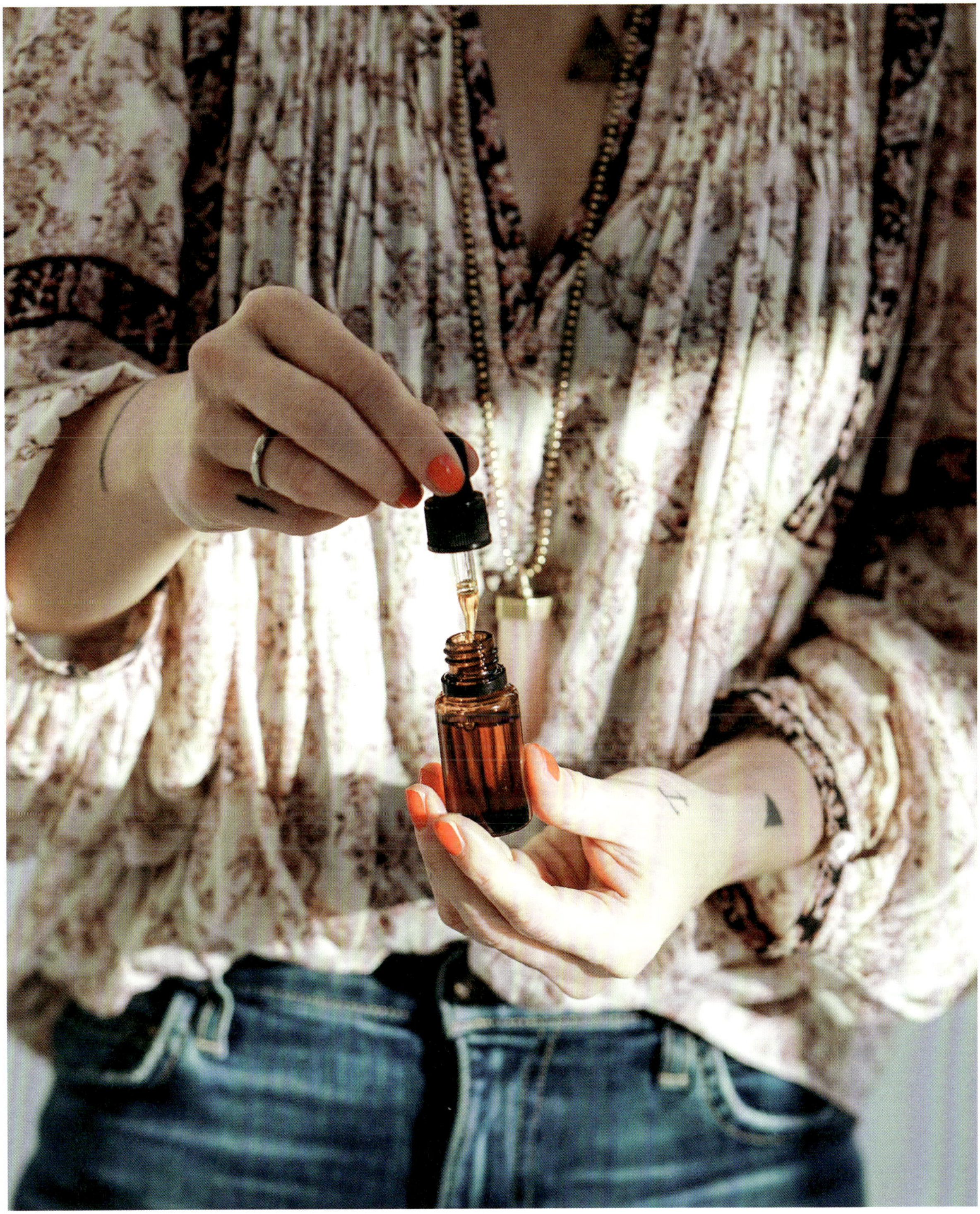

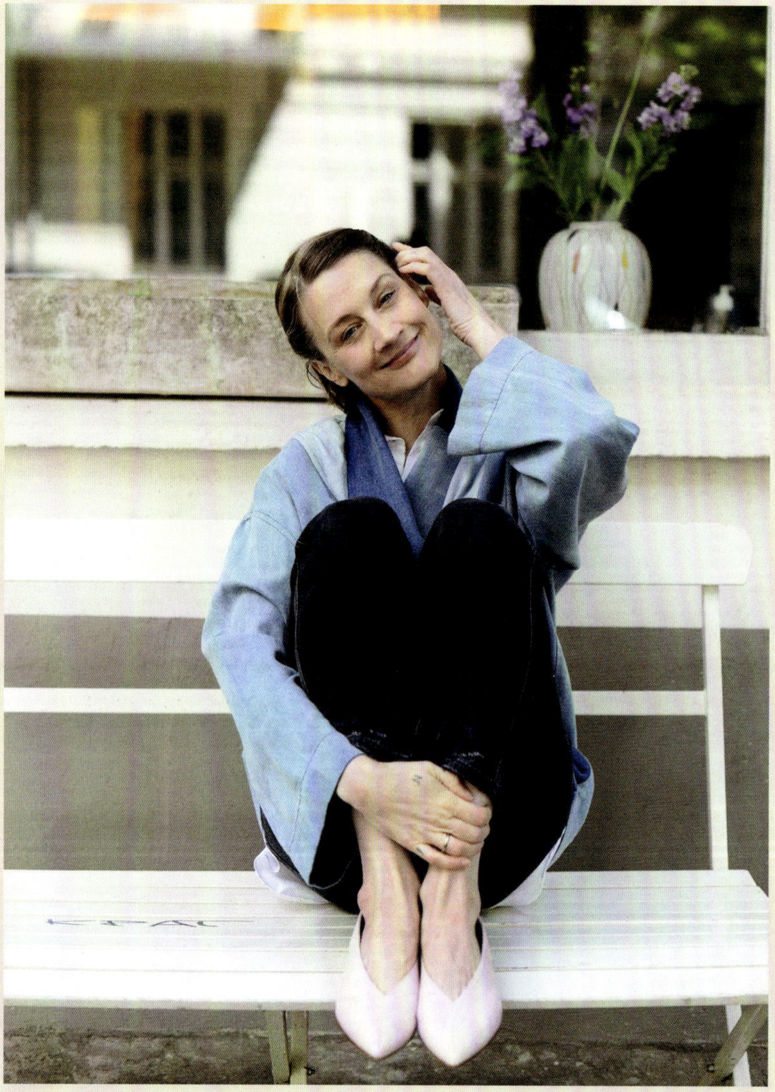

Rose

Rosenöl ist eines der kraftvollsten Öle, um in die Herzenskraft zu kommen. Es hat eine hohe Schwingung und steht für das Bewusstsein der reinen Liebe. Rose wird sehr gern für Meditationen, Gebete oder allgemein für die spirituelle Praxis genutzt, weil sie uns mit unserer eigenen Göttlichkeit in Verbindung bringt. Sie unterstützt das Heilen von emotionalen Wunden und bringt uns energetisch auf eine höhere Ebene.

Rose zeigt uns mit der höchsten Schwingung aller Pflanzen, was bedingungslose, göttliche Liebe ist. Wir sind eingeladen, weicher zu werden und zurück zu unserer Ganzheit, Authentizität und Reinheit zu finden. Das ätherische Öl der Rose inspiriert uns, in Harmonie mit unserem Herzen und unserer Seele zu leben. Es ist außerdem sehr unterstützend, wenn es auf das Herzchakra aufgetragen wird, um Kummer zu transformieren.

Rosmarin

Das ätherische Öl von Rosmarin bringt uns Unterstützung in herausfordernden Zeiten der Veränderung und des Wachstums. Wir verbinden uns mit einer größeren Kraft, außerhalb von uns selbst, und erden uns in Vertrauen und Klarheit. Rosmarin löst Verwirrungen auf, gerade, wenn es um wichtige Entscheidungen geht, und öffnet uns für neue Erfahrungen. Dieses Öl kann auch ein großartiger Helfer bei Lernschwierigkeiten und einem trägen Geist sein. Es erhöht einerseits unseren Fokus, andererseits unsere Flexibilität und Offenheit. Wir können uns den Veränderungen besser anpassen. Es eignet sich auch sehr gut für Menschen, die studieren und über einen längeren Zeitpunkt intensiv lernen müssen.

Sandelholz

Sandelholz ist ein luxuriöses ätherisches Öl mit einem exquisiten, weichen, süßen und holzigen Duft, der charakteristisch für orientalische Parfüms und Weihrauch ist. Das ätherische Öl wird aus dem Kernholz von Bäumen der Gattung *Santalum* gewonnen. Es ist eines der teuersten Öle der Welt, da die Bäume extrem langsam wachsen und Jahrzehnte brauchen, um für die Ölproduktion gefällt werden zu können. Es gibt etwa 30 Arten von Sandelholzbäumen, die in ganz Asien, Australien und im pazifischen Raum vorkommen, aber nur einige wenige werden für die Gewinnung von ätherischem Öl verwendet. Ursprünglich stammen sie aus Indien und verbreiteten sich im Altertum von dort aus bis nach Ägypten, Griechenland und Rom.

Die Anwendungen für dieses spezielle Holz waren von jeher vielseitig und umfassten das Ästhetische, das Praktische und das Spirituelle. In der arabischen Welt wird pulverisiertes Sandelholz zur Herstellung von Weihrauch und festen Parfüms verwendet, während in China, Tibet und Nepal dieses dicke und harte Holz zum Bau von Skulpturen in Tempeln und Klöstern genutzt wird. Ostindisches Sandelholzöl wird außerdem seit Jahrhunderten in der traditionellen ayurvedischen und chinesischen Medizin angewendet, u. a. zur Behandlung von Erkältungen, Muskel- und Verdauungsproblemen, Infektionen und Entzündungen. Es trägt auch zur geistigen Gesundheit bei.

Sandelholzöl unterstützt dich in deiner Loyalität und fördert in dir das Gefühl der Einheit. Es eignet sich prima, um den geschwätzigen Geist zu beruhigen und die wesentlichen Dinge im Leben wieder zu erkennen. Es unterstützt dich dabei, Widerstand abzulegen und einfach loszulegen. In der spirituellen Praxis hilft es dir dabei, dich auf deine eigene Weisheit einzustimmen und Anhaftungen aufzugeben, die dir nicht guttun. Es verbindet dich mit der universellen Quelle und stärkt diese Beziehung zwischen dir und dem Göttlichen – wie immer diese momentan auch aussieht.

Sandelholz beruhigt das Herz und hilft uns, unsere wahren Bedürfnisse zu erkennen und für unsere Prioritäten einzustehen. Das kraftvolle Öl befähigt uns, das Ego einmal beiseitezulassen und mehr in der Hingabe und der Demut zu verweilen. Wir honorieren unsere eigenen Stärken und unser eigenes Wirken, ohne ständig von äußerer Anerkennung abhängig zu sein.

Schwarz-Fichte

Von vielen indigenen Völkern ist bekannt, dass sie die Schwarz-Fichte ursprünglich verwendeten, um die Gesundheit der Haut zu erhalten. Außerdem hatte sie eine Bedeutung bei spirituellen Heil- und Reinigungsritualen, denn das ätherische Öl der Schwarz-Fichte enthält den chemischen Stoff Bornylacetat, der vor allem Entspannung und Ruhe fördert. Die Schwarz-Fichte kommt aus Kanada und ihr Öl wird aus den Nadeln und Zweigen destilliert.

Dieses tief erdende und Stabilität schenkende Öl hilft dir dabei, deine innere Balance zu finden. Gerade, wenn du turbulente Zeiten oder gar eine Krise erlebst, Schock oder Trauma zu verarbeiten hast, kann es dich erden und dir wieder Entspannung schenken. Das Öl der Schwarz-Fichte ist auch sehr energetisierend und kraftspendend, ein ideales Werkzeug also, um zu regenerieren. Auch bei Angstzuständen ist es ein gutes Hilfsmittel. Ängste werden transformiert, besonders solche, die in unserem Unterbewusstsein wirken oder schon seit Generationen unser Familiensystem belasten. Schwarz-Fichte unterstützt uns dabei, zu erkennen, dass wir diese Ängste verstehen und loslassen müssen, um uns entfalten zu können. Es ermöglicht uns, in den Stürmen des Alltags ruhig und energetisiert zu bleiben. Schwarz-Fichte erinnert uns daran, die Rhythmen und Bedürfnisse unseres Körpers zu ehren, während unsere Füße fest auf dem Boden stehen. Wir sind in der Lage, mit den Jahreszeiten der Natur und durch die Phasen unserer Entwicklung hindurchzufließen und zu wachsen. Es löst Erschöpfung auf und hilft uns, neue Energie zu tanken.

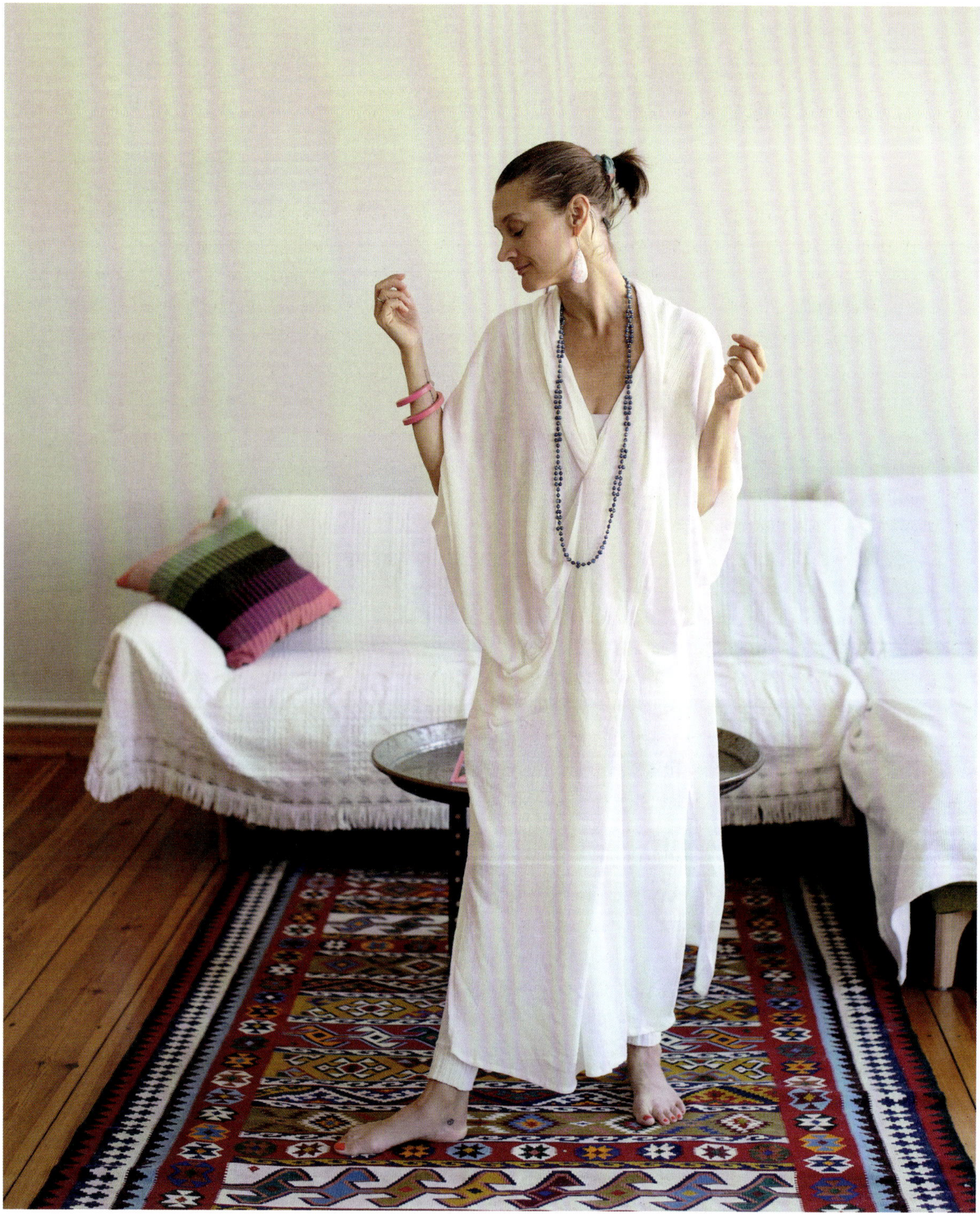

Schwarzer Pfeffer

Bist du manchmal erschöpft davon, so viele Rollen in deinem Alltag „spielen" zu müssen? In unserer modernen Gesellschaft lernen wir schon sehr früh, dass wir uns anpassen müssen und unsere Bedürfnisse hinten anzustellen haben. Im Laufe der Jahre entwickeln wir für verschiedenste Situationen die passenden Masken, die wir aufsetzen, um gut zu funktionieren und bestimmten Erwartungen zu entsprechen. Das kann auf Dauer sehr erschöpfend sein, vor allem dann, wenn dieses Maskentragen dazu führt, dass wir unser Selbst dahinter ablehnen.

Schwarzer Pfeffer kann unserer wahres Selbst zum Vorschein bringen und uns darin unterstützen, uns in unsere Ganzheit hinein zu entspannen – uns anzunehmen, wie wir sind, mit all den kleinen und großen Fehlern. Außerdem ist es ein sehr spirituelles Öl, das uns dazu auffordert, uns mehr mit unserer individuellen Natur auseinanderzusetzen, sie zu umarmen und in dieser Qualität zu wachsen.

Sibirische Tanne

Das ätherische Öl der Sibirischen Tanne hat einen erfrischenden, holzigen Duft und ist für seine beruhigenden und entspannenden Eigenschaften bekannt. Es ist das Öl, das uns in den gegenwärtigen Augenblick zurückbringt und das uns hilft, ehrlich auf unser Leben zu schauen und aufzuhören, die Vergangenheit zu bedauern. Es schenkt uns eine positive Ausrichtung und lenkt unsere Perspektive nach vorn. Es ist auch ein hilfreiches Öl, wenn es darum geht, mit dem Älterwerden, dem Bedauern nicht ausgelebter Momente und der Trauer über die Vergangenheit klarzukommen. Sibirische Tanne hält uns auf unserer Reise durch das Leben flexibel und entschlossen. Wir sind in der Lage, Weisheit und Bedeutung aus unseren Erfahrungen zu ziehen, auch aus den härteren Lektionen. Wir bleiben im Fluss des Lebens, anstatt auf unsere Vergangenheit zu beharren.

Teebaum

Das Öl des Australischen Teebaums (*Melaleuca alternifolia*) ist dafür bekannt, dass es reinigend und erhebend wirkt. In der spirituellen Praxis wird es verwendet, um die Gedankenkraft zu erhöhen und zu schützen, den Geist energetisch zu reinigen und seine Kanäle zu öffnen, ihn zu fokussieren und so mehr Klarheit zu schaffen. Es wird auch zum Öffnen der oberen Chakren verwendet. Dieses Öl ist Gold wert! Wer unter schwierigen, Energie saugenden Menschen im eigenen Umfeld leidet, kann mit Teebaumöl eine hervorragende Grenze setzen. Wenn wir ausgelaugt sind, können nämlich zu viele Dinge unsere Grenzen überschreiten und wir sagen dann Ja und Nein zu den falschen Dingen.

Dieses ätherische Öl wirkt genial bei allen Formen von Co-Abhängigkeiten und „parasitären Energien". Es unterstützt dich dabei, in dir selbst den Märtyrer und den Retter loszulassen. Du beginnst, die Anteile in dir selbst zu sehen, welche die „Energie-Vampire" einladen, und du findest den Mut, dich aus der Leben aussaugenden Verstrickung toxischer Beziehungen zu befreien. Es fördert dein Vermögen, ehrlich zu dir selbst zu sein und dich nicht länger selbst zu betrügen oder ausnutzen zu lassen. Es ist ein wundervolles Öl, wenn du energetischen Ballast loslassen möchtest. Wenn dir der Geruch nicht so zusagt, bringe es gern unter deine Fußsohlen.

Außerdem lindert Teebaumöl Hautirritationen und beruhigt die Haut. Ich nutze es sehr gern, wenn ich mit mehreren Menschen zusammenkomme – das kann auch online sein –, um mich energetisch abzugrenzen, ohne hart oder kühl zu werden. Bei jeglicher Überstimulation kann es ebenfalls sehr hilfreich sein. Wenn du bspw. süchtig nach Ablenkung bist, ständig ein technisches Gerät in den Händen haben oder im Internet surfen musst, arbeite mit Teebaum und Oregano. Ich habe damit schon sehr spannende Ergebnisse erzielt.

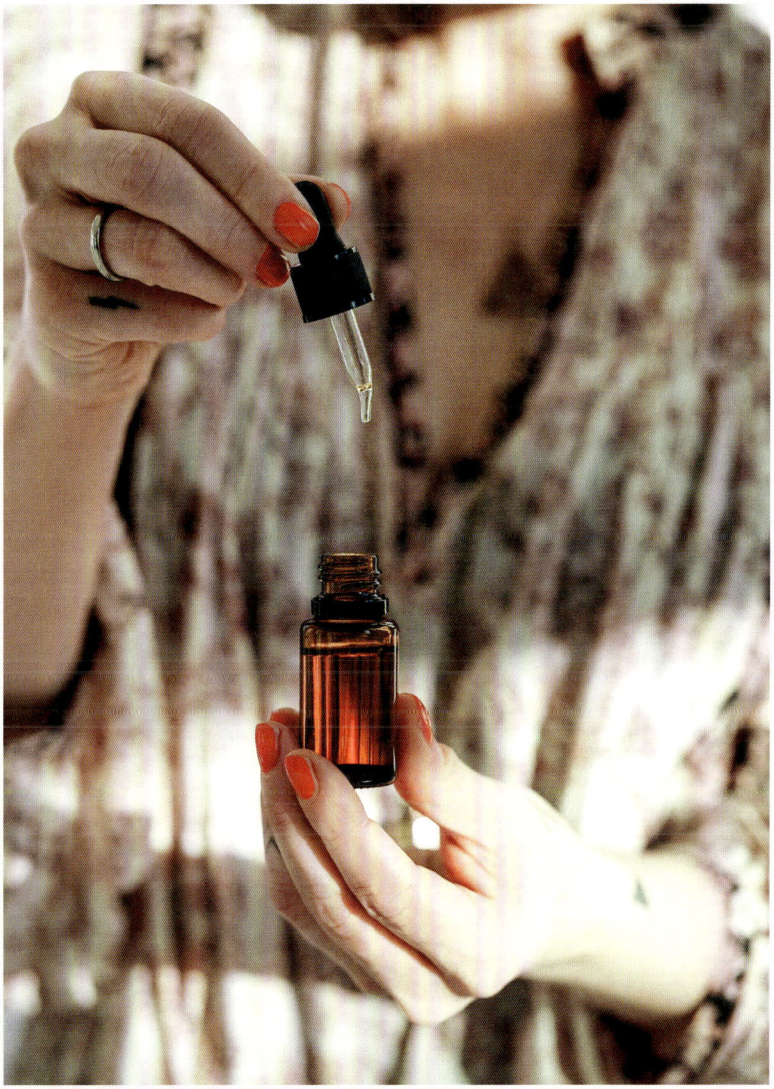

Thymian

Thymian ist eine der wenigen Pflanzen, die einen hohen Anteil der Verbindung Thymol in ihrem ätherischen Öl aufweisen. Thymol ist in der Hauptsache für die charakteristische stark reinigende Wirkung verantwortlich. Es wehrt sowohl Schädlinge als auch Krankheitserreger ab. Der Thymianstrauch ist eine zierliche, blühende Pflanzenart, die zur Familie der Lippenblütler gehört. Er ist im Mittelmeerraum beheimatet und hat kleine grau-grüne Blätter sowie winzige rosa-violette oder weiße Blüten, die typischerweise zu Beginn des Sommers blühen. Aufgrund der einfachen Kreuzbestäubung sind Thymianpflanzen sehr vielfältig; es gibt etwa 300 verschiedene Arten, die ausnahmslos Varianten des intensiv duftenden ätherischen Öls enthalten.

Seit dem Mittelalter wird Thymian als kraftvolles spirituelles, medizinisches und kulinarisches Kraut geschätzt. Das Verbrennen (Räuchern) dieser stark duftenden Pflanze symbolisiert seit Langem die Reinigung und Läuterung von allem Negativen und Unerwünschten, seien es Schädlinge, Krankheitserreger, Unsicherheiten, Ängste oder Albträume. Es war Plinius der Ältere, der bekannte römische Philosoph und Autor, der dies treffend zusammenfasste: „Thymian treibt alle giftigen Kreaturen in die Flucht." Es wird angenommen, dass der Name von dem griechischen Wort „*thymon*" stammt, was „ausräuchern" oder „reinigen" bedeutet. Eine alternative Erklärung führt den Ursprung auf das griechische Wort „*thumus*" zurück, was „Mut" bedeutet.

Das ätherische Öl des Thymians ist das Öl der Vergebung und des Loslassens. Es hilft uns sehr, toleranter, empathischer und geduldiger gegenüber uns selbst und unseren Mitmenschen zu werden. Es hat die Qualität, uns erkennen zu lassen, dass wir als Menschen immer versuchen, unser Bestes zu geben. Es hilft auch dabei, Ärger und Groll loszulassen und ins Herzzentrum zurückzukommen. Thymian ist ein sehr effektives Öl, um negative Emotionen zu transformieren, und es unterstützt uns dabei, schwere und ungelöste Themen zu „heilen".

Wenn du daran arbeitest, alte Denk- oder Verhaltensmuster abzulegen, kannst du gut mit Thymian arbeiten. Ich persönlich liebe es sehr zusammen mit Limette und Zitrone. Ich gebe gern noch einen Tropfen Weihrauchöl dazu – einfach herrlich! Es sprengt die Ketten, die dich manchmal gefangen halten und dich daran hindern, dich zu öffnen und deine Ganzheit zu erfahren.

Vetiver

Dieses ätherische Öl wird aus der Wurzel der Vetiver-Pflanze gewonnen. Du kannst es in Parfüms, Lebensmitteln und Getränken finden. Besonders beliebt ist es in Indien und Sri Lanka, wo es aufgrund seines erdenden, sinnlichen und beruhigenden Duftes als „Öl der Ruhe“ und „Duft des Bodens“ genannt wird. Vetiver gehört zur Familie der Süßgräser und wird manchmal auch als Vetivert oder Khus bezeichnet. Seit der Antike wird fast die gesamte Vetiver-Pflanze für verschiedene Anwendungen genutzt, u. a. für die Herstellung von Parfüms, Seifen und Kosmetika.

Vetiveröl bringt Erdung und wunderbare Entspannung in den gestressten Geist. Gerade wenn wir uns enorm im Alltag verlieren, keine Prioritäten mehr erkennen, herumirren und uns nicht mehr konzentrieren können, kann es unseren Fokus neu ausrichten und uns Verankerung schenken. Dieses Öl kann sehr intensiv sein, gerade wenn du dazu neigst, deine Schattenseiten nicht anzuschauen. Es hilft dir, mehr in die Tiefe zu gehen, die Dinge an der Wurzel zu packen und dich mehr mit dir selbst zu verbinden. Auch der Drang, Schmerzen zu vermeiden, wird transformiert. Dein Schmerz verschwindet, weil du in der Lage bist, ihn anzuerkennen und zu verarbeiten, anstatt ihn zu betäuben. Wir müssen die Dinge fühlen, um sie transformieren zu können.

Wacholderbeere

Das ätherische Öl der Wacholderbeere ist perfekt, um dich aus einer Opferhaltung zu befreien. Wenn du in dir selbst gefangen bist und das Gefühl hast, alles und jeder ist gegen dich, ist Wacholderbeere ein Werkzeug, das du einsetzen kannst, um wieder in deine ganz eigene Kraft zu kommen und daran erinnert zu werden, dass niemand irgendeine Macht über dich haben kann. Es ist ein tolles Öl, um auch deine Schattenseiten zu beleuchten und aufzulösen.

Wacholderbeeröl können wir auch sehr gut einsetzen, um weniger Angst vor der Dunkelheit zu haben – in der Nacht, in uns selbst und auf diesem Planeten. Mit diesem Öl werden wir befähigt, uns unseren Ängsten zu stellen und ungelöste Themen zu transformieren, die vielleicht sogar noch in unserer Kindheit verankert sind.

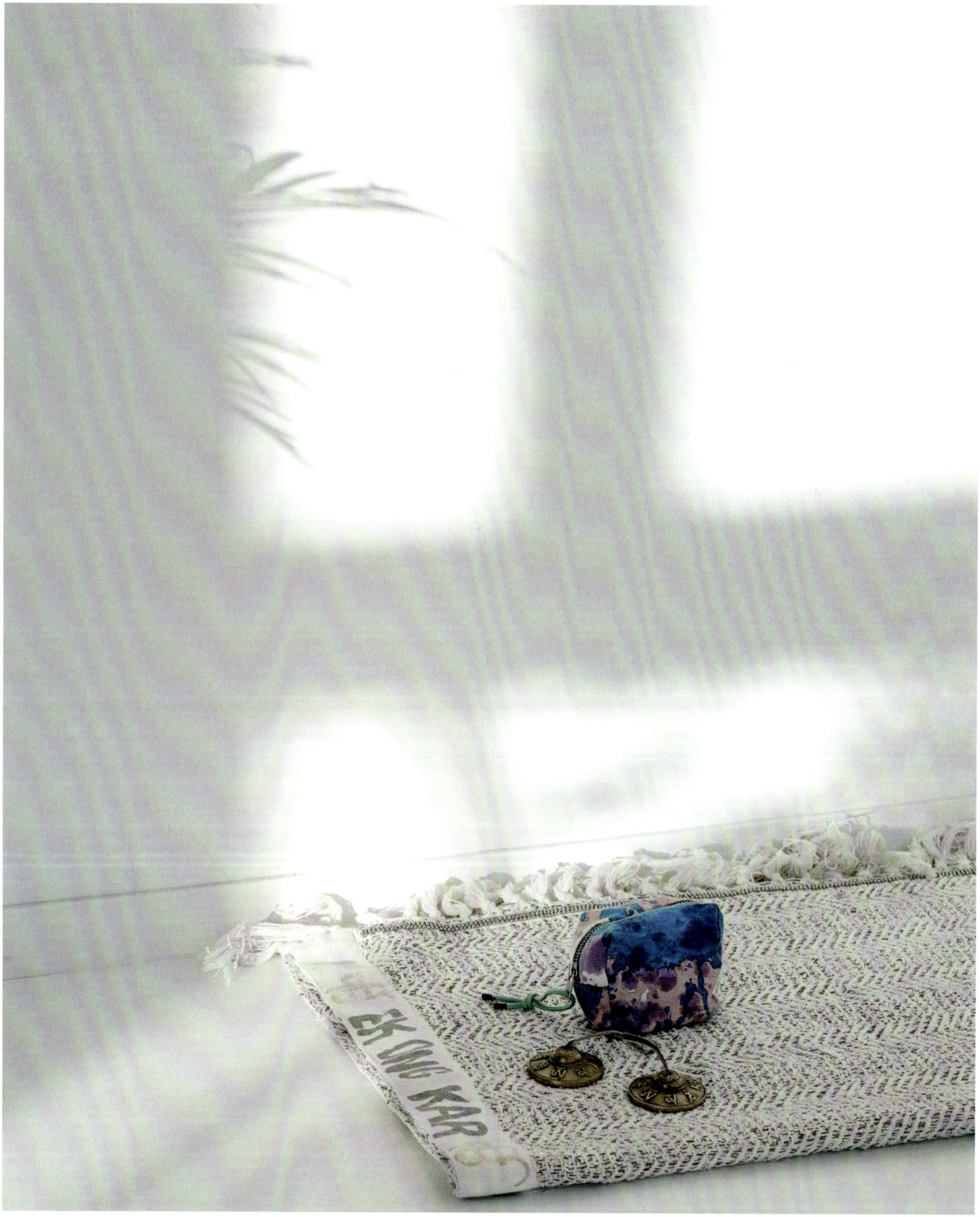
EK ONG KAR

Weihrauch

Weihrauch ist das Harz (*Olibanum*) des Boswelienbaumes – es bedeutet: „was beim Melken entsteht". Weihrauch fördert Akzeptanz, emotionales Gleichgewicht und Stabilität, bietet Schutz, Stärke, Mut und Entschlossenheit. Dieses kraftvolle ätherische Öl steigert den Grad unserer Selbstbeobachtung, unser spirituelles Bewusstsein und unsere Inspiration. Es ist ein Hilfsmittel in meditativen Praktiken und in der Arbeit mit Gebeten. Es reduziert geistige Müdigkeit und erinnert uns daran, universell geliebt zu werden. Dieses wunderbare Öl ist ein tolles Werkzeug, um niedrige Schwingungen loszulassen, neue Sichtweisen einzuladen und die Seele zu schützen. Außerdem unterstützt Weihrauch auch die Gedächtniskraft und fördert die Geduld.

Auch Weihrauch ist ein Öl, das uns mit unserer eigenen Wahrheit verbindet; man sagt auch, es sei der „König der Öle". Die meisten Menschen belügen sich selbst und andere in Bezug auf ihre wahren Bedürfnisse, Wünsche und Sehnsüchte. Weihrauch verschafft uns neue Perspektiven und hilft uns, Ängste und Spannungen zu lösen. Unser Bewusstsein wird geschärft und wir werden fähiger, uns mit unserer spirituellen Seite zu verbinden.

Weihrauch ist großartig für die Hautpflege; ich nutze täglich 1–2 Tropfen in meiner Gesichtscreme. Wenn ich im Kopfbereich verspannt bin, weil ich vielleicht zu lange am Computer gesessen habe und meine Augen und mein Verstand müde sind, gebe ich 1 Tropfen Weihrauch auf meinen Scheitel und einen Tropfen Pfefferminze in meinen Nacken – und schon bin ich wieder frisch und kann weitermachen.

Wintergrün

Wintergrünöl wird aus den Blättern der Wintergrün-Pflanze gewonnen, die auch als *Teaberry*, *Partridge Berry* und *Checkerberry* bekannt ist. Der Name der Pflanze ist darauf zurückzuführen, dass sie auch während der Wintermonate ihre Blätter behält; sie gehört deshalb zu den „immergrünen" Pflanzen. Trotz seines minzigen Duftes gehört Wintergrün nicht zur Gattung der Minzen (Lippenblütler), sondern zur Familie der Heidekrautgewächse. Der Hauptbestandteil seines ätherischen Öles ist Methylsalicylat – dessen vorteilhafte Eigenschaften wesentlicher Grund für die Verwendung des Öles sind. Daher wird die Bezeichnung „Methylsalicylat" oft synonym zu „Wintergrünöl" benutzt.

Historischen Aufzeichnungen zufolge entdeckten zuerst einige Ureinwohner-Stämme Nordamerikas, wie die Mohawk und Ojibwe, dass die Verwendung des Krauts zur Linderung von Atem- und Atemwegsbeschwerden, zur Behandlung von Erschöpfungs- und Schwächezuständen sowie zur Beruhigung von Entzündungen und Schmerzen hilfreich war. Sie kauten bspw. die Blätter, um Fieber zu senken und Infektionen vorzubeugen, und sie verwendeten die Blätter für Umschläge bzw. Wickel, um Schmerzen und Reizungen zu lindern und Wunden zu behandeln. Seit Hunderten von Jahren wird Wintergrün wegen seiner vitalisierenden Wirkung und immunstärkenden Eigenschaften verwendet. Es ist oft in Balsamen enthalten, die die Durchblutung verbessern, Muskel- und Gelenkschmerzen sowie Prellungen lindern und Schwellungen, Flüssigkeitsansammlungen und Krämpfe reduzieren sollen.

Wintergrün verströmt ein süßes, minziges und etwas wärmendes, holziges Aroma, das eine erhebende, belebende Wirkung auf die Stimmung hat. Das macht es ideal, um die Energie zu steigern in Zeiten, in denen sich der Körper träge fühlt. Wintergrün ist auch das Öl der radikalen Hingabe. Es hilft dabei, Kontrollprobleme im Alltag zu beheben und Sturheit aufzulösen. Es schafft Vertrauen zu anderen und fördert die Fähigkeit, sich leicht auf das Große und Ganze – was auch immer das sein mag – einzulassen. Es ist sehr gut geeignet für Menschen, die Schwierigkeiten haben, die Führung abzugeben, und die alle Last selbst auf ihren Schultern tragen möchten. Ich liebe es, mir mit Wintergrün die Schultern zu massieren; es bewirkt ein tolles Gefühl des Loslassens. Wintergrün lehrt uns, die Wahrheit der Hingabe zu verstehen und auch zu wissen, wann Schluss ist. Ich finde, es ist ein hilfreiches Öl für Menschen, die sozusagen nicht „coachable" sind – sich also einfach nicht auf andere einlassen können und auch immer alles besser wissen. Es ist für Menschen mit einem starken Ego, die glauben, dass sie alles selbst machen müssen, und nicht selten als ausgepowerte Märtyrer enden. Das ätherische Öl lehrt uns außerdem, Negativität und Schmerz loszulassen und uns nicht immer für alles verantwortlich fühlen zu müssen. Es löst den Kampf auf und ersetzt ihn durch Herzlichkeit und eine ganz feine Qualität der Offenheit.

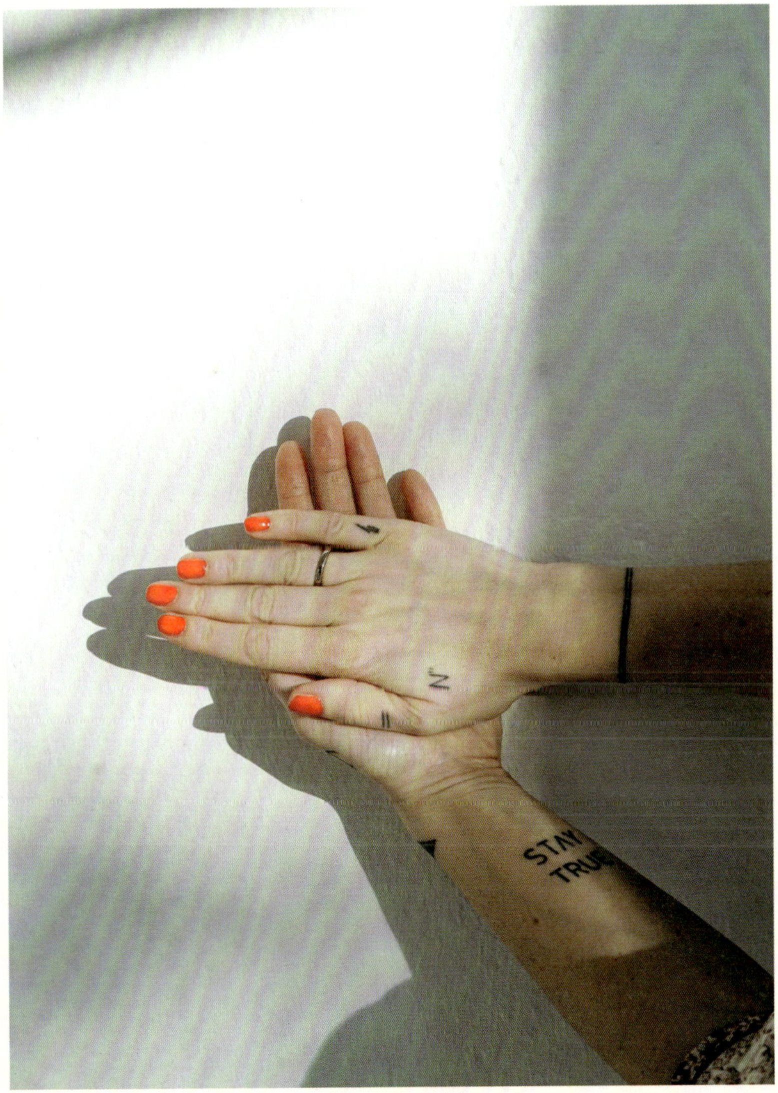

Ylang-Ylang

Das ätherische Öl des Ylang-Ylang-Baumes erhält seinen Namen durch die Wiederholung des Tagalog-Wortes „ilang", was „Wildnis" heißt, also andeutet, wo diese Pflanzenart vorkommt. Die Heimat des Ylang-Ylang liegt in den tropischen Regenwäldern der Philippinen, Indonesiens, Javas, Sumatras, der Komoren und Polynesiens. Das Ylang-Ylang-Öl wird aus den Seestern-förmigen Blütenteilen des Baumes gewonnen. Es ist bekannt für seinen süßen und zart-blumigen, frischen Duft mit einer fruchtigen Nuance.

Wenn du das Leben mal wieder leichter nehmen und dich freier fühlen möchtest, kann Ylang-Ylang ein hervorragender Begleiter sein. Dieses Öl hilft dir, nicht alles so bierernst zu nehmen und eine Verbindung zur Herzensebene herzustellen. Ylang-Ylang wirkt beruhigend auf den geschäftigen Geist und ist sehr unterstützend, wenn du dich freudlos, traurig oder gestresst fühlst. Es stellt eine Verbindung zum inneren Kind her, um wieder mehr zu fühlen, statt immer nur zu reagieren. Ylang-Ylang wird auch oft verwendet, um einen erholsamen Schlaf zu fördern.

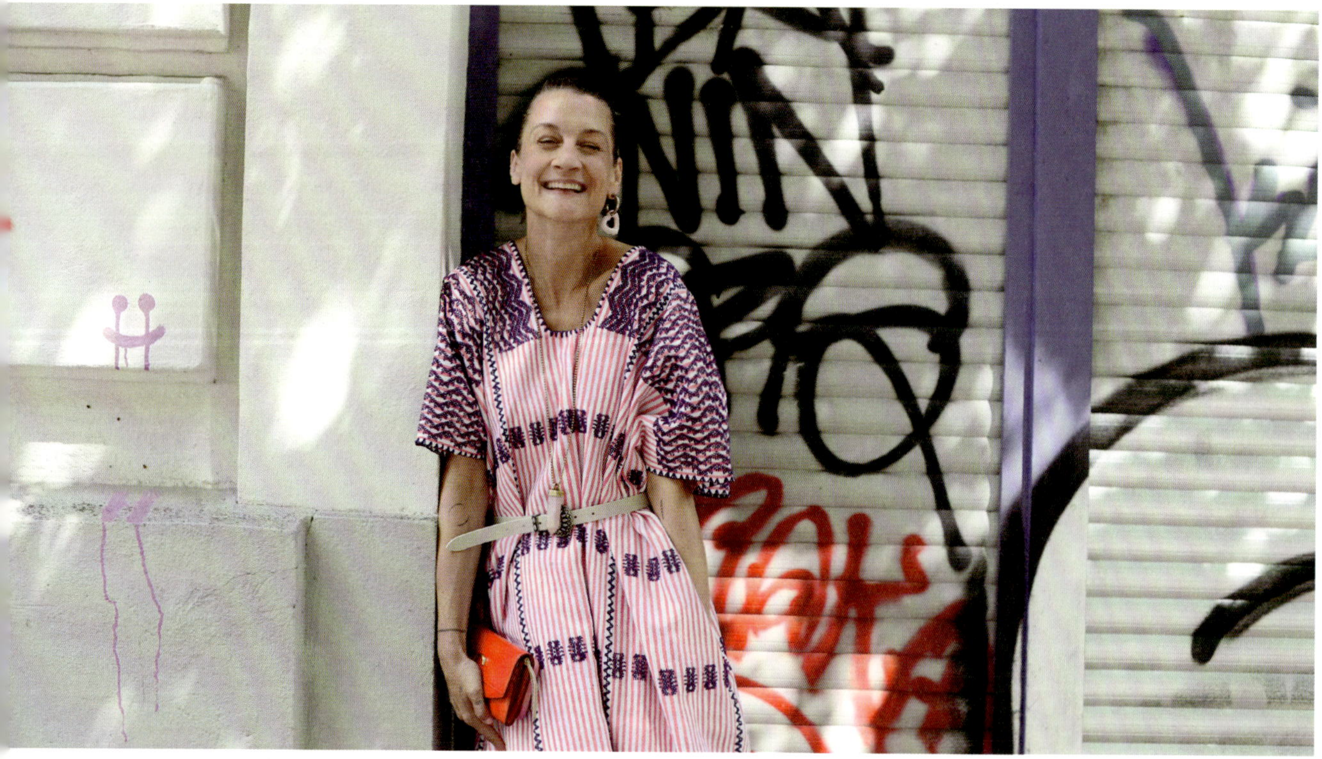

Zeder

Fehlt dir manchmal das Gefühl, dazuzugehören? Bist du ein Mensch, der sich ständig übergangen und nicht gesehen fühlt? Mit dem ätherischen Öl der Zeder kannst du wieder ein Gefühl der Zugehörigkeit herstellen, dich mehr öffnen und gesunde Beziehungen zu anderen aufbauen. Zeder unterstützt dich, wie auch Arborvitae, dabei, auf natürliche Art zu lernen, Hilfe und Unterstützung anzunehmen. Dieses Öl hilft dir dabei, deinen Platz in der Welt einzunehmen, tiefere Bindungen zu kreieren, dir weniger Stress zu machen, wenn du auf Menschen triffst, und dich weniger einsam zu fühlen. Zeder erhöht zudem dein spirituelles Bewusstsein, denn es wirkt auf den Hypothalamus und die Zirbeldrüse; beide sind mit dem „Einssein", der spirituellen Perspektive und dem sogenannten „Dritten Auge" verbunden. Zeder ist intensiv erdend und stärkt die Fähigkeit, sich Herausforderungen zu stellen und dabei einen ausgeglichenen und stabilen Ausblick zu bewahren.

Dieses ätherische Öl wird aus dem Holz von Zedern destilliert, von denen es mehrere Arten gibt, wie z. B. Atlas-Zeder, Himalaya-Zeder und Texas-Zeder. In der frühen Geschichte wurde das Zedernholz von verschiedenen Kulturen, z. B. in Amerika und Tibet, verwendet, um kleinere Beschwerden, wie Husten und Schluckauf, und auch schwere Krankheiten zu behandeln. Im alten Ägypten wurde es aufgrund seiner antimikrobiellen und insektiziden Eigenschaften bei der Mumifizierung verwendet. In vielen alten Kulturen war Zeder auch dafür bekannt, Körper und Geist zu entspannen, was es ideal für religiöse Zeremonien und spirituelle Praktiken machte.

Um Haarausfall auf natürliche Weise entgegenzuwirken, kann Zeder in einem normalen Shampoo oder Conditioner verdünnt und bei der normalen Haarwäsche angewendet werden. Alternativ können ein paar Tropfen in einem Trägeröl verdünnt und für einige Minuten in die Kopfhaut einmassiert werden. Diese Mischung kann wie eine Maske für mindestens eine halbe Stunde auf der Kopfhaut belassen werden, bevor sie unter der Dusche ausgewaschen wird. Um die Wirksamkeit zu erhöhen, kann Zeder mit Thymian, Lavendel oder Rosmarin kombiniert werden. Diese Kombination ist dafür bekannt, die Kopfhaut zu reinigen und die Durchblutung zu steigern, was wiederum das Haarwachstum fördert und das Aussehen der Haare verbessert. Diese Mischung kann auch auf andere Haarbereiche angewendet werden, bspw. den Bart.

Zimt

Zimtöl kann dich darin unterstützen, dich mehr mit deinem Körper zu verbinden, ihn mehr zu akzeptieren, dich wohl in deinem Tempel zu fühlen und mehr Präsenz zu zeigen. Dieses ätherische Öl bringt die sexuelle Harmonie wieder ins Gleichgewicht, erhöht die Intimität und hilft, Missbrauch oder Traumata im Körper besser zu verarbeiten. Die Angst vor körperlicher Ablehnung wird transformiert und die Sexualität kommt wieder in Balance. Wenn du ein Thema mit Eifersucht und Kontrolle hast, bietet Zimtöl neue Möglichkeiten, deine Beziehungen auf mehr Ehrlichkeit aufzubauen. Es hilft dir, dich verletzlicher und weicher zu zeigen. Es schafft eine schöne und tiefe Intimität, frei von Masken, Stolz und Heuchelei. Wenn du sehr mit Körperscham zu kämpfen hast, fördert Zimt deine Selbstakzeptanz und führt dich in deine Stärke zurück.

Vermeide bei der Anwendung von Zimtöl den Kontakt mit den Augen, den inneren Ohren oder anderen empfindlichen Bereichen, es sei denn, du bist sicher, dass du weißt, was du tust. Zimt erfordert mehr Verdünnung als andere Öle, denn es kann Reizungen verursachen („heißes" Öl). Achte auf eine Sensibilisierung deiner Haut. Wenn eine Reizung auftritt, füge kein Wasser hinzu, sondern trage fraktioniertes Kokosnussöl oder andere Trägeröle auf und wische den Bereich vorsichtig ab.

Zitrone

Aufgrund seiner gelben Farbe, des erfrischenden Dufts, der Fähigkeit, zu reinigen, und des Energieschubs, den es bietet, hat das Zitronenöl die Bezeichnung „flüssige Sonne" verdient. Das ätherische Öl der Zitrone hat möglicherweise die stärkste antimikrobielle Aktivität im Vergleich der ätherischen Öle. Die heutigen kleinen und immergrünen Zitronenbäume sind eine Kreuzung der Bitterorange und Zitronatzitrone und wurden ursprünglich zu dekorativen Zwecken angebaut, wobei die Früchte zur Zierde am Baum belassen wurden. Als jedoch die Genießbarkeit der Früchte entdeckt wurde, begann man sie zu kultivieren.

Zitronenbäume sind in Asien beheimatet und wurden im frühen Indien – später auch im alten Ägypten und im Römischen Reich – zur Behandlung von Infektionskrankheiten verwendet. Es wird angenommen, dass sie zur Zeit des Mittelalters nach Europa gebracht wurden und schließlich ihren Weg über den Nahen Osten nach Nordafrika fanden. Schließlich führte Christoph Kolumbus sie auf den amerikanischen Kontinent ein. Aufgrund ihrer antiseptischen und antibakteriellen Eigenschaften wurden die Früchte während der Fahrt verwendet, um Skorbut und Vitaminmangel vorzubeugen.

Sowohl die Früchte als auch das ätherische Öl werden in der ayurvedischen Medizin seit Tausenden von Jahren zur Behandlung einer Vielzahl von Gesundheitsproblemen eingesetzt. Ätherisches Zitronenöl wird heute in der Parfümerie verwendet, und die ganzen Früchte sind aus keiner modernen Küche wegzudenken. Außerdem lindert Zitrone geistige Erschöpfung und verbessert die kognitiven Funktionen sowie die Konzentration. Aus diesem Grund wird Zitronenöl an vielen Arbeitsplätzen diffundiert; es wirkt positiv auf den Fokus und die Effizienz der Mitarbeiter. Wenn du gerade an einem großen Projekt arbeitest und dich sehr konzentrieren musst, kannst du mit Zitronenöl deine Leistungsfähigkeit erhöhen. Ich nutze Zitrone derzeit viel, während ich schreibe, denn es hält meinen Geist glasklar und richtet meine Gedanken aus auf mein Buch.

Zitrone beseitigt Verwirrungen und Schwere, besänftigt den herausgeforderten Verstand und schafft auch geistige Flexibilität. Dieses Öl ist ideal während des Studiums, denn es mindert die Unsicherheit, nicht genug zu wissen. Es ist ein erhebendes Öl, das Glück, Freiheit und Energie erzeugt. Durch Zitrone bist du mehr in der Lage, den Moment zu genießen und deine Aktivitäten zu Ende zu bringen.

Zitronengras

Zitronengras reinigt und klärt schwere Energien, löst Negativität auf und unterstützt dabei, Energie-Vampire loszulassen. Außerdem ist es fantastisch, um Limitierungen aufzuheben, stagnierende Energie wieder zum Fließen zu bringen und kraftvoll Dinge zu manifestieren, die uns am Herzen liegen. Ich persönlich finde das ätherische Öl sehr hilfreich, um Altes loszulassen, das mir nicht mehr dient. Außerdem reinigt es die Energie in meinen eigenen vier Wänden oder in der Umgebung, in der ich mich befinde. Wer einen minimalistischen Lebensstil führen möchte, kann von Zitronengrasöl Unterstützung dabei bekommen, zu entrümpeln und Platz zu schaffen für mehr Leichtigkeit und Freude. Dieses Öl hilft dabei, unsere Gaben durch uns durchfließen zu lassen und mentale Klarheit zu generieren, um an Größe zu gewinnen. Es eignet sich sehr gut, um die Aura zu klären: Einfach 1–2 Tropfen in die Handflächen geben und um die Aura herum fächern.

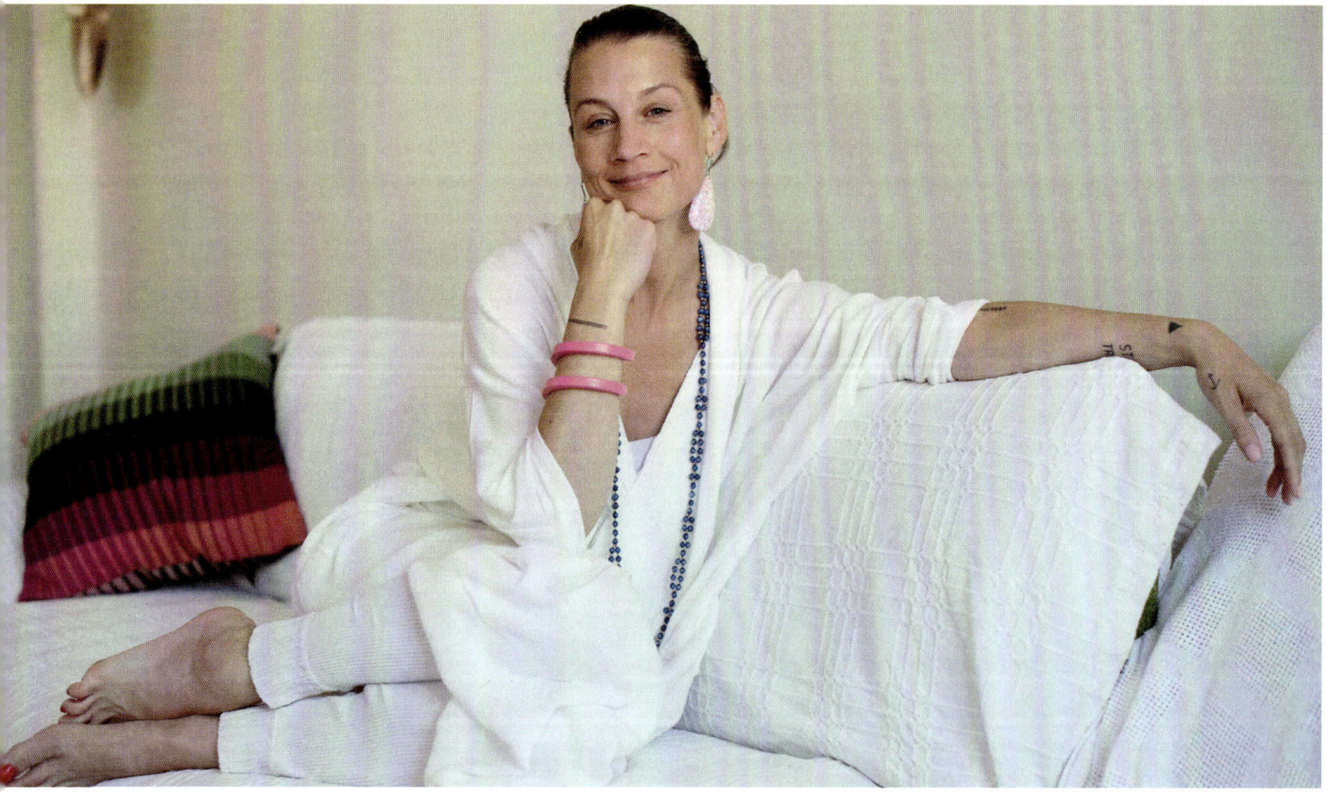

Zitronella

Zitronellaöl wird häufig mit Citronellöl (Zitronengras) verwechselt, da beide ein ähnliches Aussehen haben, ähnlich wachsen und auch verarbeitet werden. Sie gehören jedoch lediglich zur selben Pflanzenfamilie. Es lindert negative Gefühle wie Traurigkeit, Angst und Stress, indem es den Körper und den Geist entspannt und ein Gefühl der Unbeschwertheit fördert. Außerdem findet dieses ätherische Öl eine wirksame Anwendung bei Muskelkrämpfen, Menstruationskrämpfen sowie Krämpfen der Atemwege (Husten) und des Nervensystems. Sein frischer, heller, zitrusartiger Duft ist dafür bekannt, dass er muffige Gerüche beseitigt und abgestandene, unreine Luft auf natürliche Weise erfrischt. Diese reinigende und belebende Eigenschaft macht Zitronella zu einer idealen Zutat in natürlichen Raumsprays und Diffuser-Mischungen.

Zitronella hilft dir, unerwünschte Menschen fernzuhalten, sowohl auf physischer als auch auf energetischer Ebene. Es ist ein fantastisches Öl, um dein Bewusstsein zu schärfen und zu entscheiden, wen oder was du in deiner näheren Umgebung haben willst. Es hilft dir insbesondere dabei, toxische Beziehungen aufzulösen. Mit Zitronella kannst du glasklare Grenzen ziehen und dir auch erlauben, diese zu kommunizieren. Es kann dein Energiefeld reinigen, wenn jemand deine Grenzen verletzt oder dich zu sehr vereinnahmt hat, d. h. wenn du das Gefühl hast, nicht mehr atmen zu können.

Zitronella gilt als eines der effektivsten natürlichen Insektenschutzmittel. Das ätherische Öl enthält auch Verbindungen, wie Methyl isoeugenol, die eine starke antibakterielle Wirkung haben, was es nützlich macht, um kleinere Schnitte und Kratzer zu behandeln oder durch Bakterien verursachten unangenehmen Körpergeruch zu kontrollieren. Außerdem löst die Inhalation von Zitronellaöl höhere Alpha- und Beta-Gehirnwellen aus; dies deutet darauf hin, dass es bei Stress und Müdigkeit helfen kann. Zitronella im Diffuser kann den Appetit sehr gut kontrollieren und das Gefühl von Völle leichter herstellen.

Zypresse

Das ätherische Öl der Zypresse ist ein wunderbarer Engel, wenn wir uns festgefahren und ungeduldig fühlen, angespannt sind oder an der Kontrolle festhalten und unsere Emotionen unterdrücken. Es erhöht die emotionale und mentale Flexibilität oder Anpassungsfähigkeit – was in unserer schnelllebigen Zeit, in der sich alles immer so rasant verändert, auch sehr wichtig ist. Wenn deine kreative Kraft gerade stagniert, diffundiere Zypressenöl, denn das hilft dir, wieder spannende Gedanken zu produzieren und aus der Blockade herauszukommen.

Zypressenöl unterstützt uns dabei, die Vergangenheit sein zu lassen und nach vorn zu schauen. Es hilft uns, unsere Sorgen beiseitezulegen und das Leben nicht zu bekämpfen, sondern uns von Herzen mit tiefem Vertrauen auf das Leben einzulassen. Zypressenöl ist wunderbar für Menschen, die sehr ängstlich sind. Es ermutigt dazu, den Sorgen und Ängsten weniger Macht zu geben. Es hat auch die Fähigkeit, andere Öle in ihrer Wirkung zu verstärken. Füge deiner Diffuser-Mischung einfach 1 Tropfen Zypresse hinzu. Das Fenster sollte bei Zypresse immer geöffnet sein, damit die Energie im Raum leichter gereinigt werden kann.

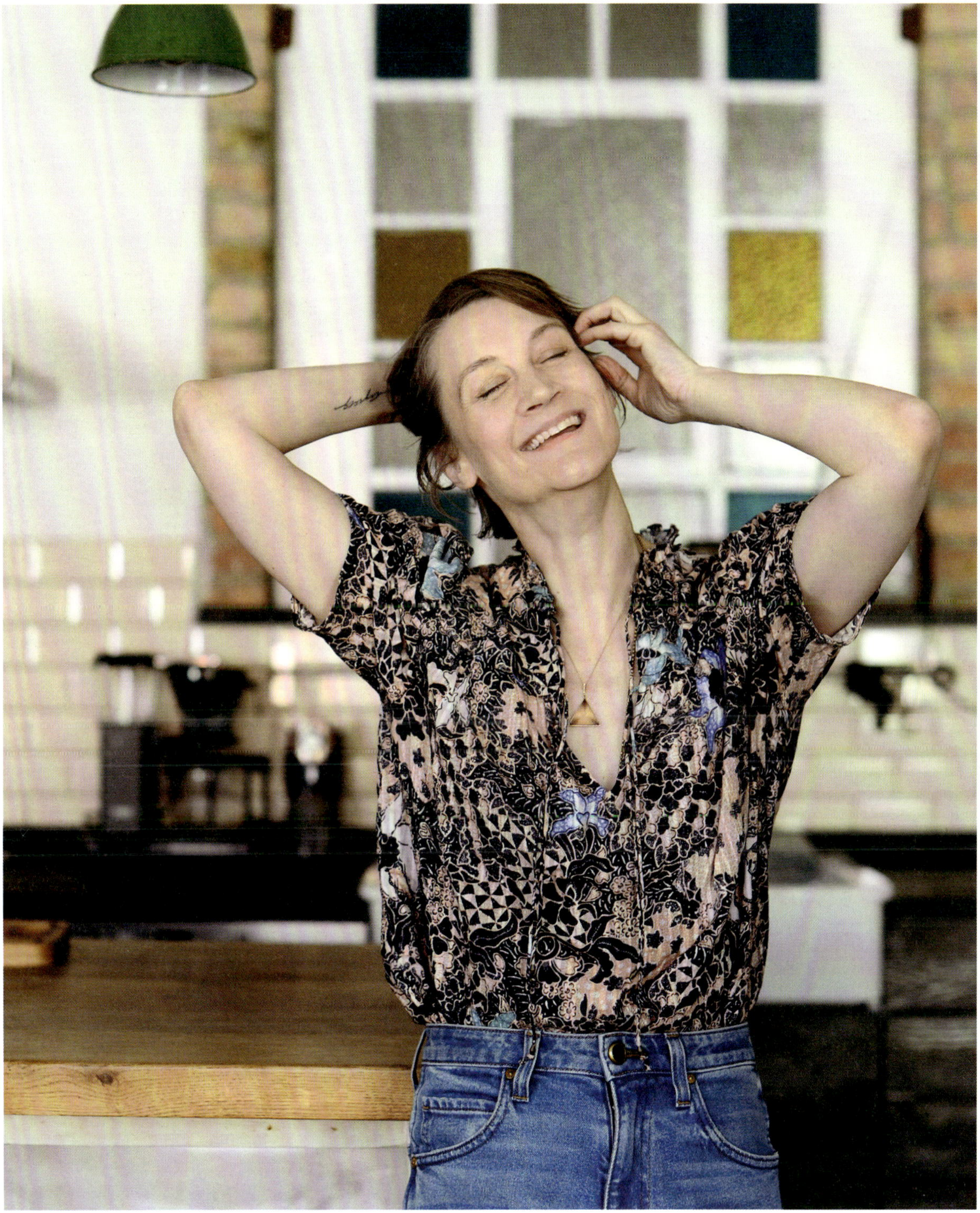

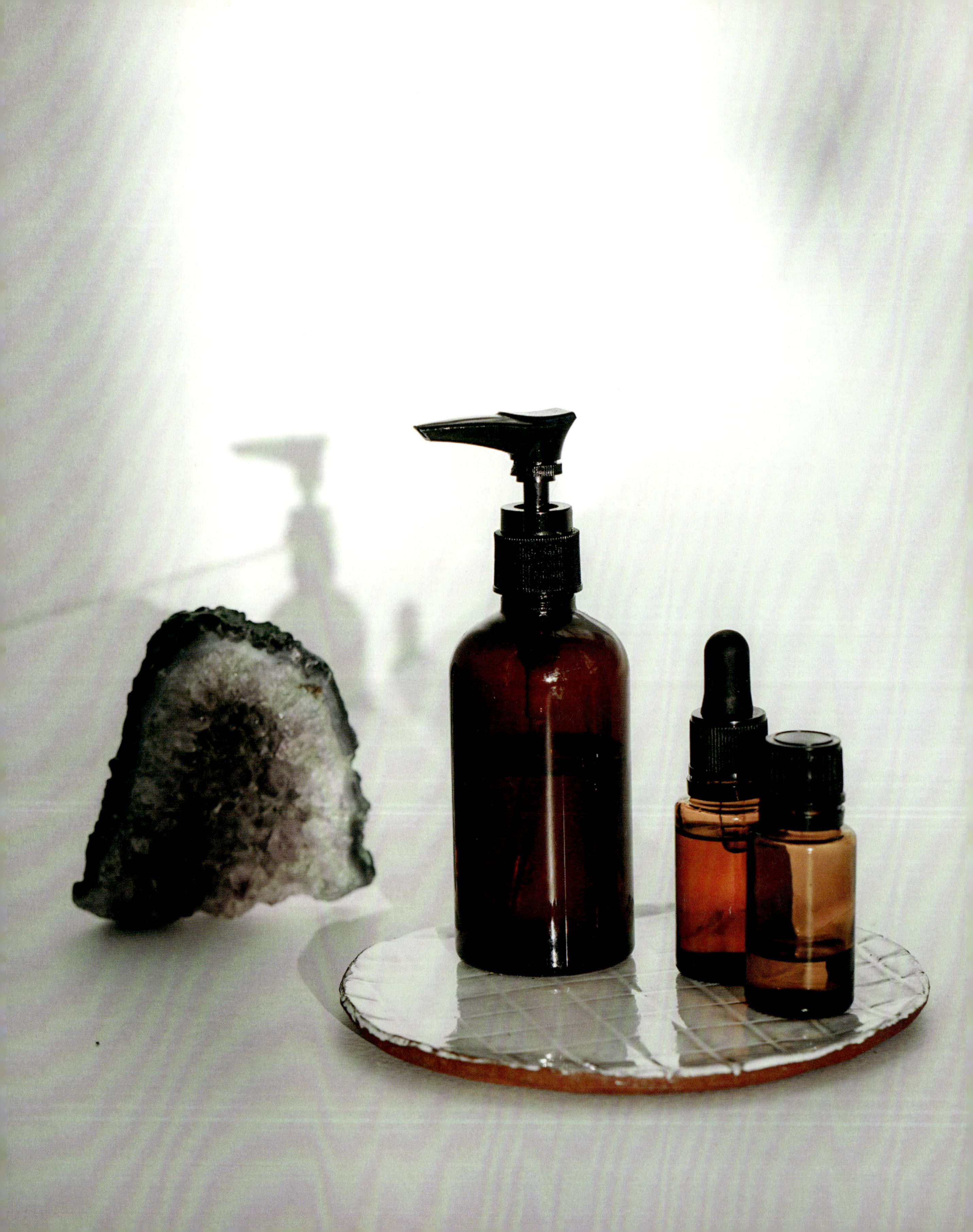

ÄTHERISCHE ÖLE

Anwendungen

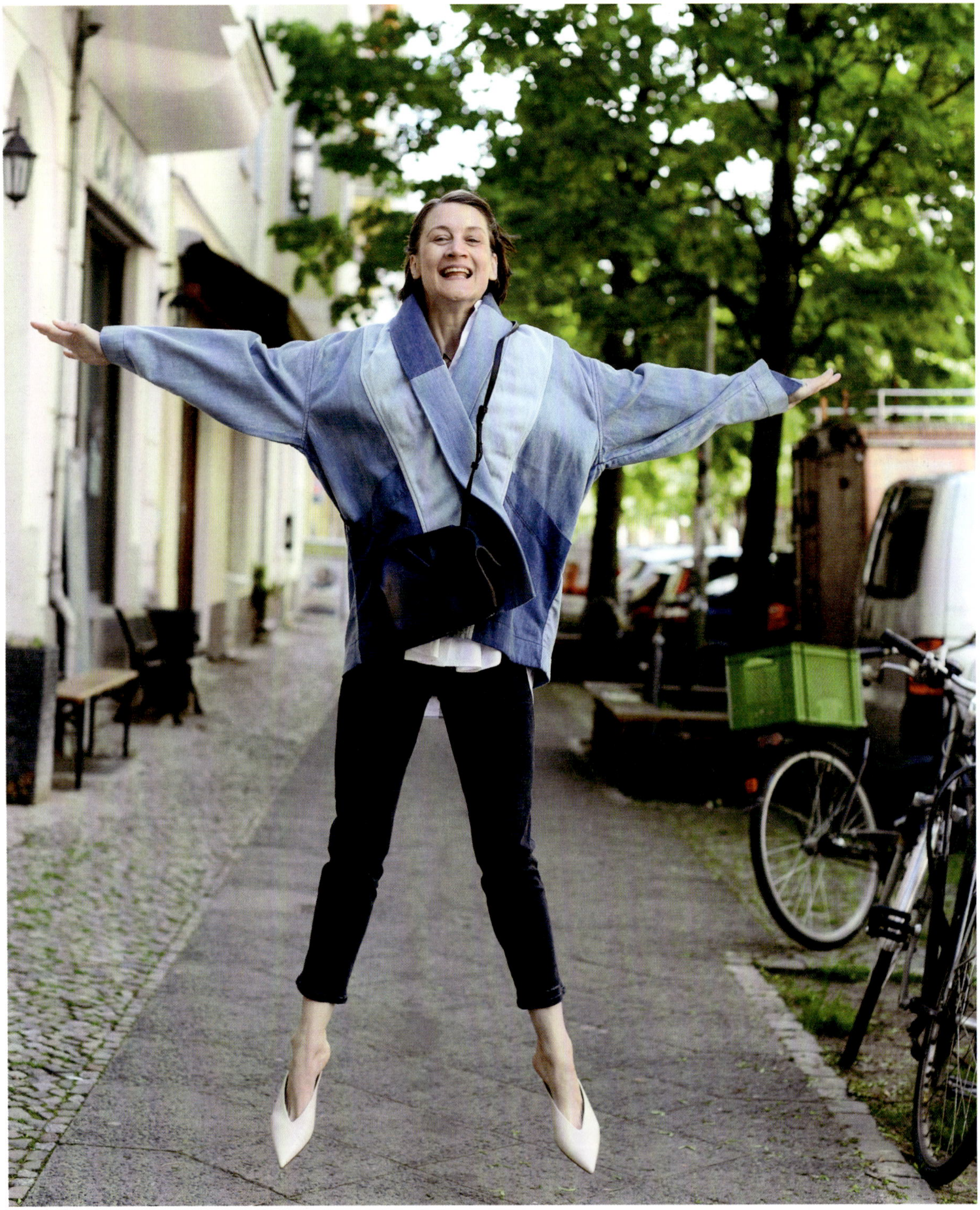

START IN DEN TAG

Das Tolle an der Aromatherapie ist, dass es viele ätherische Öle gibt, die du am Morgen verwenden kannst, um so richtig schön in Schwung zu kommen. Die folgende Anwendungs-Liste ist zwar nicht vollständig, aber sie ist ein guter Ausgangspunkt, um herauszufinden, welche Öle du am liebsten verwendest für den Start in den Tag. Zitrusöle, wie Zitrone und Grapefruit, sind beliebt in dieser Kategorie. Diese helfen dabei, deine Sinne zu wecken und dich in Bewegung zu bringen. Hier sind einige der besten ätherischen Öle zum Aufwachen:

ÄTHERISCHE ÖLE AM MORGEN

Pfefferminze – Dieses kraftvolle Öl weckt den Geist und erhöht die Wachsamkeit. Es motiviert, macht produktiv und regt die Kreativität an. Seine vitalisierende Wirkung ist sowohl bei geistiger als auch körperlicher Müdigkeit nützlich.

Limette – Wenn du einen frischen Start in den Tag haben willst, dann versuche es mit Limettenöl. Wenn Limette verströmt wird, hebt der frische Duft die Stimmung und schärft den Verstand. Er kann auch das emotionale Gleichgewicht fördern. Das Diffundieren von Limette reinigt außerdem die Luft – ein zusätzlicher Bonus.

Orange – Orange ist eine großartige Option für deine Aufwach-Routine, besonders wenn du ein Fan von Zitrusfrüchten wie Orangen und Zitronen bist. Sie hat einen süßen, aufmunternden Duft, der deinen Morgen ein bisschen heller und deinen Tag ein bisschen angenehmer machen wird. Orange fördert Gefühle von Fröhlichkeit und Vitalität. Das frische und fruchtige Aroma bietet eine fröhliche Note beim Aufwachen.

Zitrone – Ein Muss für jeden, der einen langen Tag vor sich hat. Zitrone wird dich aufwecken und dir ein Gefühl der Belebung geben. Es hat ein erfrischendes und aufmunterndes Aroma und füllt deinen Raum mit einem sauberen und frischen Duft.

Grapefruit – Verwende dieses beliebte ätherische Öl, um dir einen Energieschub am Morgen zu geben und dein Zuhause zu erfrischen. Der Duft von Grapefruit ist energetisierend und dennoch süß und hell. Es ist ein sehr aufmunternder und fröhlicher Duft, den du in deinem Diffuser verwenden kannst.

Rosmarin – Rosmarin ist eine krautige, holzige Pflanze mit nadelartigen Blättern und weißen, rosa, lila oder blauen Blüten. Das ätherische Öl enthält Cineol, von dem bekannt ist, dass es den Blutfluss zum Gehirn anregt, was die Wachsamkeit fördert. Rosmarinöl wird auch verwendet, um das Gedächtnis zu stärken, was es beim morgendlichen Start besonders für Lernende so geeignet macht. Es reduziert außerdem die Zeichen des Alterns, aber seine bekannteste Verwendung ist die Haarpflege.

Basilikum – Das Aroma von Basilikum hat die Fähigkeit, das Energie- und Konzentrationsniveau im Gehirn zu erhöhen, was es dazu auszeichnet, morgens im Diffuser angewendet zu werden. Es soll auch Gefühle von Glück und Wohlbefinden fördern. Wenn du dich nach dem Aufwachen groggy fühlst oder unter „geistigem Nebel" leidest, versuche es mit Basilikum, da es natürlich energetisierend wirkt.

ANWENDUNGEN ZUM START IN DEN TAG

Diffuser

Kaffee ist großartig am Morgen, aber er gibt dir vielleicht nicht den extra Energieschub, den du brauchst, um deinen Tag zu beginnen. Das Diffundieren von ätherischen Ölen ist eine wunderbare Möglichkeit, um deren anregende vitalisierende Wirkung zu genießen.

In der Dusche

Wenn du keinen Diffuser hast oder dir morgens die Zeit fehlt, kannst du versuchen, ätherische Öle einfach in der Dusche zu verwenden. Der Wasserdampf ist ein einfacher Weg, um eine schnelle Aromatherapie-Sitzung zu bekommen. Gib zunächst 1–2 Tropfen auf den Boden der Duschwanne, sodass die aromatische Wirkung in Verbindung mit dem heißen Wasser freigesetzt wird. Das beschert dir einen kraftvollen Start in den Tag. Ich mache das jeden Morgen; es ist einfach großartig! Alle, die nach mir duschen, sind immer ganz verzückt.

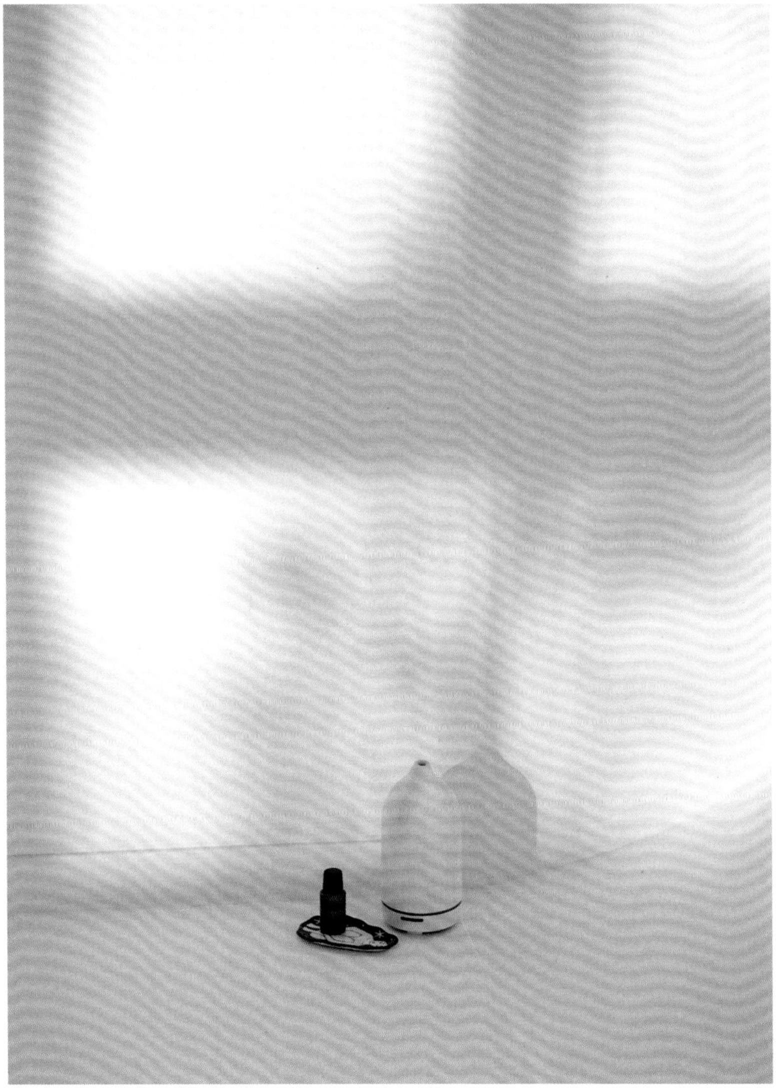

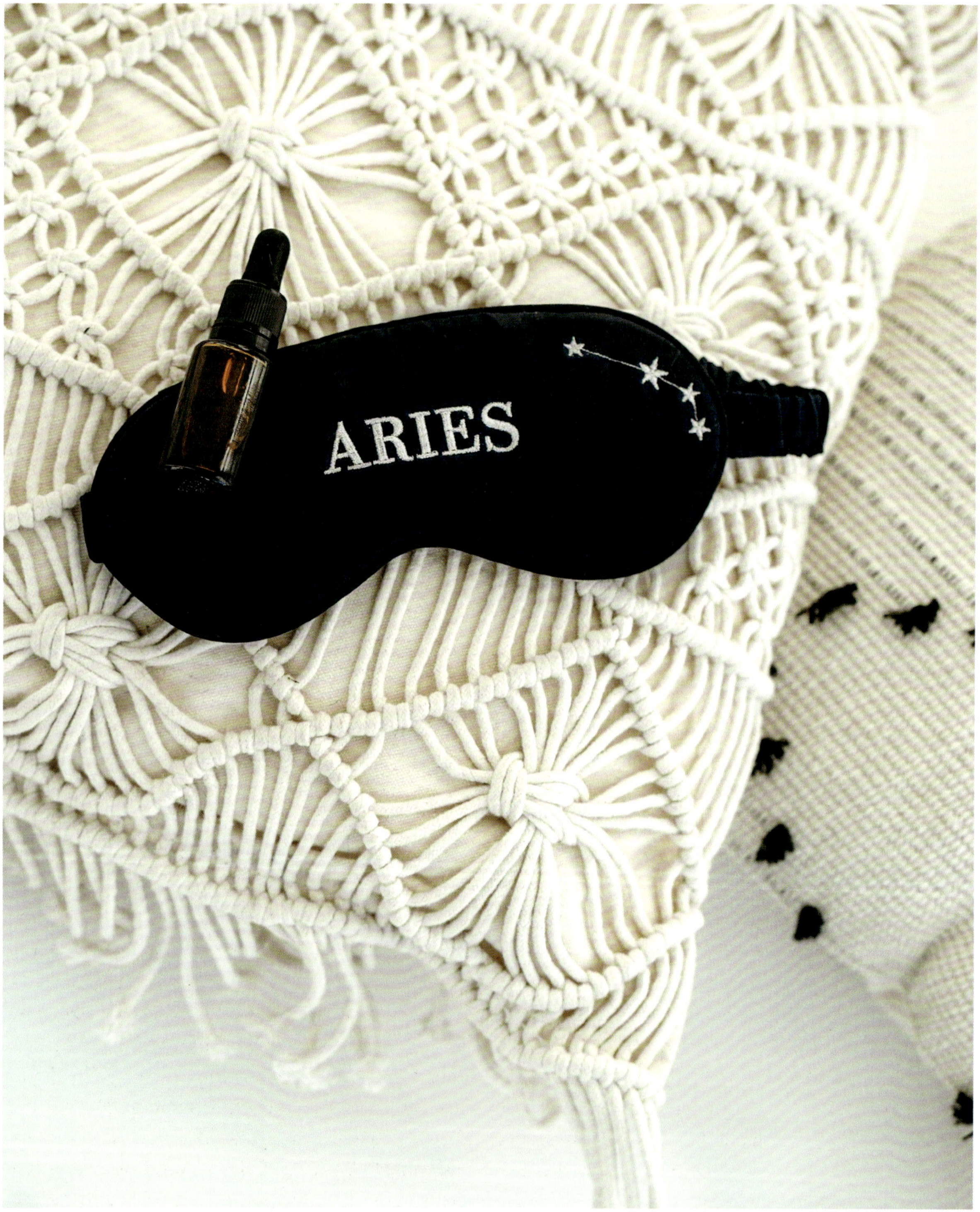
ARIES

ERHOLSAME NACHTRUHE

Fühlst du dich morgens beim Aufwachen total erschossen und möchtest eigentlich die nächsten drei Tage durchschlafen? Normalerweise sollten wir uns nach dem Nachtschlaf frisch und energiegeladen fühlen, doch leider ist das nicht immer der Fall. Es gibt ein paar Dinge, die du tun kannst, um dein Wohlbefinden zu stärken und einen gesünderen Schlaf zu haben. Schlafen kann für jeden eine Herausforderung sein, weshalb ein Schlaftagebuch ein fantastisches Werkzeug ist, um deine Schlafgewohnheiten zu verfolgen und die Qualität deiner Nachtruhe zu verbessern. Ein Schlaftagebuch ist einfach dazu da, um aufzuzeichnen, was du vor dem Zubettgehen und Einschlafen tust. Es kann eine ganze Reihe von Ursachen geben, die dich davon abhalten, wirklich ausreichend Regeneration in deiner Nachtruhe zu erfahren. Das führt dazu, dass du dich morgens wie gerädert fühlst, dass dir die Energie fehlt, die du brauchst, um durch den Tag zu kommen, und dass du Nacht für Nacht nicht richtig schlafen kannst.

Einer der kürzesten Wege, ein Schlafproblem zu lösen, ist, sich erst einmal bewusst zu machen, dass es das Problem überhaupt gibt. Hier kann dir ein Schlaftagebuch dabei helfen, sowohl das Problem als auch die Ursache zu identifizieren. Außerdem kann es eine Basis bilden, auf der du einen Plan zur Verbesserung deines Schlafes entwickelst. Du trägst darin alle relevanten Informationen über dein Schlafverhalten und deine Lebensgewohnheiten zusammen und kannst sie dann für dich auswerten. Die Identifizierung der Ursachen und Störungen ist notwendig, wenn du etwas ändern möchtest, damit du dich morgens ausgeruhter und vitaler fühlst. Eine Selbstbeobachtung über etwa zwei Wochen kann Licht in diesen Fall bringen und die Dinge unterstreichen, die dich davon abhalten, gesund und ausreichend zu schlafen.

NOTIZEN AM ENDE DES TAGES

- Wann genau gehst du ins Bett und zu welcher Zeit schläfst du tatsächlich ein?
- Wie oft wachst du in der Nacht auf und wie lange liegst du dann wach?
- Wann wachst du am Morgen auf?
- Machst du tagsüber ein Nickerchen?
- Nimmst du irgendwelche Medikamente ein? (Welche, wann und wie oft?)
- Hast du Koffein, Alkohol oder beides getrunken? (Wenn ja, wie viel?)
- Wie hast du den Abend vor dem Zubettgehen verbracht?

Wenn du all diese Dinge in ein Schlaftagebuch schreibst, kannst du schlechte Angewohnheiten aufdecken, die dich daran hindern, nachts gut zu schlafen. Es gibt so viele Vorteile eines Schlaftagebuchs, dass man gar nicht weiß, wo man anfangen soll! Ein Schlaftagebuch zu führen, kann deine ganze Lebensqualität verbessern. Wenn du zum Beispiel bemerkst, dass du leichter einschläfst, wenn du ein Buch liest oder ein Hörbuch hörst, dann kannst du andere, ungünstigere, Faktoren ausschließen, wie z. B. technische Geräte im Schlafbereich – den Fernseher oder Laptop. Du kannst auch bei jedem Aspekt, den du in dein Schlaftagebuch notierst, mit alternativen Möglichkeiten experimentieren, die dir helfen, dich zu entspannen, bspw. mit einer Routinepraxis mit ätherischen Ölen. Allmählich wirst du eine gesündere Einstellung zum Schlaf entwickeln, indem du etwa zwei Wochen lang deine abendlichen Gewohnheiten beobachtest und alle wichtigen Details in das Schlaftagebuch schreibst. So wird es einfacher, zu erkennen, was bei dir funktioniert oder nicht funktioniert, und entsprechende Veränderungen vornehmen.

Deine Schlafqualität ist ein entscheidender Faktor für deine Gesundheit und dein Glück. Die Vorteile einer guten Nachtruhe sind beeindruckend: erhöhte Wachsamkeit am Tag, gesteigerte Gedächtniskraft, wachsende Produktivität und positivere Gefühle. Genauso wie du einen Terminkalender für deine täglichen Aufgaben nutzt, kannst du mit deinem Schlaftagebuch die Qualität deiner Nächte im Auge behalten – einschließlich der Dinge, die deine Stimmung und dein Energieniveau betreffen. Zum Glück gibt es viele ätherische Öle, die eine gute Nachtruhe fördern. Hier sind einige Favoriten:

ÄTHERISCHE ÖLE ZUR NACHT

Lavendel, Römische Kamille, Majoran, Muskatellersalbei, Zeder, Vetiver, Bergamotte, Weihrauchöl, Sandelholz

ANWENDUNGEN VOR DEM SCHLAFENGEHEN

Diffuser – Gute Nacht

Sowohl Lavendelöl als auch Bergamotteöl haben eine tiefgreifende Wirkung auf das Nervensystem. Sie sind ideal, um Ängste zu beruhigen und den Geist und Körper zu entspannen. Probiere diese einfache Rezept-Mischung mit ätherischen Ölen für eine gute Nacht.

- 4 Tropfen Lavendel
- 3 Tropfen Bergamotte

Diffuser – Süße Träume

Sandelholz und Vetiver sind erdende Öle, die ein Gefühl von Verbundenheit und Balance vermitteln. Die süßen, blumigen Öle von Lavendel und Kamille bieten mehr als nur einen hübschen Duft; sie haben starke beruhigende Eigenschaften.

- 2 Tropfen Lavendel
- 2 Tropfen Sandelholz
- 2 Tropfen Römische Kamille
- 2 Tropfen Vetiver

Diffuser – Friedvoller Schlaf

Weihrauch ist bekannt für seine friedliche Wirkung und seine therapeutischen Eigenschaften. Füge die beruhigenden Öle von Römischer Kamille und Zeder hinzu, um eine sehr entspannende Diffuser-Mischung zu erhalten.

- 2 Tropfen Weihrauch
- 2 Tropfen Zeder
- 2 Tropfen Römische Kamille

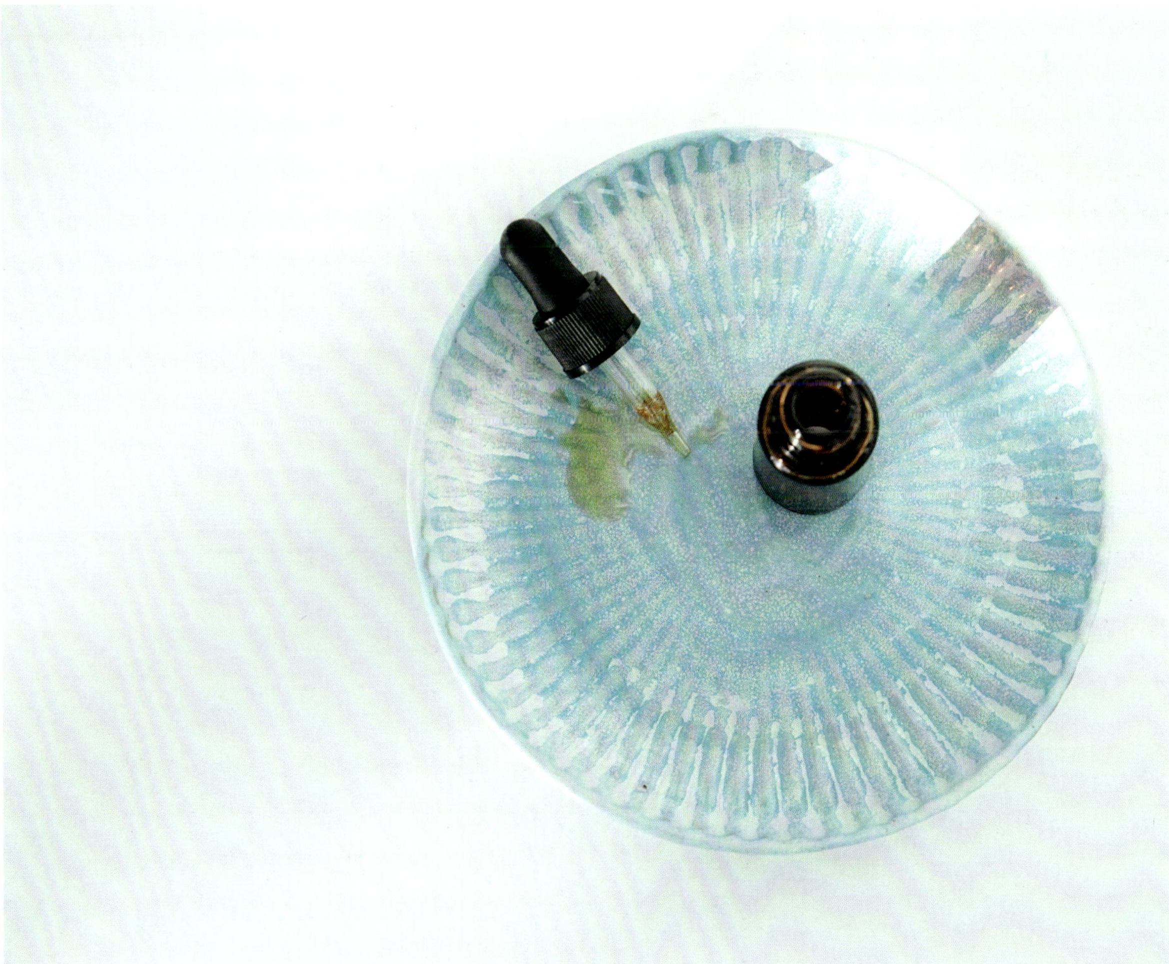

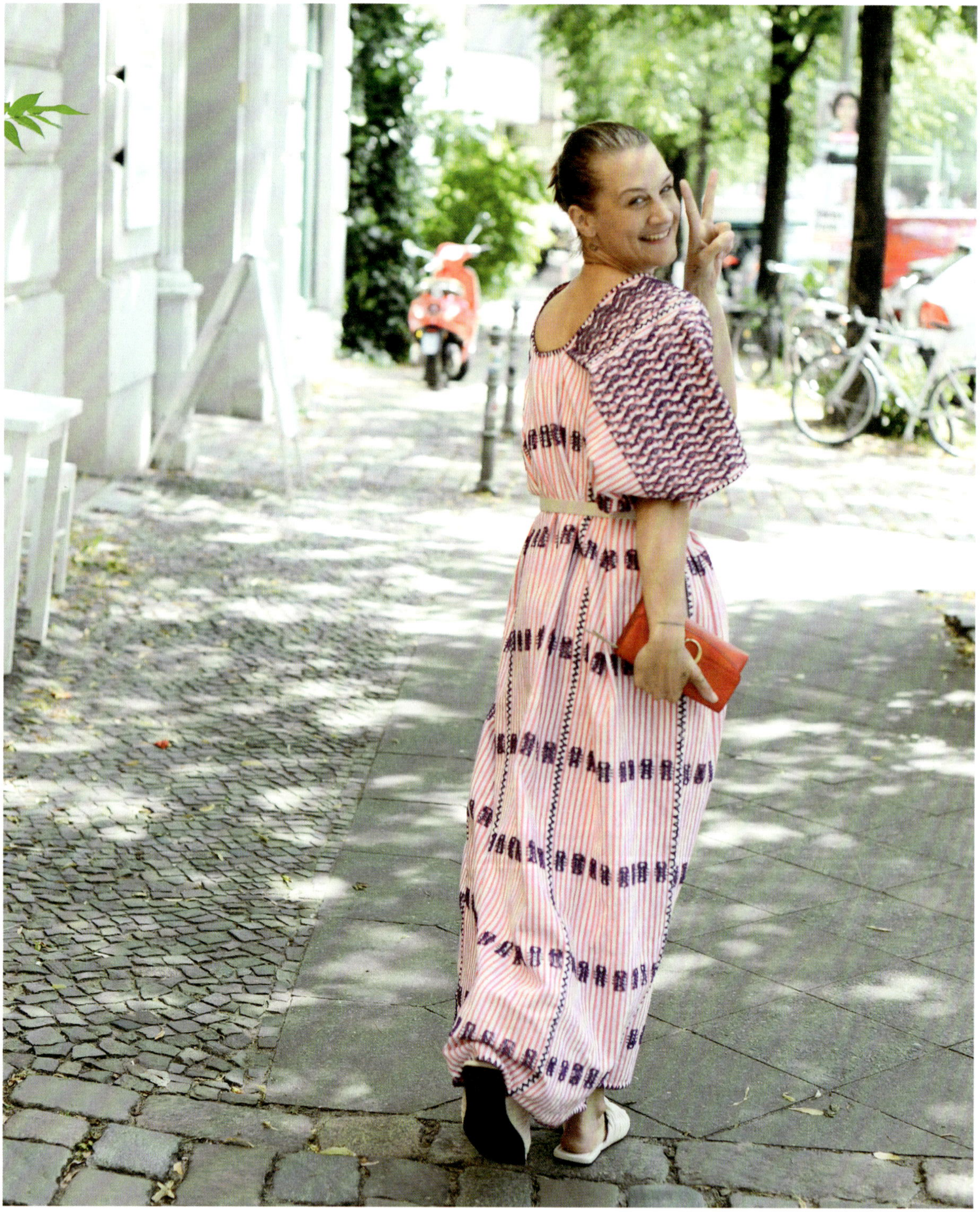

VITALITÄT UND ERSCHÖPFUNG

Fühlst du dich emotional erschöpft, ausgelaugt und ausgebrannt? Ein Burn-out kann die Folge von dauerhaften Arbeitsproblemen, Stress im Privatleben, herausfordernden Beziehungen, Krisen in der Welt oder auch von Kombinationen all dessen sein. Ätherische Öle können dich bei deiner täglichen Routine unterstützen und bieten dir eine sehr gute Prävention. Sie sind ein perfekter Weg, um dich selbst mit natürlichen Pflanzenstoffen zu hegen und zu pflegen. Selbstfürsorge ist ein wichtiger Teil in dieser so geschäftigen Zeit, in der alles so rasant erscheint. Die Anforderungen von außen, gesellschaftliche Erwartungen und auch Druck, den du dir selbst machst, können dazu führen, dass du komplett aus deiner Mitte geworfen wirst. Ätherische Öle können dich u. a. dabei unterstützen, dein emotionales Gleichgewicht wiederherzustellen, und dir ein Gefühl der Entspannung und des Wohlbefindens vermitteln.

Es gibt mehrere Möglichkeiten in der Anwendung der ätherischen Öle, z. B. das Diffundieren (in Räumen und insbesondere am Arbeitsplatz) oder die Beigabe beim Duschen bzw. Baden (zur Erfrischung). Wenn du dich gestresst fühlst und du verspannt bist, ist eine Aroma-Massage der perfekte Weg, um eine Auszeit von deinen Pflichten zu nehmen. Für einen Energieschub unterwegs ist eine Roll-on-Mischung ideal.

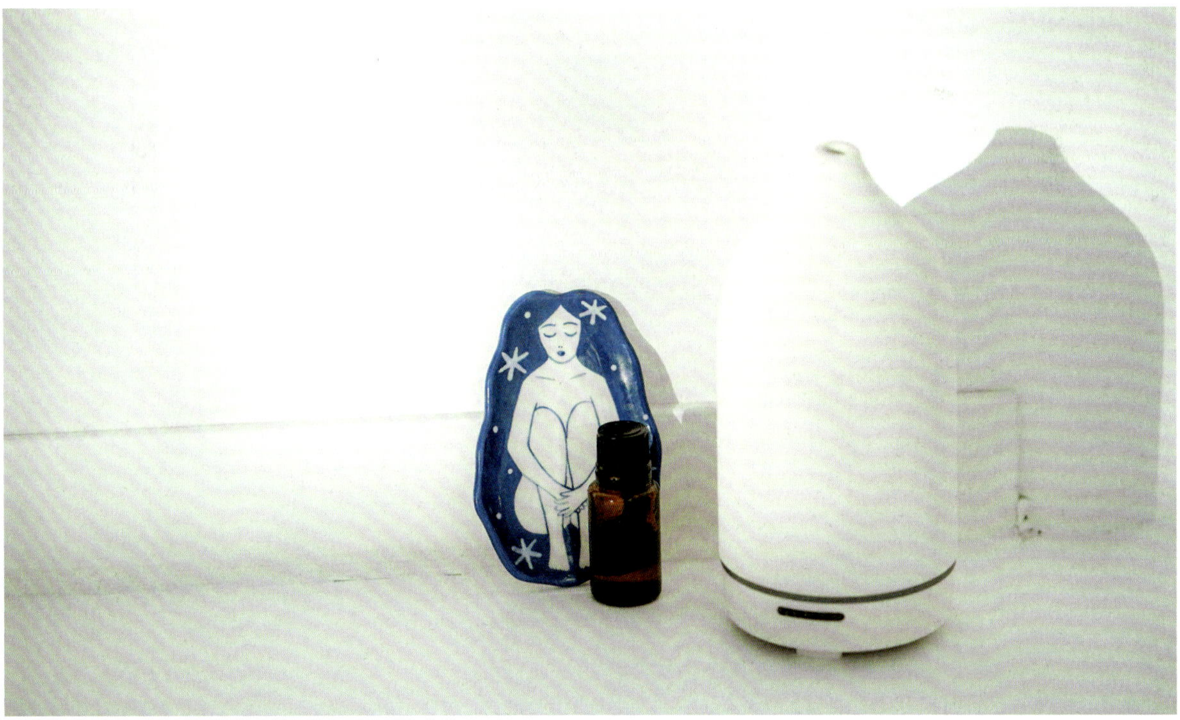

ÄTHERISCHE ÖLE ZUR VITALISIERUNG

Einer Studie zufolge hat sich die positive Wirkung einer Mischung aus ätherischen Ölen, bspw. Pfefferminze und Helichrysum, auf mentale Erschöpfung oder Burn-out im Vergleich zu herkömmlichen Mitteln, bspw. Rosenwasser, messbar wesentlich höher. Neben den genannten 3 Ölen können auch Rosmarin, Limette, Ingwer, Thymian, Eukalyptus, Zimt und Zitronengras helfen, erschöpfungsbedingte Müdigkeit zu mindern. Weitere Öle sind:

Fenchel – Fenchel unterstützt dich dabei, wieder mehr auf die eigene Stimme zu hören. Wenn deine Wahrnehmung von Signalen deines Körpers geschwächt ist und du nicht mehr richtig merkst, dass du erschöpft, überarbeitet, satt bist oder Appetit hast, kann dieses ätherische Öl deine Achtsamkeit wiederherstellen. Fenchel kann dir die Kraft verleihen, Verantwortung für deine Entscheidungen zu übernehmen und ein schlechtes Gewissen beiseitezulegen. Wenn du unter einem niedrigen Selbstwertgefühl leidest, solltest du unbedingt Fenchelöl ausprobieren.

Anwendungen: Diffundieren; aus der Flasche inhalieren; 1 Tropfen in den Handflächen verreiben und 3x tief ein- und ausatmen; 1–2 Tropfen in 1 Esslöffel Trägeröl verdünnen und damit den Bauch massieren.

Wintergrün – Bei Weltschmerz, Selbstsabotage, Rechthaberei, Negativität und Perfektionismus kann Wintergrünöl gut einlenken. Es unterstützt dich dabei, die eigenen Stärken zu sehen, weniger anzuhaften und zu agieren und dir nicht ständig selbst im Weg zu stehen. Wintergrün kann sehr erhebend wirken und die Seele – über das Ego hinaus – mit etwas Höherem verbinden.

Anwendungen: Diffundieren; aus der Flasche inhalieren; 1 Tropfen in den Handflächen verreiben und 3x tief ein- und ausatmen; 1–2 Tropfen in 1 Esslöffel Trägeröl verdünnen und auf dem Herzchakra verteilen.

Bergamotte – Bergamotte wird oft eingesetzt, um die Selbstakzeptanz und das Selbstwertgefühl zu stärken und sich von limitierenden Gedanken und festgefahrenen Emotionen liebevoll zu lösen. Menschen, die Schwierigkeiten haben, sich mitzuteilen und sehr unter Stimmungsschwankungen leiden, sind mit diesem erhebenden ätherischen Öl gut bedient.

Anwendungen: Diffundieren; aus der Flasche inhalieren; 1 Tropfen in den Handflächen verreiben und 3x tief ein- und ausatmen.

Ylang-Ylang – Ylang-Ylang unterstützt dich dabei, das Leben nicht ganz so bierernst zu nehmen oder aus einer Starre wieder herauszukommen. Ylang-Ylang stellt eine Verbindung zu deiner Herzensebene her und hilft dir, deinem Verstand mal eine Pause zu gönnen und mehr ins Fühlen zu kommen. Es wirkt besonders unterstützend, wenn du dich gestresst, freudlos und traurig fühlst, denn es begünstigt den Kontakt zum inneren Kind.

Anwendungen: Diffundieren; aus der Flasche inhalieren; 1 Tropfen in den Handflächen verreiben und 3x tief ein- und ausatmen; 1–2 Tropfen in 1 Esslöffel Trägeröl verdünnen und auf das Herzchakra verteilen.

Basilikum – Basilikum ist ein absoluter Engel, wenn du dich unfassbar müde, energielos und vom Alltag überfordert fühlst. Alleine das Riechen an der Basilikum-Flasche kann dir eine enorme Kraft schenken und deinen Geist entspannen. Außerdem kannst du

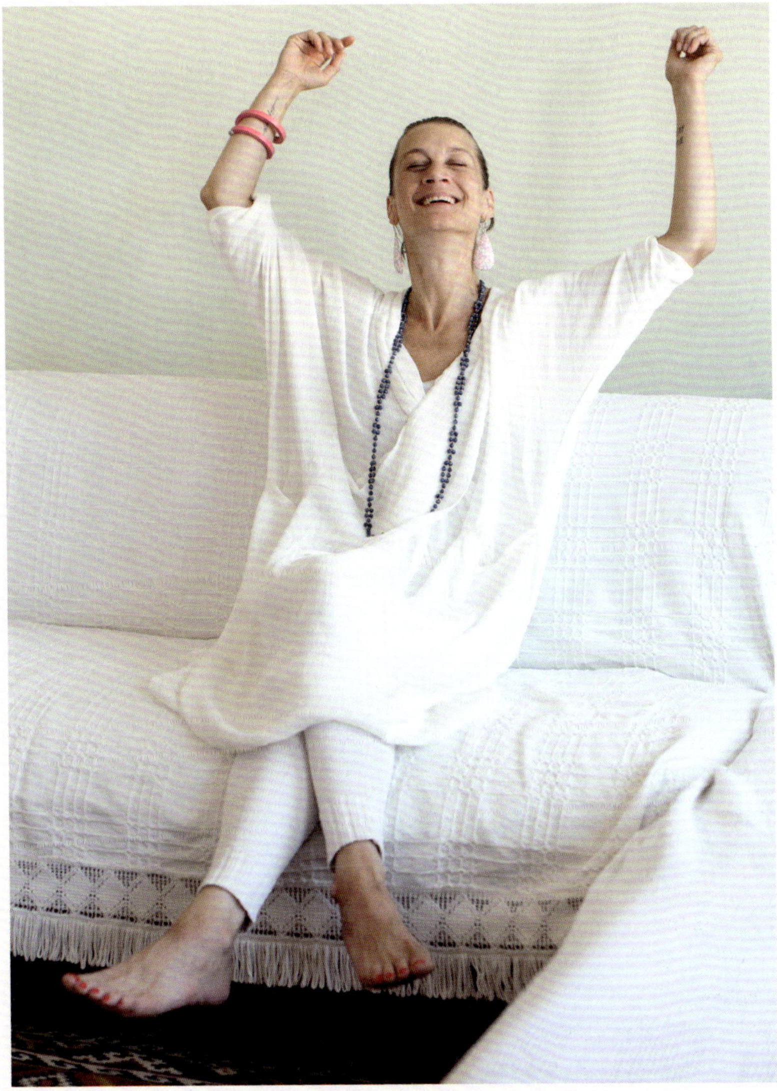

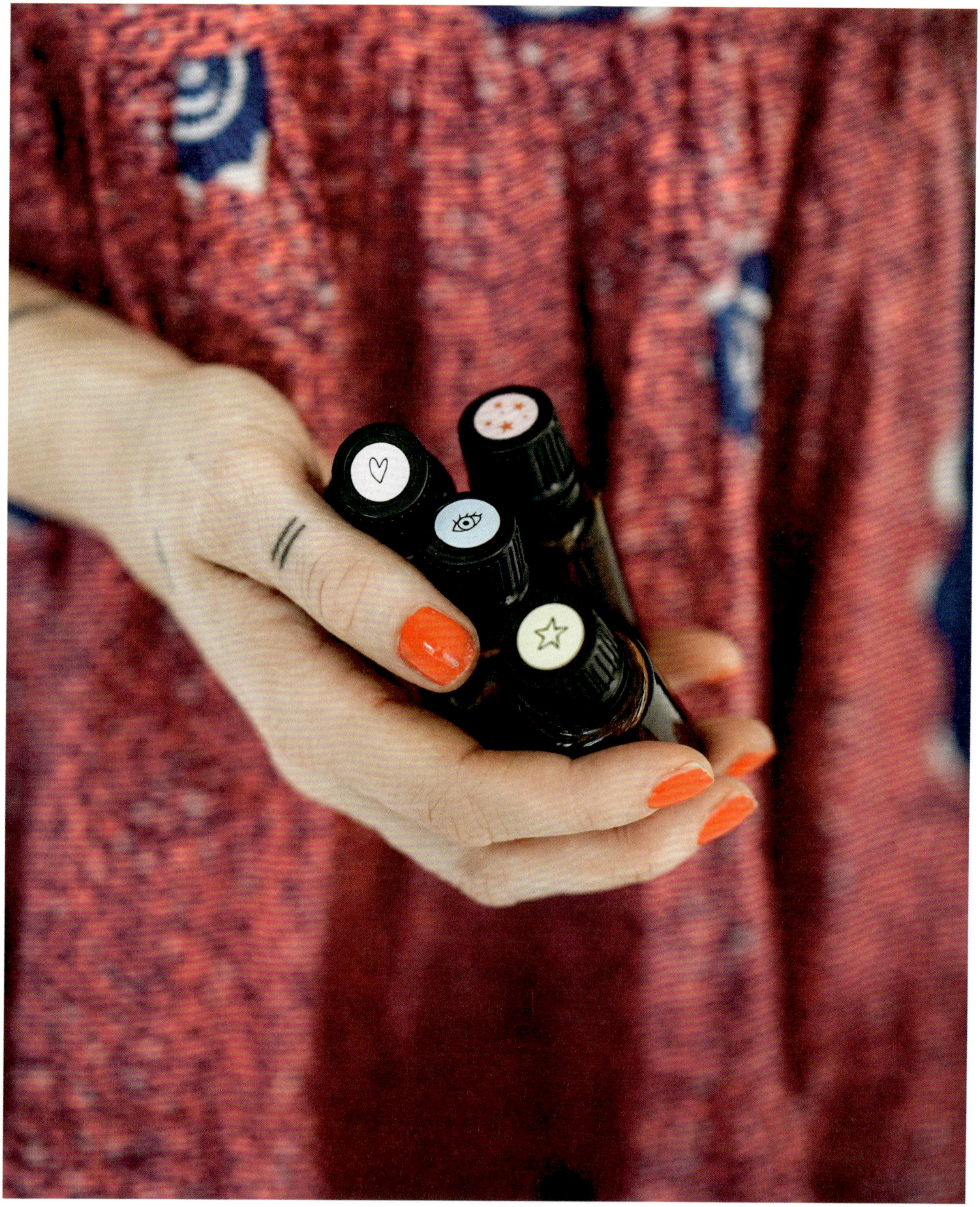

Basilikum wunderbar einsetzen, um Verhaltensmuster abzulegen, die dir nicht dienen. Basilikum kann deiner erschöpften Seele wieder Optimismus und Hoffnung vermitteln.

Anwendungen: Diffundieren; aus der Flasche inhalieren; 1 Tropfen in den Handflächen verreiben und 3x tief ein- und ausatmen; 1–2 Tropfen in 1 Esslöffel Trägeröl verdünnen und unter die Fußsohlen geben.

Melisse – Wenn du dich danach sehnst, endlich wieder bei dir selbst anzukommen, innerlich mal richtig loszulassen und spirituelle Führung zu erhalten, dann kann Melisse dich dabei unterstützen. Dieses ätherische Öl fördert innere Harmonie; du hast das Gefühl, dein inneres Licht anzuknipsen.

Anwendungen: Diffundieren; aus der Flasche inhalieren; 1 Tropfen in den Handflächen verreiben und 3x tief ein- und ausatmen; 1–2 Tropfen in 1 Esslöffel Trägeröl verdünnen und auf das Kronenchakra geben.

Grapefruit – Dieses ätherische Öl unterstützt dabei, deine wahren Bedürfnisse zu erkennen und weniger äußeren Impulsen zu folgen. Gerade wenn du sehr viel Stress hast und es dir schwerfällt, deinen Körper anzunehmen und ihn liebevoll zu behandeln, kann das Öl der Grapefruit deine Beziehung zum Körper stärken und außerdem ein gesunde Sicht auf deine Ernährung fördern, sodass du dich tatsächlich genährt und glücklich fühlst.

Anwendungen: Diffundieren; aus der Flasche inhalieren; 1 Tropfen in den Handflächen verreiben und 3x tief ein- und ausatmen; 1–2 Tropfen in 1 Esslöffel Trägeröl verdünnen und auf das Handgelenk geben, alternativ zwei Fingerbreit unterhalb des Bauchnabels.

Rainfarn – Rainfarn ermutigt dazu, ins Handeln zu kommen und die Lethargie loszulassen, um dem Leben nicht nur vom Rand aus zuzuschauen. Es ist ein großartiges Öl, wenn du zur „Aufschieberitis" neigst, denn es bringt dich endlich in Aktion. Wenn du immer alles aufschiebst, bist du auch immer latent im Stress, weil du das Gefühl hast, etwas noch nicht erledigt zu haben. Bei jeglicher Art von Erschöpfung ist Rainfarn ein unterstützendes Öl, um in die eigene Kraft zu kommen und inspiriert zu sein. Vor allem, wenn du dich motiviert und vital fühlen möchtest.

Anwendungen: Diffundieren; aus der Flasche inhalieren; 1 Tropfen mit Trägeröl verdünnen und auf die Handgelenke auftragen.

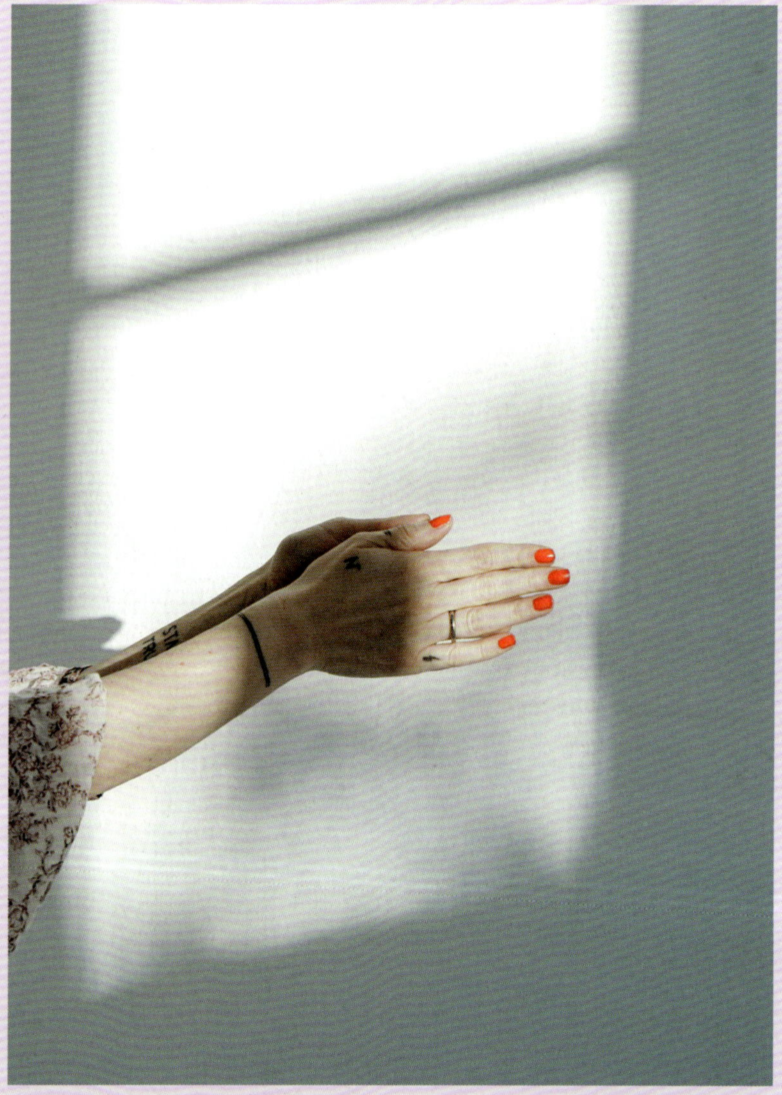

APHRODISIERENDE ÖLE

Ätherische Öle werden seit Tausenden von Jahren genutzt, um Sinnlichkeit und Libido auf natürliche Art und Weise zu steigern. Wenn es um Lust, sexuellen Ausdruck und Genuss geht, haben hundertprozentig reine ätherische Öle eine ganze Menge zu bieten, denn Intimität hat so viel mit Berührung und Duft zu tun! Sie sprechen eine Einladung an dein Liebesleben aus und verbessern dein sexuelles Erleben. Ätherische Öle können dir helfen, dich emotional zu öffnen und auch offener zu kommunizieren. Sie können den Fokus stärken und die Leidenschaft fördern. Wärmende Öle steigern die Libido und die Erregungsfähigkeit, während kühlende Öle das Nervensystem beruhigen.

Da das Geruchsempfinden eine sehr individuelle Angelegenheit ist, kann es ein wenig Experimentierfreude erfordern, um herauszufinden, was dir und deinem/r Partner*in gefällt. Die aphrodisierenden ätherischen Öle, die ich hier aufliste, werden von den meisten gut angenommen, weil sie das Verlangen wecken.

ÄTHERISCHE ÖLE FÜR INTIMITÄT

Rose – Das ätherische Rosenöl wird auch das „Öl der Liebe" genannt. Es unterstützt dich emotional, ist sehr gut für das Herz und das Kreislaufsystem, erhöht das Selbstwertgefühl und weckt das sexuelle Verlangen. Zudem bekämpft es Stress, nervöse Anspannung und es kann die Spermabildung anregen. Rose unterstützt auch die reproduktive Gesundheit (Fruchtbarkeit) von Frauen und hat nachweislich eine beruhigende Wirkung auf die Umgebung; es schafft Entspannung und fördert die Intimität.

Muskatnuss – Muskatnuss ist ein würziges, stimulierendes ätherisches Öl, das helfen kann, Empfindungen der Verbundenheit und Einheit zu erzeugen. Es ist keine Überraschung, dass Muskatnussöl traditionell zur Behandlung von sexuellen Störungen verwendet wird, da ihm eine aphrodisierende Wirkung zugeschrieben wird. Für ein entspannendes Bad, das ihr gemeinsam genießen könnt, kombiniere wärmende Muskatnuss mit den beruhigenden und dennoch romantischen Düften von Rose oder Vanille.

Jasmin – Jasminöl kann allgemein die Energie und die Stimmung zwischen Liebenden verbessern. Es hat eine ausgleichende Wirkung auf das Nervensystem, wirkt stimmungsaufhellend, kann euphorische Gefühle, Zuversicht und Optimismus fördern. Jasmin ist außerdem wohltuend bei Nervosität.

Lavendel – Lavendelöl fördert den zwischenmenschlichen Frieden, erzeugt emotionale Ruhe und Entspannung, beruhigt auf tieferen Ebenen und stimmt auf Leidenschaft ein.

Ingwer – Ingweröl ist ein wärmendes, süßes und würziges Öl, das die Durchblutung fördert und Offenheit einlädt. Hier gilt, dass weniger mehr ist, da es sich um ein sehr kraftvolles ätherisches Öl handelt.

Ylang-Ylang – Ylang-Ylang ist eines der stärksten ätherischen Öle im Bereich der Aphrodisiaka. In einigen Traditionen der Welt werden die Blütenblätter des Ylang-Ylang-Baumes auf die Betten von Frischvermählten gestreut. Das opulente Öl kann das sexuelle Verlangen in Fahrt bringen, die gegenseitige Anziehung verstärken und das Herz-Kreislauf-System unterstützen. Es bewirkt, dass Gefühle der Sorge, Angst, Wut und Unruhe abschwellen. Ylang-Ylang hat einen starken Duft, der überwältigend sein kann, aber er lässt sich gut mit hellen Zitrusölen kombinieren. Bringe etwas Liebe in die Luft, bspw. mit einer Mischung aus süßem Ylang-Ylang und erhebender Orange – und wenn du magst, gib noch ein bisschen Muskatellersalbei hinzu.

Kardamom – Kardamom lindert geistige Müdigkeit und löst nervöse Belastungen, besonders wenn anhaltender Stress die Libido erdrückt.

Schwarzer Pfeffer – Schwarzer Pfeffer unterstützt dabei, das wahre Gesicht zu zeigen, und stimuliert den sexuellen Appetit. Kombiniert mit Sandelholz und Pfefferminze entsteht eine sinnliche Mischung, die so richtig aufwärmt! Schaltet das Licht aus und massiert euch abwechselnd die Schultern, den Nacken und den Rücken.

Sandelholz – Sandelholz ist ein starker Spannungslöser, besonders für die Muskeln. Das ätherische Öl

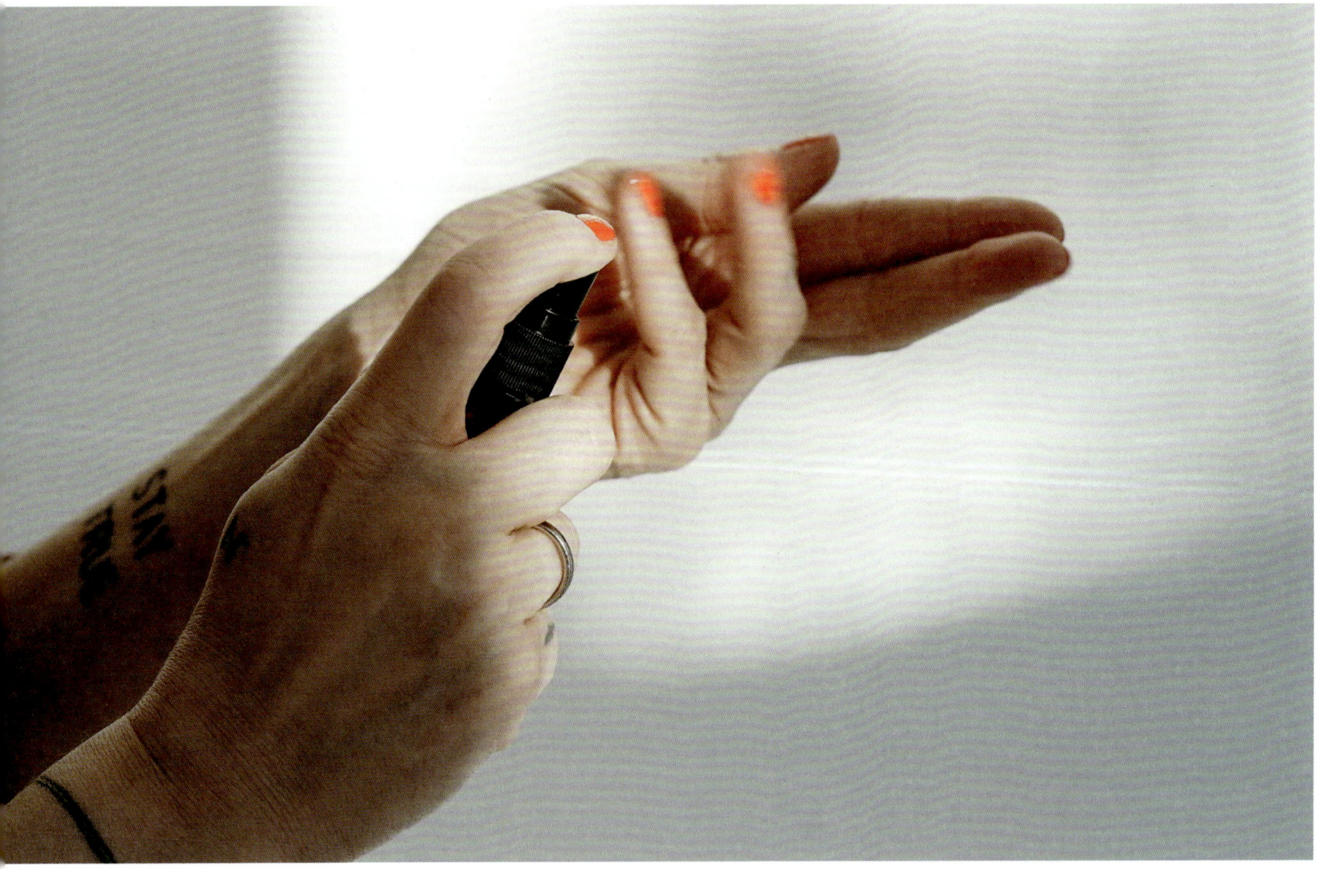

entlastet auch bei Stress. Es ist vielleicht nicht deine erste Wahl, um deine Sinnlichkeit anzuregen und die Liebe anzukurbeln, aber sein warmes, holziges Aroma beruhigt die Nerven und wird oft verwendet, um sexuelle Gefühle zu fördern, besonders bei Männern. Besprühe deine Bettwäsche mit diesem exotischen Duft, um in seinen vollen Genuss zu kommen.

Patchouli – Patchouliöl hat eine lange Geschichte als Aphrodisiakum, weil sein Duft das Verlangen entfachen kann. Es ist perfekt für einen intimen Abend zu zweit. Außerdem wird das reichhaltige, erdige Aroma als tief entspannend empfunden vor dem Schlafengehen. Wenn du Patchouli zusammen mit Ylang-Ylang, Bergamotte und Weihrauch in deinen Diffuser gibst, schaffst du eine Atmosphäre, in der ihr euch als Paar füreinander öffnen und miteinander verschmelzen könnt.

TIPPS FÜR DEIN ABENTEUER MIT APHRODISIERENDEN ÖLEN

Kreiere ein wohlriechendes Massageöl, indem du ein paar Tropfen eines der oben genannten ätherischen Öle mit einem Trägeröl (bspw. Jojoba) mischst.

Wähle eine aromatische Verwendung einer der unten genannten Mischungen in einem Diffuser.

Gib ein paar Tropfen deines Lieblingsöles auf dein Bettlaken oder auf Wattepads und stecke sie in die Kissen.

Bereite ein romantisches und entspannendes Bad, indem du 1 Teelöffel Castile-Seife mit jeweils 1–2 Tropfen von wahlweise Rose, Ylang-Ylang, Lavendel oder Jasmin hinzufügst.

REZEPTE FÜR NEUEN SCHWUNG IN DENEM LIEBESLEBEN

Liebeszauber Massageöl

- 4 Tropfen Sandelholz
- 2 Tropfen Schwarzer Pfeffer
- 1 Tropfen Pfefferminz
- 1 Tropfen Kardamom

Gib die Mischung in ein Glasgefäß mit 2–3 Esslöffel Trägeröl und vermische die Bestandteile, bevor du sie aufträgst. Achtung! Nicht auf die Geschlechtsteile geben!

„Mein Körper – mein Tempel!" Körperspray

- 4 Tropfen Bergamotte
- 4 Tropfen Grapefruit
- 4 Tropfen Patchouli
- 2 Tropfen Geranie

Gib die Öle in eine Sprühflasche (50 ml) und fülle diese mit Hamamelis-Wasser auf. Verschließe die Flasche und schüttele sie kräftig, bis alles gut vermischt ist. Vor der Anwendung die Flasche nochmals schütteln und 2–3 Sprühstöße auf deinen Körper auftragen.

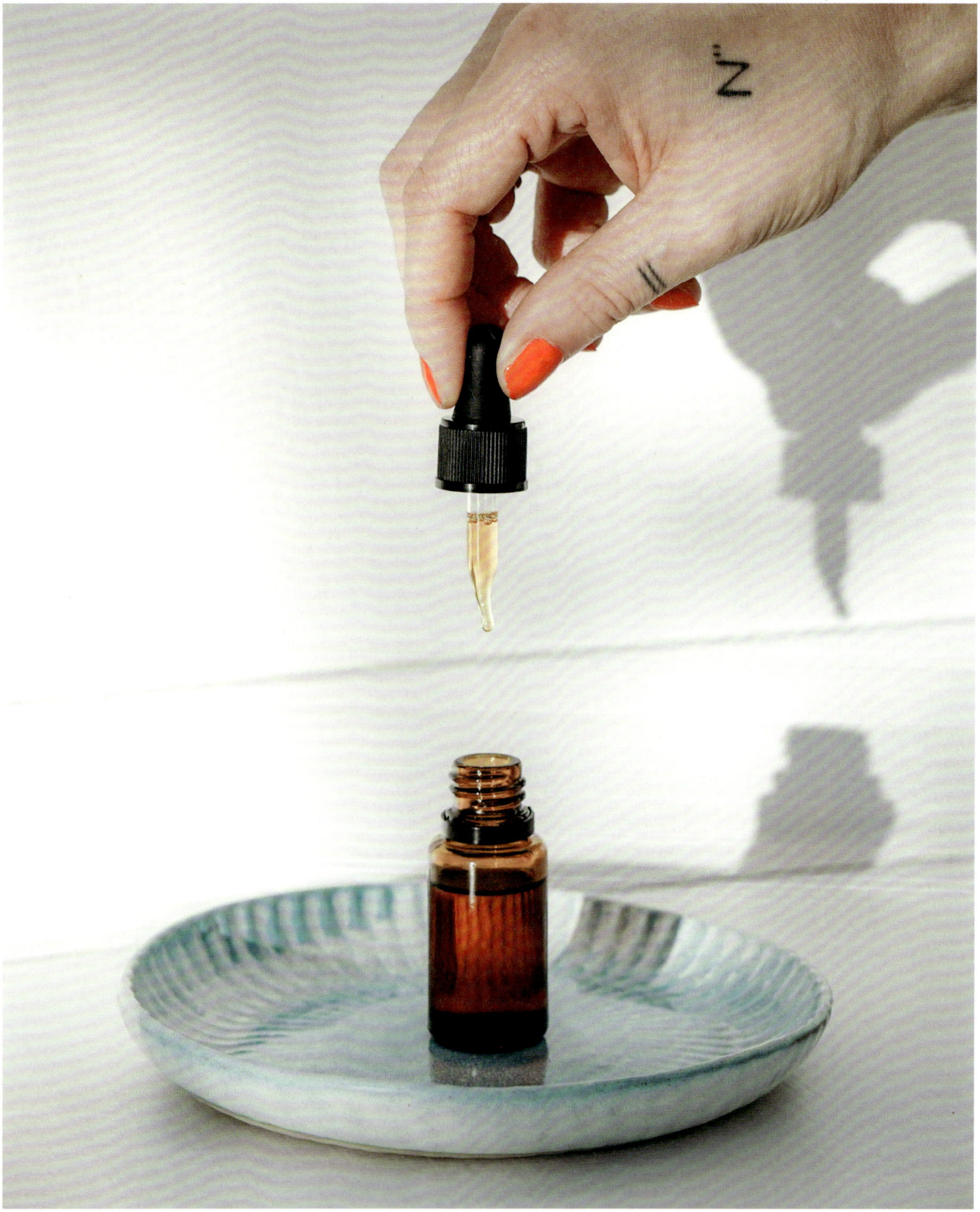

BESCHWERDEN IM ALTER

Ätherische Öle können einen wunderbaren Komfort für ältere Menschen bieten. Sie helfen, Ruhe zu schaffen, den Schlaf und die Entspannung zu fördern und den Geist zu erheben. Das Aroma, zusammen mit antiseptischen Eigenschaften, schafft eine gesündere Umgebung, während durch die direkte Berührung ein Gefühl der Fürsorge und Würde erzeugt werden kann. Wenn die Geruchsnerven aktiviert werden, senden sie die entsprechenden Signale an die Teile des Gehirns, welche Emotionen, Stimmung und Gedächtnis steuern. Es ist sogar bekannt, dass ätherische Öle schwierige Verhaltensweisen von Demenzpatienten reduziert, wie z. B. unruhiges Umherwandern oder unkontrollierte Bewegungen.

Linderung bei Arthritis und Entzündungen

Arthritis und schmerzhafte, entzündete Gelenke sind häufige Probleme bei vielen Senioren. Bestimmte ätherische Öle können verwendet werden, um die Schmerzen zu lindern, Entzündungen zu mildern und sogar überschüssige Flüssigkeitsansammlungen in den Gelenken zu reduzieren. Die besten Öle bei Arthritis und entzündlichen Gelenkbeschwerden sind Ingwer, Rosmarin, Römische Kamille und Majoran. Diese Öle wirken, weil sie hervorragende entzündungshemmende und schmerzstillende Eigenschaften haben. Das Öl der Wacholderbeere eignet sich sehr gut bei der Reduktion von Flüssigkeitsansammlungen.

Unterstützung der Verdauung

Senioren verweigern manchmal das Essen, weil ihr Verdauungssystem nicht mehr so gut funktioniert wie in früheren Lebensjahren. Bestimmte ätherische Öle, in einem Trägeröl verdünnt, können auf dem Bauch eingerieben werden und auf diese Weise nachweislich Verdauungsprobleme beheben. Ingwer, Römische Kamille und Majoran eignen sich hier gut, ebenso Orange und Mandarine.

Verbesserung der Durchblutung

Durchblutungsstörungen sind bei älteren Menschen keine Seltenheit, weil deren Mobilität nachlässt. Aber die Verwendung von ätherischen Ölen wie Pfefferminze oder Schwarzer Pfeffer bewirkt bei schlechter Durchblutung häufig Wunder. Diese Öle helfen insbesondere Patienten, die an dem Raynaud-Syndrom leiden.

Blutdruck senken

Ein weiteres häufiges Problem bei älteren Erwachsenen ist Bluthochdruck. Ylang-Ylang, Lavendel und Muskatellersalbei, die allesamt starke beruhigende Kräfte haben, erweisen sich wirksam in der Anwendung zur Senkung des Blutdrucks. Diese Öle werden auch häufig verwendet, um Senioren zu helfen, die unter Schlafproblemen oder sogar Schlaflosigkeit leiden.

Vorbeugung Alzheimer und Demenz

Mit zunehmendem Alter nehmen Alzheimer- und Demenzerkrankungen zu. Es gibt jedoch Untersuchungen, die zeigen, dass bestimmte ätherische Öle wie bspw. Rosmarin, Pfefferminze, Basilikum und Zitrone die geistige Wachheit und die Gedächtnisfunktion verbessern können, was wiederum das Risiko verringern kann, an Alzheimer oder Demenz zu erkranken.

Angst und Depression lösen

Das Älterwerden ist häufig mit ängstlichen Zuständen und depressiven Episoden verbunden. Um solche Beschwerden einzudämmen, können Zitrusöle wie Orange, Zitrone, Grapefruit, Bergamotte oder Neroli eingesetzt werden, denn sie heben die Stimmung. Ätherische Öle aus Zitrusfrüchten wirken gut, weil sie natürliche antidepressive Eigenschaften haben. Bei Panikattacken kann das Öl der Rose sehr gut unterstützen.

Atembeschwerden und Erkältung behandeln

Senioren haben ein viel höheres Risiko, Erkältungen, Husten und Grippe zu bekommen. Die damit einhergehenden Beschwerden, besonders der Atemwege, können jedoch wirksam mit ätherischen Ölen behandelt werden, die starke antivirale, antibakterielle, schwellungshemmende und schleimlösende Eigenschaften besitzen. Dazu gehören Eukalyptus, Pfefferminze, Teebaum, Lavendel, Rosmarin und Thymian.

Hautprobleme lösen

Die alternde Haut wird zunehmend empfindlicher, daher leiden ältere Menschen unter einer Vielzahl von Hautproblemen, die von einfachen Schnittwunden und Schrammen bis hin zu schmerzhaften Hautreizungen und letztlich Faltenbildung reichen. Wenn du eine Schnitt- oder Schürfwunde hast, wirken die Öle von Lavendel, Teebaum oder Römische Kamille, weil sie antimykotische, antiseptische und entzündungshemmende Eigenschaften besitzen.

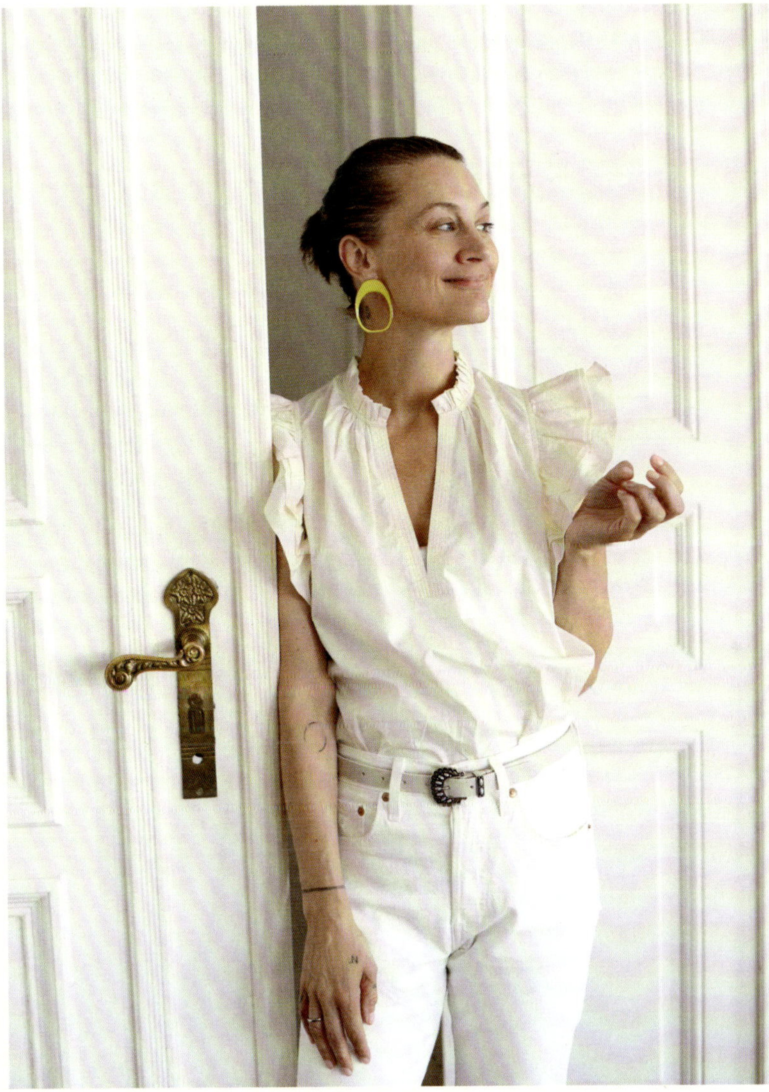

VERDÜNNUNGEN FÜR KINDER

Achte darauf, dass du deine ätherischen Öle gut vor kleinen Kindern bewahrst. Sie sollten generell nicht in ihre Hände gelangen, denn kleine Kinder können sogar komplizierte Verschlüsse mit emsiger Geduld aufschrauben – und das kann gefährlich werden! Für kleine Kinder gibt es extra kindersichere Verschlüsse, die du dir besorgen kannst, wenn du dir wirklich sicher sein möchtest. Hier eine Tabelle, die vom Tisserand Institut[1] zu den Verdünnungsgraden von ätherischen Ölen bei der Anwendung für Kinder empfohlen wird:

- bis zu 3 Monaten > 0,1–0,2 %
- 3–24 Monate > 0,25–0,5 %
- 2–6 Jahre > 1–2 %
- 6–15 Jahre > 1,5–3 %
- 15 oder älter > 2,5–5 %

Ich bekomme häufig Fragen, ob Pfefferminze oder Eukalyptus bei Kindern angewandt werden können. Die Meinungen gehen da sehr auseinander. Pfefferminze und Eukalyptus sind zwei der effektivsten ätherischen Öle bei Atemwegsinfektionen, aber zu große Mengen können für kleine Kinder gefährlich sein. Aufgrund des 1,8-Cineols in Eukalyptus und des Menthols in Pfefferminze können diese Öle die Atmung verlangsamen und möglicherweise bei Kindern neurologische Probleme verursachen. Der Gründer des Instituts, Robert Tisserand, gibt deshalb sichere Anwendungshinweise:

Pfefferminze: Bei Kindern unter 3 Jahren am besten ganz vermeiden. Bei Kindern im Alter von 3–6 Jahren kann das ätherische Öl diffundiert oder topisch mit einer Verdünnung bis zu 0,5 % aufgetragen werden.

Eukalyptus: Bei Kindern unter 3 Jahren kann Eukalyptus diffundiert oder topisch mit einer Verdünnung bis zu 0,5 % aufgetragen werden. Bei Kindern im Alter von 3–6 Jahren kann das ätherische Öl diffundiert oder topisch mit einer Verdünnung bis zu 1,0 % aufgetragen werden.

---

[1] https://tisserandinstitute.org/learn-more/kids-inhalation-safety/ (aufgerufen am 3.8.2021)

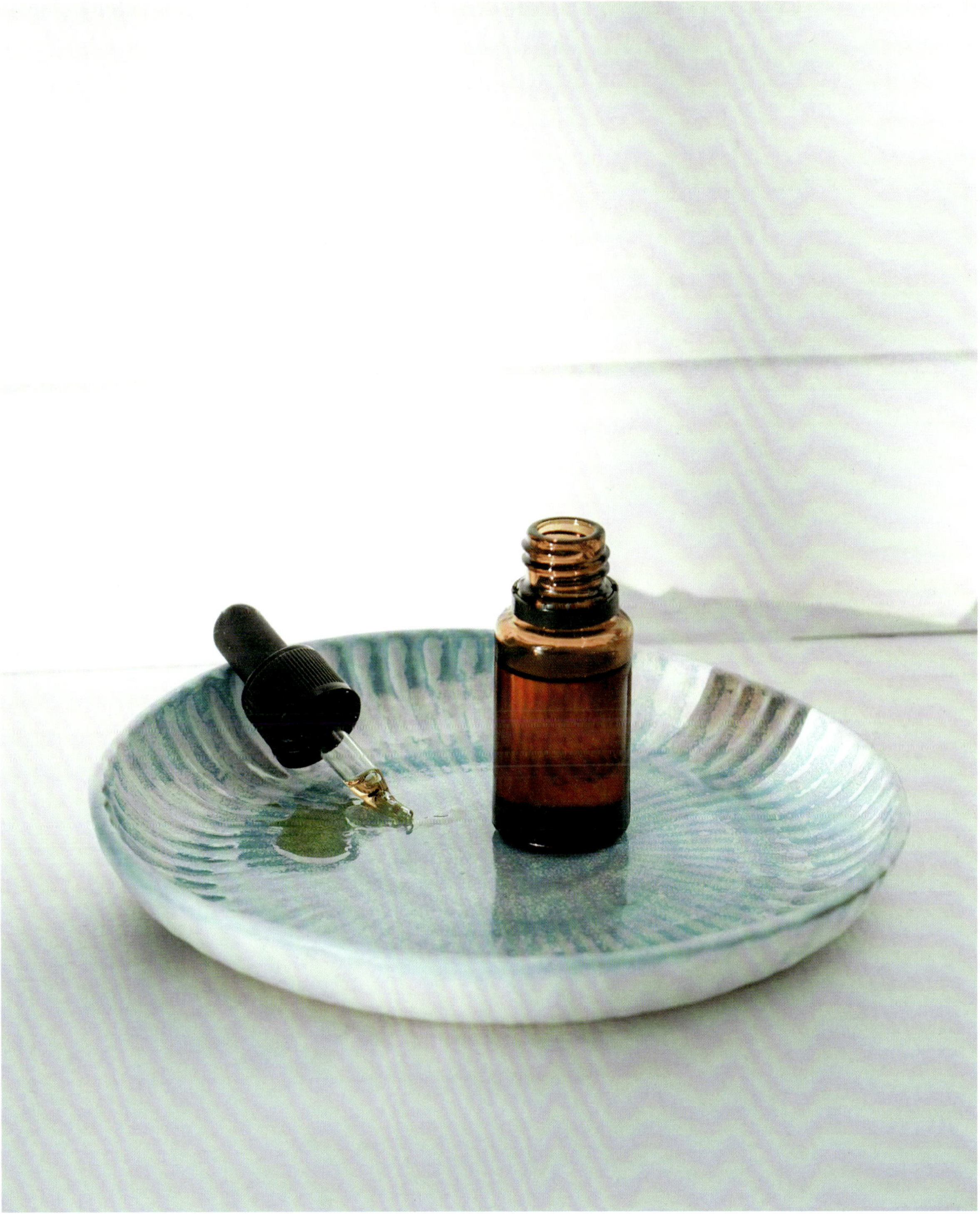

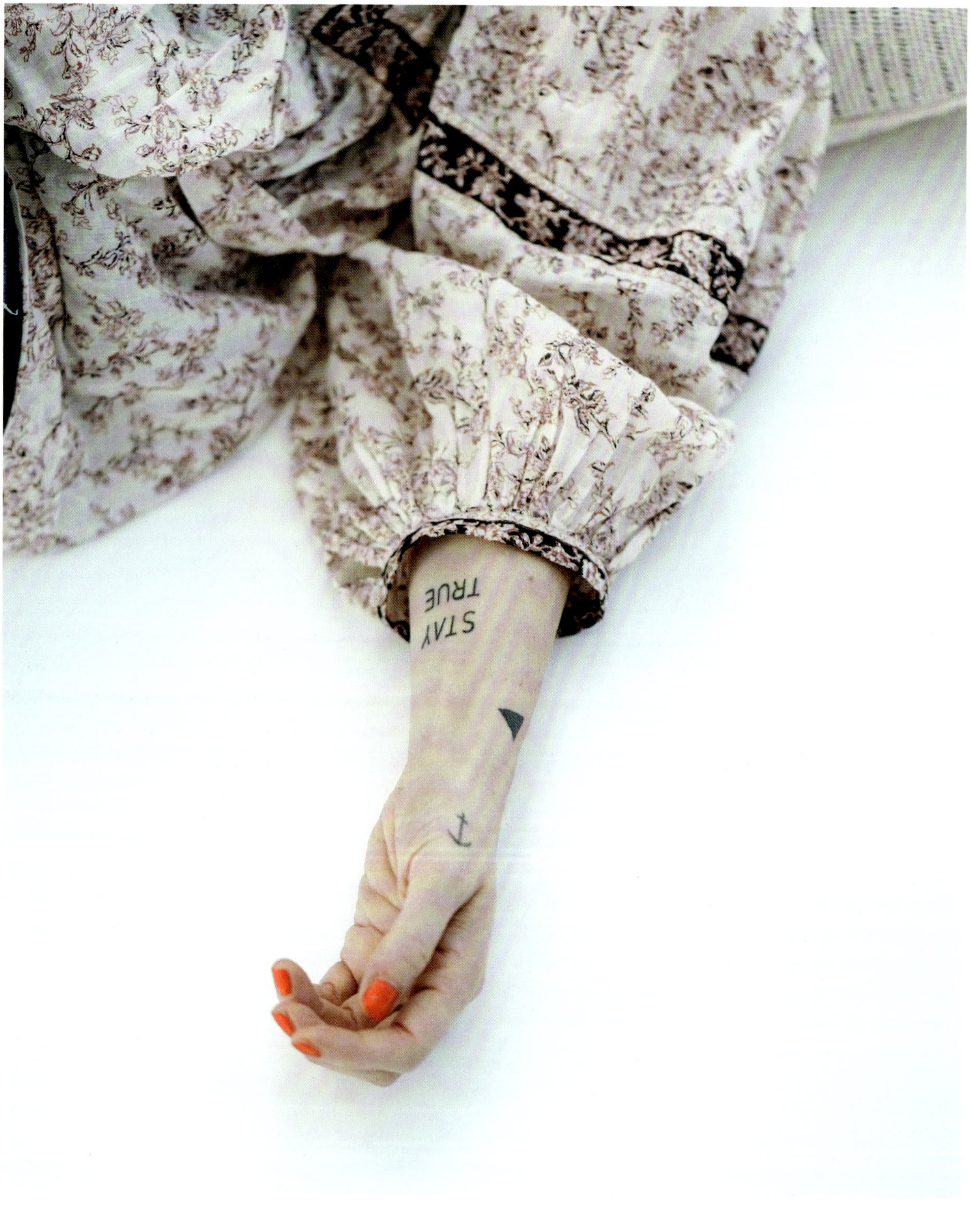
STAY
TRUE

ENTSPANNENDE ÖL-BÄDER

Aromatherapie ist ein kraftvoller Weg, um Stress abzubauen und das Leben entspannter und gelassener zu gestalten. Wenn du entspannt und weniger gestresst bist, kommt dein Körper mehr ins Gleichgewicht. Baden mit ätherischen Ölen kann u. a. den Geist und den Körper beruhigen, die Durchblutung fördern, die Haut beruhigen und nähren, Muskelschmerzen und Gelenkbeschwerden lindern, Menstruationskrämpfe mildern und Atemwegsprobleme lösen.

Wenn ich das Gefühl habe, extrem innerlich angespannt und vor allem auch körperlich verspannt zu sein, nehme ich sehr gern ein Öl-Bad. Es ist himmlisch! Es muss gar nicht lang sein, aber das Gefühl, für einen Moment im Wasser zu schweben, vom Duft hochwertiger ätherischer Öle umgeben, bringt mich schnurstracks wieder zu mir selbst zurück und lässt mich gelöst sein. Für mich ist ein Erholungsbad nährend für meine Seele; danach fühle ich mich wieder zentriert und in meinem Kern angekommen.

Wenn du ein ätherisches Öl-Bad kreieren möchtest, musst du einiges beachten, denn du kannst nicht einfach die Öle dem Badewasser pur hinzufügen. Du solltest das ätherische Öl deiner Wahl zunächst in einem Pflanzenöl verdünnen oder mithilfe eines Emulgators in ein wässriges Medium auflösen. Wenn du das nicht beachtest und einfach irgendein Öl in die Badewanne schüttest, kannst du keine positiven Ergebnisse erwarten – ätherische Öle sind nämlich nicht wasserlöslich! Die Tröpfchen würden nur an der Wasseroberfläche schwimmen und an den Wannenrändern haften bleiben oder sich schlimmstenfalls auf deiner Haut konzentrieren. Es besteht die Gefahr von Hautreizungen, manchmal auch an empfindlichen Stellen. Das wäre also nicht nur verschwenderisch, sondern kann vor allem auch deiner Haut schaden. Mische sie daher vorher in Trägeröl oder Castile-Seife.

SO GEHT`S

Zuerst gibst du 3–6 Tropfen ätherische Öle zu 1 Esslöffel Castile-Seife (unparfümiert) oder Trägeröl hinzu. Die zwei besten Trägeröle zum Baden sind für mich fraktioniertes Kokosnussöl oder Jojobaöl; andere Trägeröle nutze ich zum Baden eher selten. Als Nächstes lässt du das Badewasser mit einer für deine Haut geeignete Temperatur einlaufen. Während deine Wanne sich füllt, kannst du dem laufenden Wasser etwa ¼ bis ½ Tasse Epsom-Salz (Bittersalz) oder Himalaja-Salz hinzufügen; so kann es sich gut auflösen. Dann gibst du deine Öl-Mischung ins Badewasser und wirbelst das Wasser gründlich mit der Hand durch. Steige vorsichtig in die Badewanne. Hinweis: Warte nicht so lange, denn das warme Wasser lässt die ätherischen Öle schnell verdampfen.

Ungeeignete ätherische Öle

Es gibt einige ätherische Öle, die beim Baden nicht verwendet werden sollten, da diese hautreizende Eigenschaften besitzen. Dazu gehören Zimt, Cassia, Nelke, Oregano, Thymian und Wintergrün.

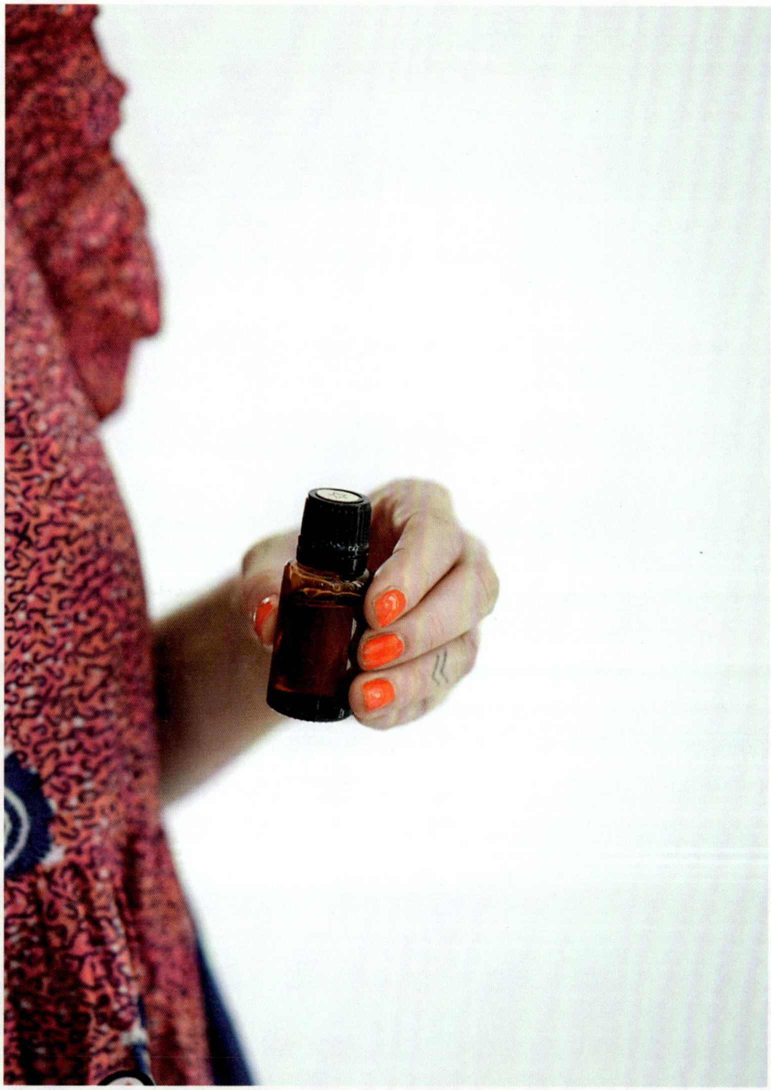

Geeignete ätherische Öle

Ich persönlich nehme gern auch mal ein Bad mit nur einem ätherischen Öl, aber meistens nutze ich Kombinationen. Du kannst also aus den folgenden Kategorien eines der Öle auswählen oder dir eine Mischung kreieren. Denke daran: Für ein Vollbad reichen insgesamt 3–6 Tropfen, teile die Menge also auf, solltest du mehrere Öle auf einmal nutzen.

Erholsamer Schlaf – Lavendel, Vetiver, Baldrian, Zeder, Orange

Bad für Kinder – Lavendel, Petitgrain, Mandarine, Sandelholz, Vetiver, Römische Kamille

Sanfte Haut – Copaiba, Weihrauch, Geranie, Rose, Sandelholz

Entspannung – Petitgrain, Lavendel, Ylang-Ylang, Koriander, Mandarine, Weihrauch, Copaiba

Innenkehr – Weihrauch, Sandelholz, Patchouli, Myrrhe, Muskatellersalbei

Stimmungsaufheller – Grapefruit, Limette, Mandarine

BADE-MISCHUNGEN

„ADIEU STRESS“

- 2 Tropfen Lavendel
- 2 Tropfen Orange
- 1 Tropfen Zypresse
- 1 Tropfen Copaiba
- 1 Esslöffel fraktioniertes Kokosnussöl

„BYE, BYE ÜBERFORDERUNG“

- 2 Tropfen Grapefruit
- 2 Tropfen Orange
- 2 Tropfen Lavendel
- 1 Esslöffel Jojobaöl

„INNERER FRIEDEN“

- 2 Tropfen Weihrauch
- 2 Tropfen Patchouli
- 2 Tropfen Limette
- 1 Esslöffel fraktioniertes Kokosnussöl

TROCKENBÜRSTEN MIT ÖLEN

Ich erinnere mich daran, dass meine Mutter schon immer mit einer Trockenbürste im Badezimmer herumhantiert hat. Ich selbst habe erst vor ein paar Jahren damit angefangen, täglich am Morgen meine Haut mit einer Trockenbürste zu bearbeiten. Und es tut mir, meiner Haut und meinem Wohlbefinden unheimlich gut. Für mich ist es zu einem großartigen Ritual geworden, um in den Tag zu starten. Und da ich es so unterstützend finde, gerade auch in Verbindung mit ätherischen Ölen, möchte ich ein klein wenig tiefer auf das Trockenbürsten eingehen, denn es kann deinem ganzen Tag eine frische Ausrichtung geben.

Vielleicht hast du schon einmal etwas über das Trockenbürsten gehört: Es scheint in der Beauty- und Wellnesswelt in letzter Zeit überall präsent zu sein. Trockenbürsten ist ein uraltes Ritual, bei dem die Haut gepeelt und das Lymphsystem stimuliert wird.

Giftstoffe ausschwemmen – Das Lymphsystem ist ein Netzwerk von Knoten, Gefäßen, Drüsen und Organen, die fast jeden Teil des Körpers betreffen. Seine Hauptaufgabe ist es, Giftstoffe auszuspülen und schädliche Eindringlinge abzuwehren. Es transportiert im Grunde den Abfall aus den Geweben in den Blutkreislauf. Von dort aus werden die Giftstoffe durch die Milz, das größte lymphatische Gewebe im Körper, gefiltert. Das Trockenbürsten hilft der Haut, das Lymphsystem zu stimulieren und regt die Durchblutung an. Das bedeutet, dass die im Gewebe angesammelten Giftstoffe gut abfließen können.

Hautpeeling – Die festen Borsten einer Trockenbürste helfen dabei, die Haut ohne Pflegeprodukte oder Wasser zu peelen. Du kannst die Haut buchstäblich einfach abbürsten, um abgestorbene Hautzellen zu entfernen, und genießt anschließend eine glatte, seidige Haut, die sich anfühlt, als wärst du den ganzen Tag in einem Spa gewesen.

Cellulite reduzieren – Da das Trockenbürsten der Haut dabei hilft, den Fluss des Lymphsystems zu stimulieren, kann es auch helfen, das Erscheinungsbild von Cellulite zu reduzieren, denn es fördert die Durchblutung der Haut und das Bürsten selbst hilft, die Haut zu glätten und weicher zu machen.

Die Poren reinigen – Trockenbürsten öffnet die Poren der Haut und reinigt sie. Es ist ideal geeignet für Problembereiche (Akne, Hautunreinheiten) wie Gesicht und Rücken. Achte nur darauf, dass du eine kleinere Bürste mit weicheren Borsten für das Gesicht verwendest. Mittlerweile gibt es da schon richtig tolle Bürsten, wie ich erst vor Kurzem gesehen habe.

Vitalisieren – Trockenbürsten wirkt belebend und du fühlst dich voller Energie. Die Borsten der Trockenbürste auf der Haut haben eine sehr anregende Wirkung. Also bürste deine Haut, wenn du einen Energieschub brauchst. Das kann am Morgen sein, um wach zu werden, oder am Nachmittag, um das Nachmittagstief zu überwinden.

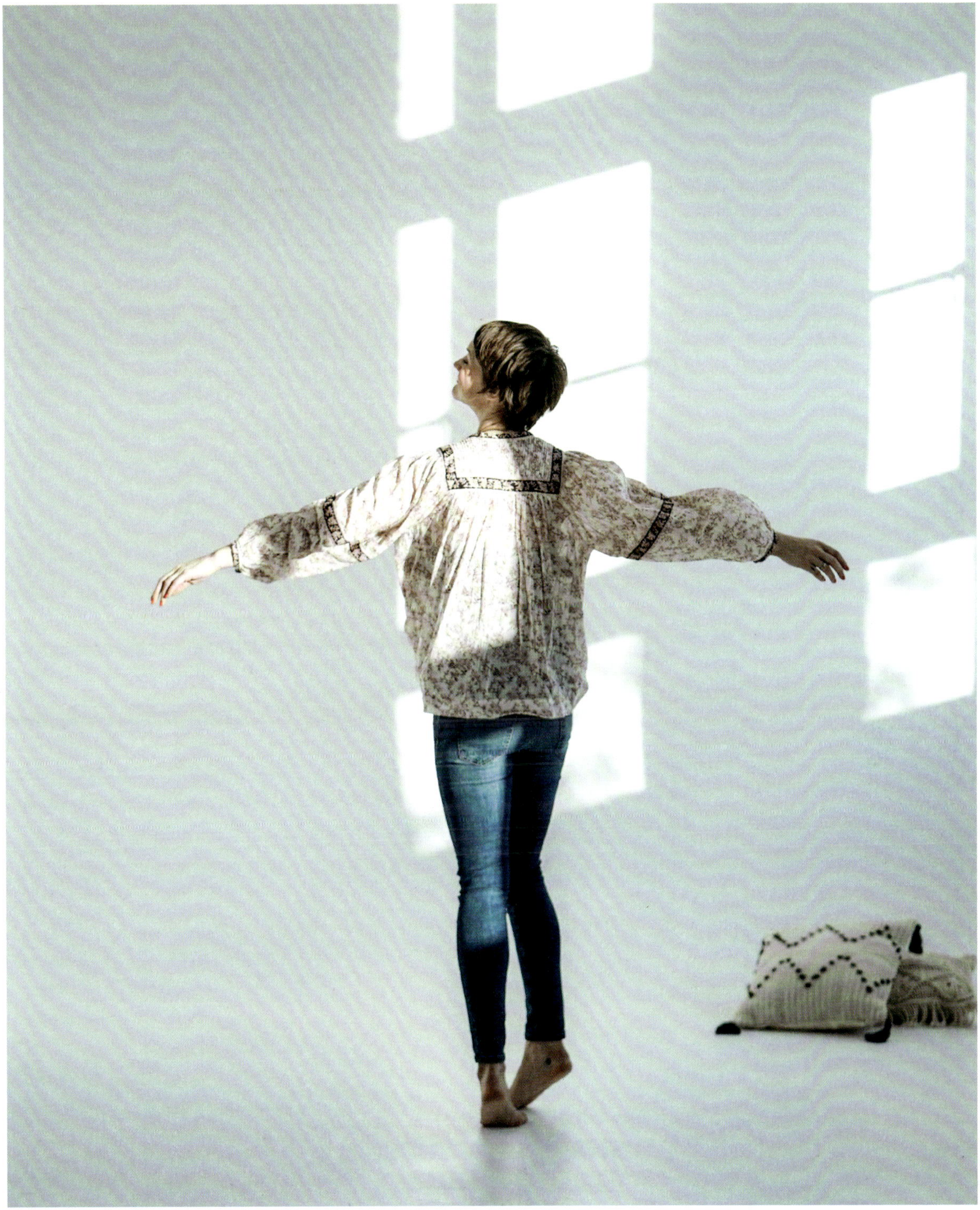

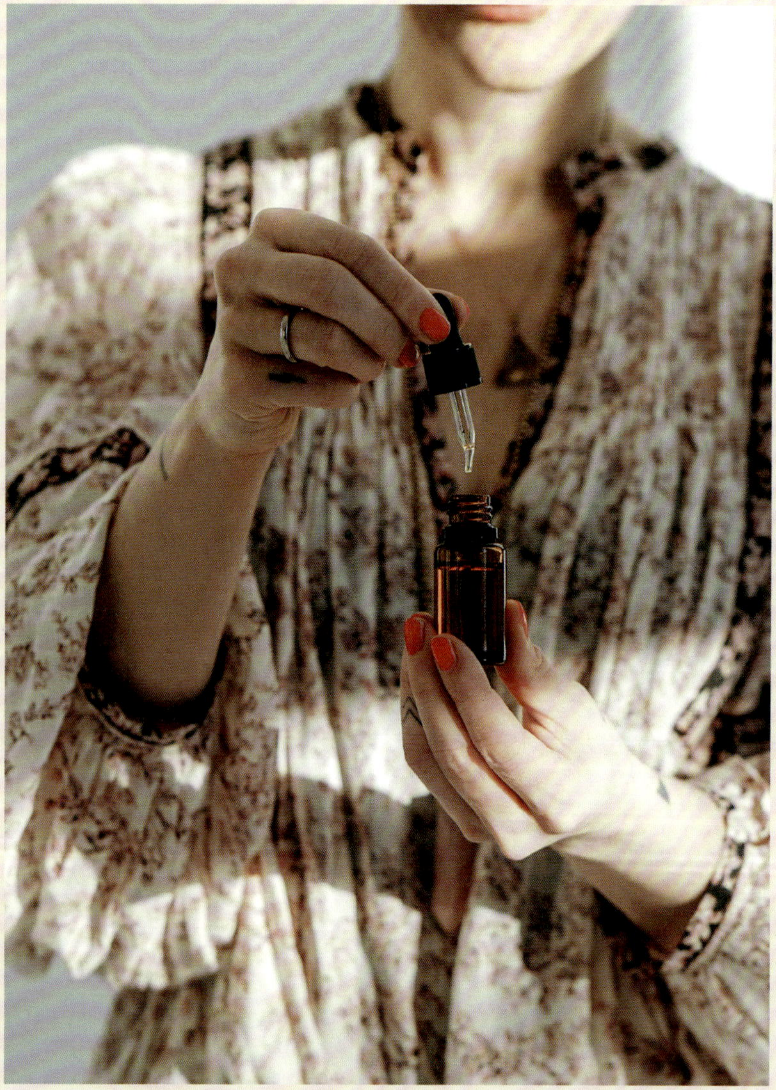

SO GEHT`S

Die Methode des Trockenbürstens der Haut ist eigentlich ganz einfach, aber es gibt eine Reihe von Schritten zu befolgen. Verwende eine natürliche Hautbürste, die feste Borsten und entweder einen langen Griff oder einen Griff direkt an der Rückseite der Bürste hat, damit du alle Bereiche des Körpers leicht erreichen kannst. Für das Gesicht nutze eine weitere, kleinere und weichere Bürste.

Ziehe dich aus und steige in die Dusche. Drehe den Wasserhahn nicht auf. Ich mache das Trockenbürsten immer direkt unter der Dusche, weil es anschließend einfacher ist, die abgestorbenen Hautzellen abzuspülen. Beginne an den Füßen – ich bearbeite immer sehr emsig meine Fußsohlen – und bürste in langen Strichen oder im Kreis von unten nach oben weiter. Bürste mehrmals über jeden Bereich, etwa 5–10 Mal. Bürste in Richtung Herz/Brust.

Sobald du den ganzen Körper ordentlich gebürstet hast, dusche dich gründlich ab, tupfe dann sanft den Körper trocken – und verwende abschließend Kokosnuss- oder Mandelöl mit 2–3 Tropfen ätherischem Öl, um die Haut mit Feuchtigkeit zu versorgen.

Ich nutze gern folgende Öle: Geranie, Weihrauch, Sandelholz, Grapefruit, Schwarz-Fichte, Zeder, Limette, Rose, Grüne Minze, Ylang-Ylang, Pfefferminze.

Der ganze Vorgang dauert etwa 5–10 Minuten. Denke daran, dass Trockenbürsten die Haut belebt und du dich danach wahrscheinlich energiegeladen fühlst, deshalb wäre es weniger ratsam, bevor du schlafen gehst. Reinige deine Trockenbürste wöchentlich mit Wasser und ein bisschen hochwertiger Seife und lasse sie an der Luft trocknen. Ersetze deine Trockenbürste alle 12–18 Monate oder nach Bedarf.

Bei empfindlicher Haut

Trockenbürsten würde ich nicht empfehlen für Menschen mit empfindlicher Haut oder Hautkrankheiten wie Ekzemen, Schuppenflechte und übermäßig trockener Haut, da es die Symptome verschlimmern kann und nicht selten schmerzhafte Irritationen verursacht. Bei Menschen mit der häufig auftretenden Hauterkrankung Keratosis pilaris (Reibeisenhaut) könnte sich das Hautbild beim Trockenbürsten zwar theoretisch durch den Peeling-Effekt verbessern, es kann aber auch genauso gut das Gegenteil eintreten. In jedem Fall rate ich von zu häufigem, zu starkem oder zu aggressivem Bürsten ab. Am besten ist es, vorher mit deinem Arzt zu sprechen, wenn du Hautprobleme hast.

HAUSGEMACHTE KÖRPERBUTTER

Wusstest du, dass herkömmliche Körperlotionen und -cremes häufig eine Reihe von giftigen Inhaltsstoffen enthalten? Du wirst überrascht sein, was du in ihnen finden wirst, wenn du mal wirklich nachforschst. Sogar viele sogenannte „natürliche" Marken haben fragwürdige Inhaltsstoffe und kosten im Laden ein kleines Vermögen. Ich liebe es, meine Körperbutter selber zu machen – es geht flink, kostet viel weniger und ich weiß, was drin ist!

Du kannst deine eigene Körperbutter ganz einfach selbst herstellen. Du sparst dabei Geld und entscheidest außerdem allein, was in deine Körperbutter hineinkommt und mit welchen ätherischen Ölen du sie anreichern möchtest. Ich mache mir sehr oft Körperbutter selbst, mal mit Sandelholz, dann mit Patchouli, gern auch mit Geranie – einfach himmlisch!

Körperbutter ist ein Feuchtigkeitsspender für die Haut und enthält typischerweise Kakaobutter, Sheabutter, Kokosnussöl oder ein anderes Öl auf pflanzlicher Basis. Sie ist dicker als Lotionen und ist besonders effektiv, um trockene Haut zu „verjüngen", egal, ob man sie am ganzen Körper oder nur an Problemstellen wie Ellenbogen und Knien verwendet.

Selbst gemachte Körperbutter eignet sich übrigens hervorragend als Geschenk, du musst die Rezeptmengen einfach nur verdoppeln oder verdreifachen, um ein paar Portionen mehr zu haben, die du an Freunde oder Familie verschenken kannst.

Wenn es draußen sehr heiß ist, kann die Körperbutter ein wenig von ihrer aufgeschlagenen Konsistenz verlieren. Das macht nichts, sie ist immer noch fantastisch. Du stellst sie am besten in den Kühlschrank, damit sie wieder fester wird, und dann schlägst du sie in der Küchenmaschine erneut auf.

Körperbutter selbst herstellen

Gib 1 Tasse Kokosnussöl, ½ Tasse Sheabutter und 10 Tropfen des ätherischen Öles deiner Wahl in eine Küchenmaschine. Lasse die Masse auf höchster Drehstufe pulsieren, bis die Körperbutter eine aufgeschlagene Konsistenz hat (ca. 2 Minuten). Mit einem Spatel oder Holzlöffel kannst du sie herausnehmen und in ein Glasgefäß (ich nutze meist leere Marmeladengläser) füllen. Bewahre sie an einem kalten, dunklen Ort auf, dann hält sie sich etwa 6 Monate. Wenn du einen Löffel oder Spatel zur Entnahme der Körperbutter verwendest und nicht deine Finger, verlängert sich sogar die Haltbarkeit deiner Körperbutter.

Mach dir keine Sorgen, wenn sich deine Haut erst fettig anfühlt, sobald du die Butter aufgetragen hast; deine Haut wird sie schnell absorbieren. Sheabutter kann übrigens je nach Marke in Textur und Farbe variieren, aber sie funktionieren alle gut.

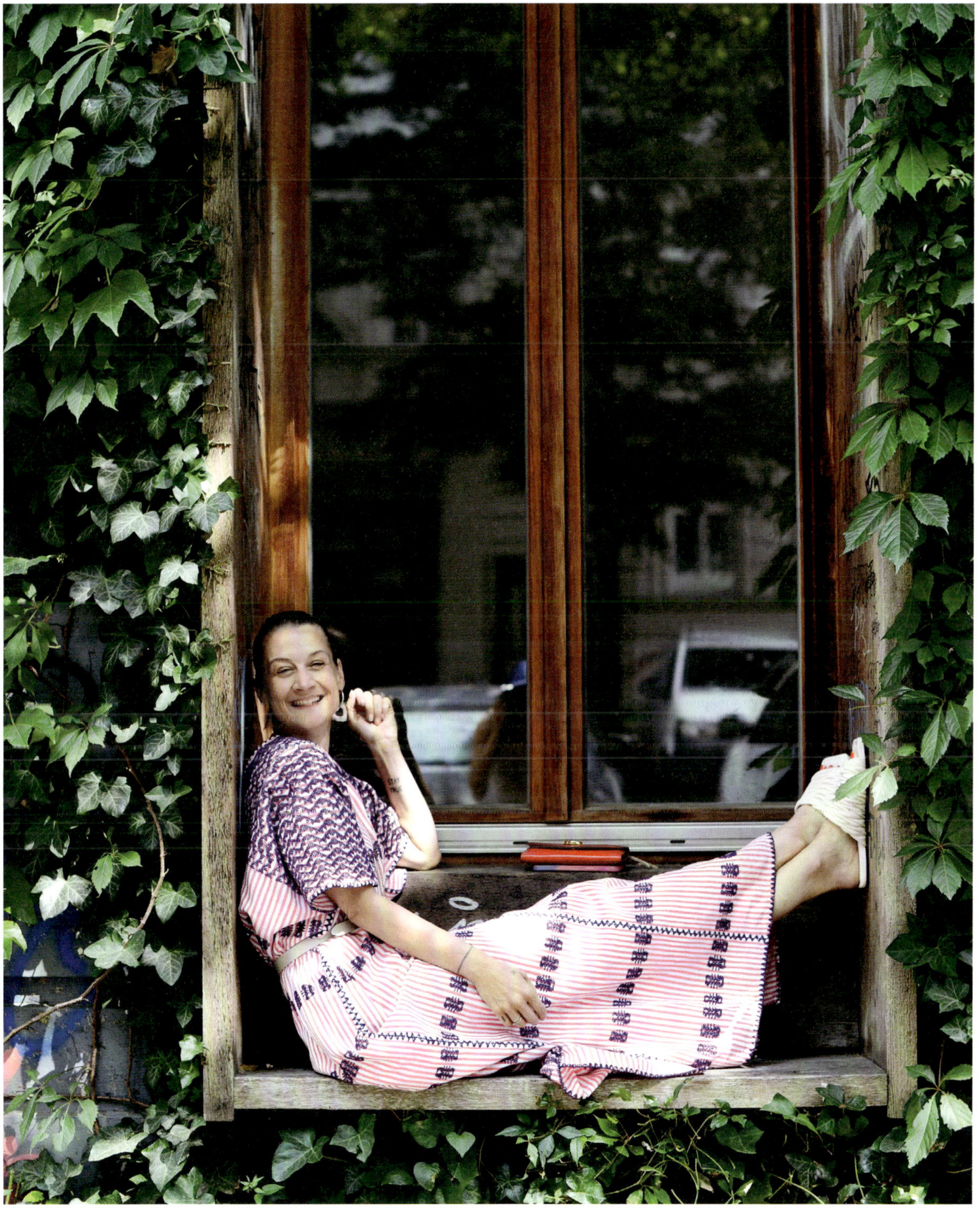

TROCKENSHAMPOO SELBST GEMACHT

Wenn du viel unterwegs bist, ist es manchmal sehr praktisch, ein Trockenshampoo zur Hand zu haben. Das mag für dich vielleicht nicht jeden Tag gelten, doch es kann „Wartezeiten" zwischen den Haarwäschen auf angenehme Weise verlängern. Ich bin ein großer Fan von nützlichen Dingen. Ich habe selbst eine sehr empfindliche Kopfhaut und kann meine Haare nicht jeden Tag waschen, daher muss ich ein bisschen achtsam damit sein. Die folgenden beiden Rezepte zeigen dir, dass selbst gemachtes Trockenshampoo obendrein günstig herzustellen ist und du die Zutaten wahrscheinlich schon in deiner Küche hast. Verfeinert mit deinen liebsten ätherischen Ölen: grandios!

LIEBER PULVER ODER SPRAY?

Es ist wirklich nur eine Vorliebe. Ein DIY-Trockenshampoo-Pulver eignet sich hervorragend, um Zeiten zwischen den Wäschen zu überbrücken. Das DIY-Trockenshampoo-Spray ist besser für fettiges Haar oder wenn das Haar mehr Hilfe beim Desodorieren braucht, z. B. nach einem Workout. Letztlich verhilft aber beides zu mehr Haarvolumen und absorbiert überschüssiges Fett. Ich bevorzuge das Spray für den häufigen Gebrauch. Es liegt leicht auf dem Haar und es sieht immer so aus, als ob ich es gerade gewaschen hätte.

Trockenshampoo-Pulver

4 Esslöffel Pfeilwurzel-Pulver (für dunkles Haar zusätzlich 2 Esslöffel Kakaopulver)
1 Esslöffel Bentonit-Ton (bspw. aus der Drogerie)
4 Tropfen Lavendel
2 Tropfen Rosmarin
Gefäß (100 ml)

Vermische alle Zutaten in einer Schüssel und verwahre das Pulver dann in einem geeigneten Gefäß. Vor jedem Auftragen auf das Haar solltest du die Mischung noch mal extra gut verrühren. Gib ein bisschen Pulver in deine Handflächen, verreibe es vorsichtig und massiere es gleichmäßig auf die Kopfhaut ein.

Dieses selbst gemachte Trockenshampoo-Pulver eignet sich hervorragend für die tägliche Haarauffrischung. Sowohl das Pfeilwurzel-Pulver als auch die Bentonit-Tonerde nimmt überschüssiges Fett auf und gibt dem Haar ein schönes, natürliches Volumen. Bewahre das Pulver in einem gut geschlossenen Gefäß in deinem Badezimmer auf und verwende es nach Bedarf. Du kannst es auf dem ganzen Haar auftragen oder mit einem Make-up-Pinsel nur auf dem Haaransatz.

Trockenshampoo-Spray

Wenn du eher ein Trockenshampoo-Spray bevorzugst, wirst du dieses Rezept sicher lieben. Die zerstäubte Flüssigkeit ist sehr angenehm auf der Kopfhaut und duftet sanft.

2 Esslöffel Pfeilwurzel-Pulver (für dunkles Haar 1 EL Pfeilwurzel und 1 EL Kakaopulver)

2 Esslöffel Wodka
½ Tasse Wasser
5 Tropfen Lavendel
3 Tropfen Rosmarin
Glassprühflasche (250 ml)

Vermische alle Zutaten in der Sprühflasche. Vor jedem Auftragen auf das Haar solltest du die Flasche gut schütteln, da sich die festen Stoffe am Boden absetzen können. Dann halte die Sprühflasche ein paar Zentimeter vom Kopf entfernt und besprühe den Ansatz und die fettigen Stellen des Haares. Das Haar sollte dabei nicht ganz durchgenässt werden. An der Luft trocknen lassen oder föhnen.

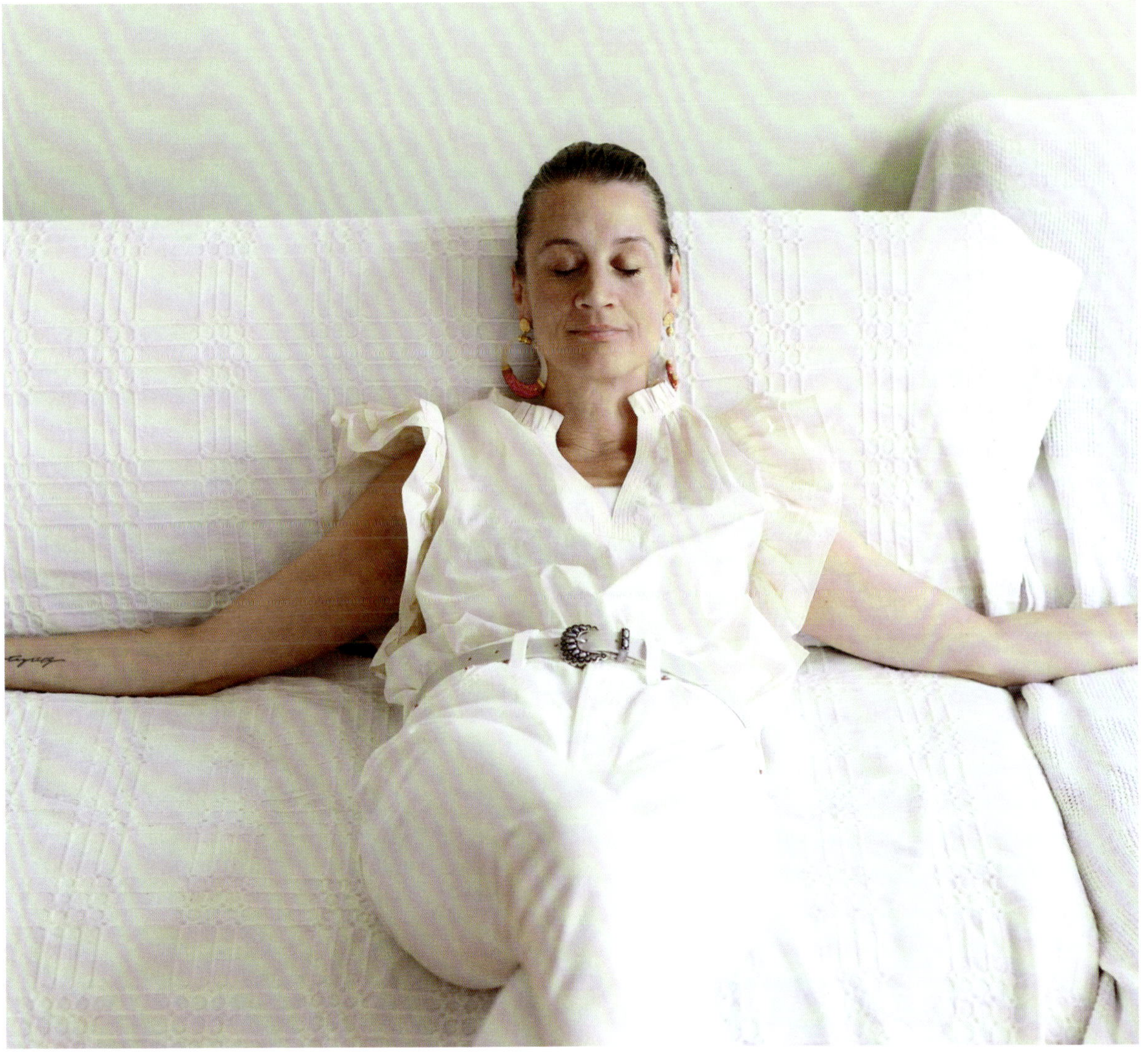

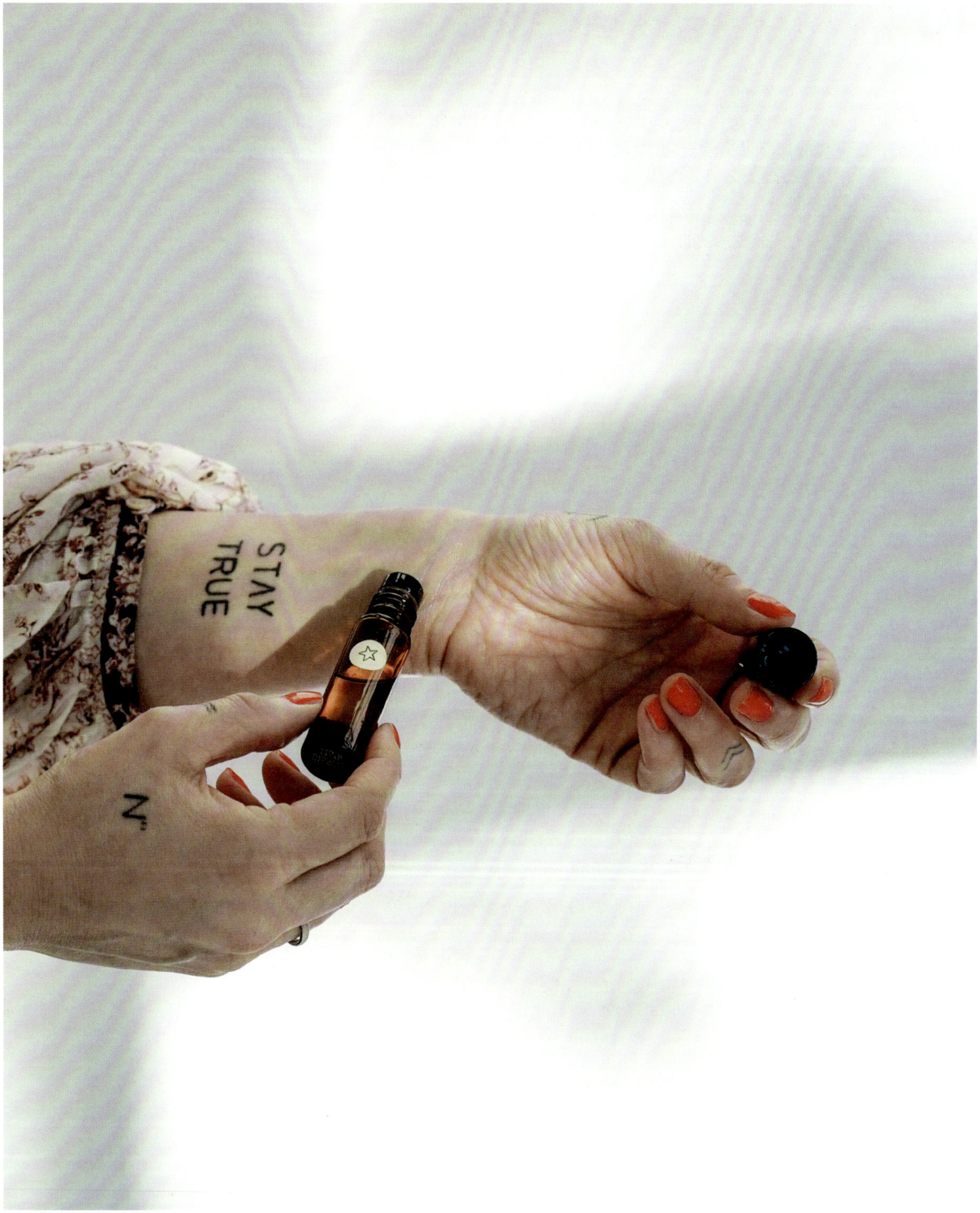
STAY
TRUE

ROLL-ON-MISCHUNGEN

Für diese Rezepte nimmst du 10 ml Roll-on-Flaschen.

„TIEFENENTSPANNT UND GEERDET“

- Schwarz-Fichte
- Zeder
- Fenchel
- Wacholderbeere
- Sibirische Tanne

Rest mit Trägeröl auffüllen.

„NERVENSTREICHLER“

- Lavendel
- Orange
- Geranie
- Copaiba
- Muskatellersalbei

Rest mit Trägeröl auffüllen

„MUT ZUR LEBENSFREUDE“

- Fenchel
- Grüne Minze
- Kardamom
- Limette
- Rosa Pfeffer

Rest mit Trägeröl auffüllen.

NATÜRLICHE HAUSHALTSREINIGER

Sehr häufig wird mir die Frage gestellt, wie ätherische Öle als Reinigungsmittel eingesetzt werden können. Immer mehr Menschen suchen nach Alternativen, um die Gifte, die gerade in so vielen Haushaltsmitteln stecken, zu vermeiden. Und das ist gut so! Du kannst all deine giftigen chemischen Reinigungsprodukte rausschmeißen und fantastische Reinigungsmittel mit nur ein paar natürlichen Zutaten herstellen. Natürliche Zutaten sind nicht nur besser für deine Gesundheit, sondern schonen auch dein Budget und du sparst auf Dauer. Diese preiswerten, ungiftigen Reinigungslösungen lassen dein Zuhause außerdem frisch und sauber riechen. Welcher chemische Reiniger kann das schon von sich behaupten? Putzen mit selbst hergestellten Reinigungsmitteln macht riesig Spaß, und ich gehöre zu den Menschen, die gerne putzen. Ich nenne es immer „Putzmeditation". Ich genieße jeden Grund, meine ätherischen Öle zu verwenden, also macht es mich glücklich, Reiniger selbst herzustellen. Mein Mann putzt übrigens auch sehr gern und er ist immer mächtig begeistert über unsere selbst gemachten Haushaltsprodukte. Sobald du deine Reinigungsroutine umstellst, wirst du ein natürlich sauberes Zuhause genießen, das umweltfreundlich und sicher für deine Familie ist.

DIE WICHTIGSTEN NATÜRLICHEN ZUTATEN

Castile-Seife – Castile-Seife löst Schmutz und entfernt Fett und hartnäckige Flecken. Diese Seife ist ein Muss für alle DIY-Seifenrezepte. Perfekt für schäumende Seifen, Waschmittel, selbst gemachte Spülmittel und andere natürliche Reinigungsmittel-Rezepte.

Backpulver – Backpulver ist großartig, um Gerüche im Haus zu absorbieren und zu beseitigen. Es hat auch eine sanfte Scheuerwirkung, sodass du es auch zum Reinigen von Arbeitsplatten, Waschbecken und Wannen verwenden kannst – ein perfektes Scheuermittel für das Badezimmer.

Essig – Essig wird in vielen natürlichen Reinigungsmittel-Rezepten verwendet, weil er von Natur aus antibakteriell und antimykotisch ist. Außerdem kann er Fett und Dreck entfernen und mineralische Ablagerungen lösen. Vermeide jedoch die Anwendung auf Natursteinoberflächen wie Granit, Marmor oder Speckstein, da die ätzende Säure diese natürlichen Oberflächen mit der Zeit angreifen und stumpf machen kann.

Olivenöl – Diese Zutat hast du wahrscheinlich sowieso in deiner Küche. Ich verwende ein sehr hochwertiges Olivenöl zum Kochen, würde es aber nicht zum Reinigen verwenden. Du kannst hier wirklich auf ein günstiges Olivenöl zurückgreifen. Verwende es als natürliches Reinigungs- und Poliermittel für Holz- und Lederoberflächen.

Einfache Baumwolltücher – Meine liebsten Putztücher; sie sind unglaublich vielseitig einsetzbar. Sie sind nützlich für Fenster, Spiegel, zum Abstauben und für Arbeitsplatten. Diese Tücher nehmen Schmutz gut auf und hinterlassen eine streifenfreie Oberfläche. Sie sind außerdem weich und nicht scheuernd, sodass sie keine Kratzer auf Lack oder glänzenden Oberflächen hinterlassen.

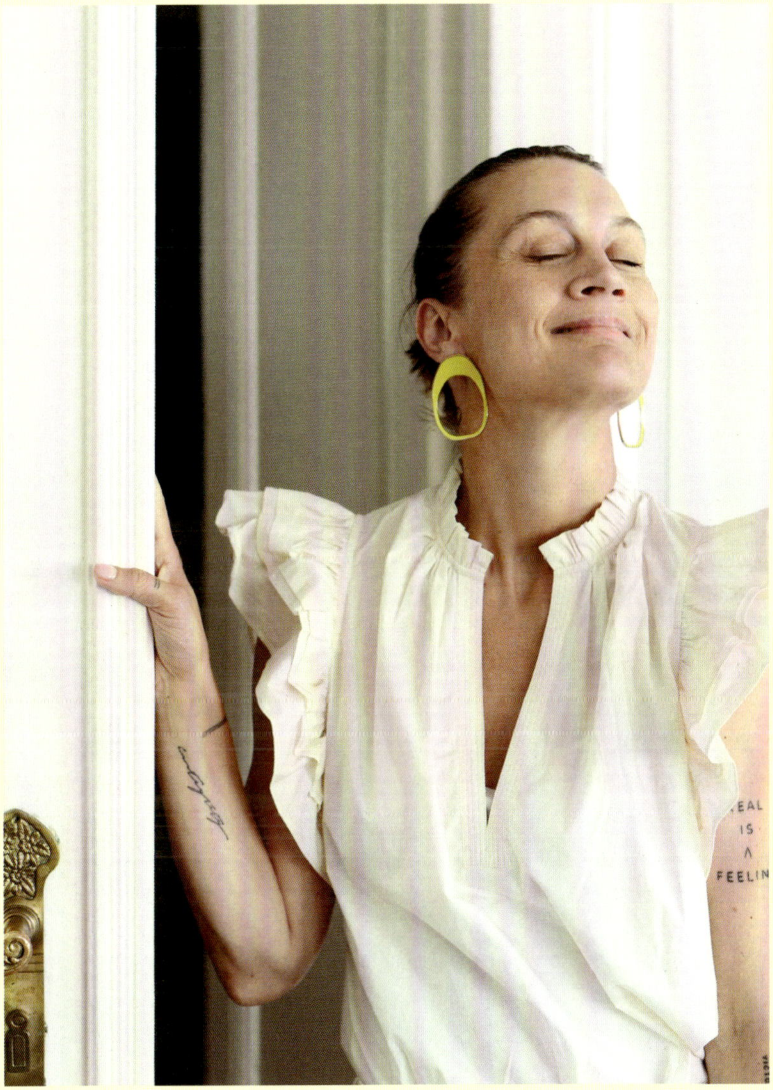

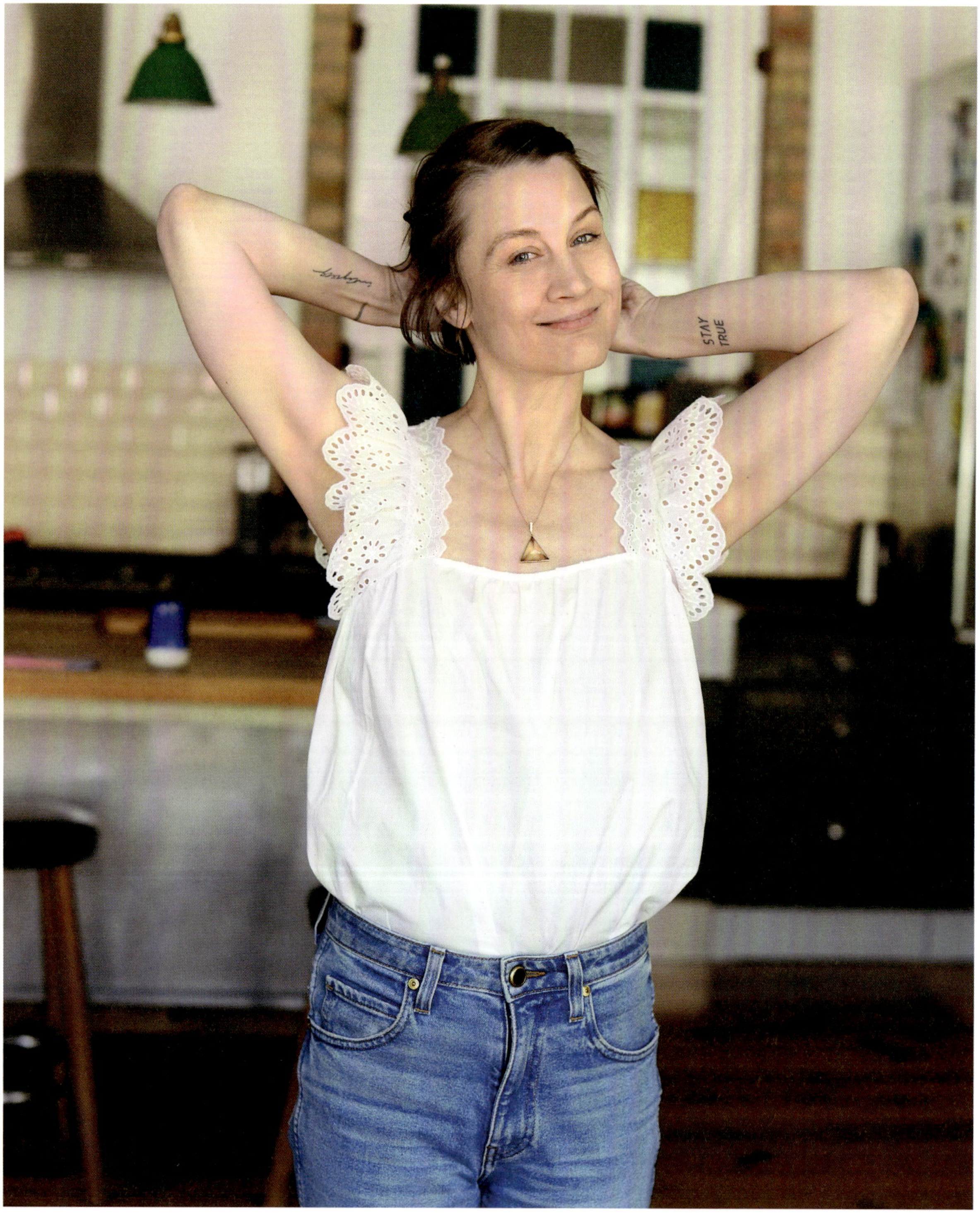
STAY
TRUE

Glas-Sprühflaschen – Sprühflaschen aus Glas sind am besten für Reinigungsmittel geeignet. 250 ml ist die perfekte Größe, weil sie für mehrere Reinigungssessions ausreicht und andererseits nicht zu groß und sperrig ist. Ich mache gerne alle 4–6 Wochen neue Reiniger, sodass diese Größe für diesen Zeitrahmen perfekt ist.

Salz – Tafelsalz ist sehr effektiv, um harte Oberflächen zu scheuern, da es von Natur aus abrasiv (reibend, schleifend) ist. Salz kann Rost, Seifenschaum und Schmutz beseitigen.

Borax – Auch wenn du vielleicht denkst, dass es sich bei Borax um eine giftige Zutat handelt, ist es ein ganz natürliches Mineral, auch bekannt als Natriumborat. Borax wird seit über hundert Jahren zur Haushaltsreinigung und für die Wäsche verwendet. Es schadet der Umwelt nicht und wird nicht von der Haut aufgenommen. Es ist jedoch giftig, wenn es verschluckt wird, also halte es von Kindern fern. Verwende es als Waschmittel, Fleckenentferner, Toilettenreiniger und mehr.

Wodka – Wodka ist ein natürliches Desinfektionsmittel. Er kann helfen, Oberflächen zu reinigen und Gerüche natürlich zu beseitigen. Ich verwende lieber Wodka als Franzbranntwein in meinen Rezepten. Ich benutze nur das billige Zeug für meine DIY-Rezepte. Ich verwende auch Kornbrand als Konservierungsmittel für Raumsprays und Lufterfrischer.

Pflanzliches Glyzerin – Pflanzliches Glyzerin ist nützlich in Rezepten mit ätherischen Ölen. Es kann DIY-Rezepte verdicken und die Haut mit Feuchtigkeit versorgen. Es wird häufig in Seifen, Lufterfrischern, Potpourris und vielem mehr verwendet.

Ätherische Öle – Ätherische Öle bieten natürliche, reinigende und klärende Eigenschaften. Du kannst eigentlich alle Zitrusöle nutzen, sie schaffen in deinen vier Wänden einen frischen und erhebenden Duft und du hast stets das Gefühl, dass alles blitzblank geputzt ist. Öle, die ich am liebsten benutze und empfehlen kann, sind: Zitrone, Geranie, Orange, Limette, Lavendel, Teebaum, Grüne Minze, Eukalyptus, Pfefferminze, Ylang-Ylang und Zitronengras.

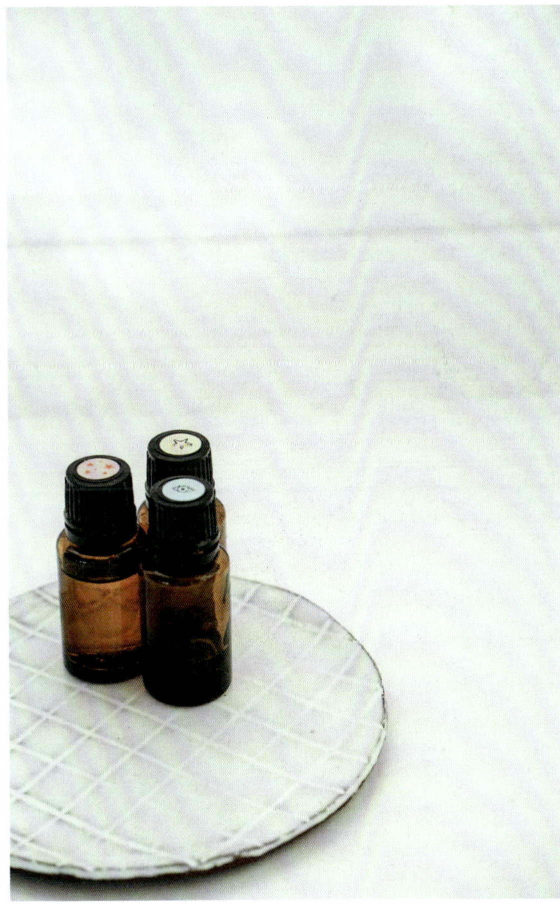

„Alles frisch" Spülmittel

- 3/4 Tasse flüssige Castile Seife
- 2 Teelöffel pflanzliches Glyzerin
- 1 1/2 Teelöffel Backpulver
- 10 Tropfen Zitrone
- 5 Tropfen Orange
- 5 Tropfen Teebaum
- 250 ml Glasflasche mit Pumpverschluss

Gib alle Zutaten in eine Glasschüssel und verrühre sie mit einem kleinen Schneebesen, bis sie gut miteinander vermischt sind. Mithilfe eines Trichters füllst du das Spülmittel in die Flasche. Zum Gebrauch gibst du einfach ein paar Spritzer ins Spülwasser oder auf einen Lappen, um das Geschirr von Hand zu waschen.

„Mülleimer-Bomben"

Wenn ich meinen Mülleimer öffne, kommt mir immer ein angenehmer Duft entgegen. Ich bin fanatisch, wenn es um Mülleimer geht. Deshalb liebe ich diese „Mülleimer-Bomben" auch so sehr. Es soll einfach überall sauber sein und gut duften.

- 2 Tassen Backpulver
- 1 Tasse Salz
- 1/2 Tasse Wasser
- 1/4 Tasse flüssige Castile Seife
- 15 Tropfen Orange
- 15 Tropfen Pfefferminze

Gib zuerst das Backpulver und das Salz in eine Schüssel und verrühre beides. Füge die Seife und die ätherischen Öle der Mischung hinzu und verrühre alles miteinander. Das Wasser kommt zum Schluss unter Rühren hinzu, bis eine Konsistenz wie feuchter Sand erreicht ist. Die Mischung soll zusammenbacken, wenn sie zusammengedrückt wird. Zu nass? Mehr Backpulver. Zu trocken? Mehr Wasser. Bessere nach, bis die Konsistenz stimmt. Forme aus der Masse mit den Händen Kugeln und gib diese in kleine Formen (Eiswürfelformen eignen sich super dafür), oder verwende einen Esslöffel, um kleine Portionen von der Masse abzustechen und auf Backpapier zu legen. Die Kugeln trocknen lassen, bis sie ausgehärtet sind, was normalerweise innerhalb von 24 Stunden geschieht. Bewahre sie in einem großen, recycelten Glasbehälter auf und verwende sie das nächste Mal, wenn dein Mülleimer eine Reinigung braucht! Lege einfach eine „Bombe" in den Mülleimer, lasse Wasser hineinlaufen und reinige ihn mit einem Lappen.

Ich liebe es auch, auf den gereinigten Mülleimerboden eine Mischung aus 2–3 Tropfen Limette und 1–2 Tropfen Teebaum zu geben, bevor ich den Mülleimerbeutel hineinhänge. Das riecht verdammt gut und immer frisch.

Schäumende Handseife

- 2 Esslöffel Castile-Seife
- 20 Tropfen Lavendel
- 2 Teelöffel pflanzliches Glyzerin
- 1 Tasse destilliertes Wasser
- 300 ml Seifenspender (am besten medizinische Glas-Seifenspender)

Gib alle Zutaten, bis auf das Wasser, in die Flasche und schwenke sie, um sie sanft zu vermischen. Dann füge das Wasser hinzu, setze den Pumpaufsatz auf die Flasche und schüttele die Mischung gut durch. Zur Anwendung: Pumpe zweimal in die Handfläche

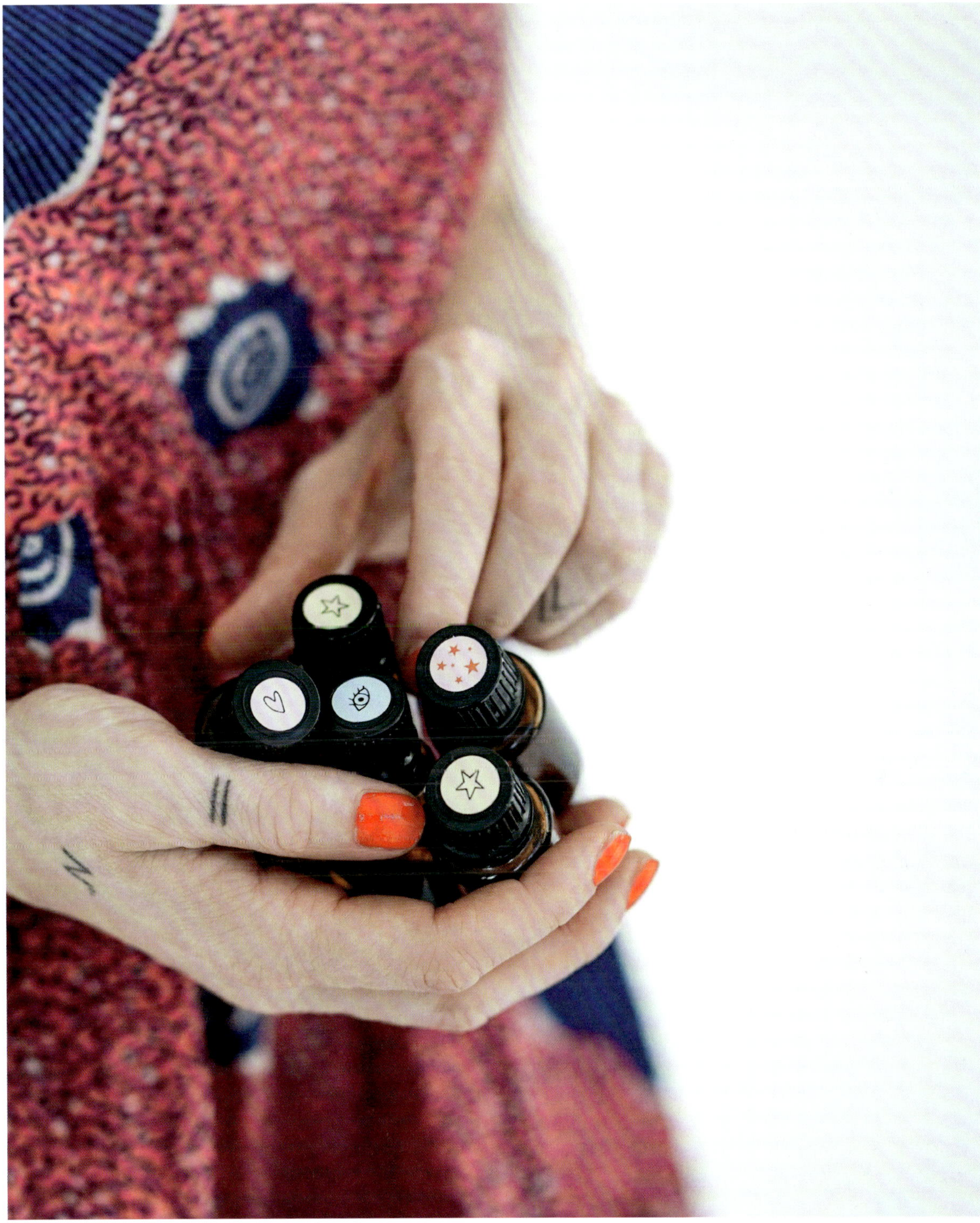

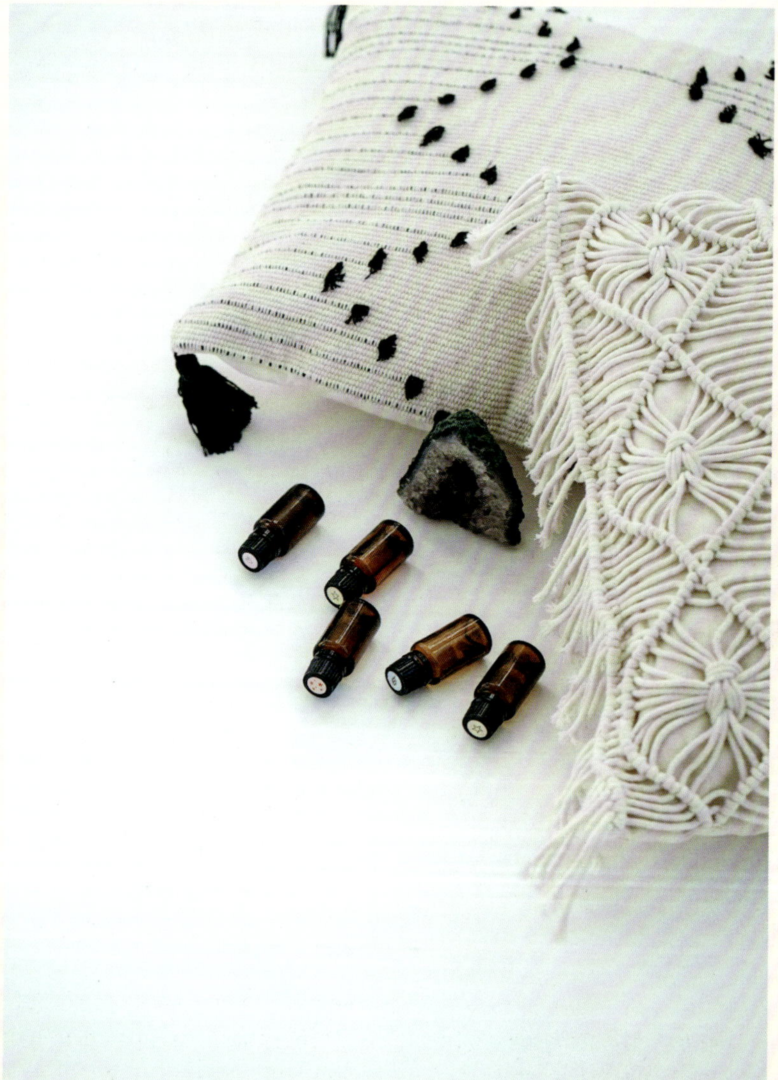

und schäume die Seife auf, dann Hände mit Wasser spülen und abtrocknen. Du kannst übrigens auch andere ätherische Öle ausprobieren – ich liebe Geranie mit Limette in dieser Handseife.

Schimmel-Reiniger

5 Tropfen Teebaum
5 Tropfen Lavendel
5 Tropfen Orange
5 Tropfen Eukalyptus
1 Teelöffel Borax
$^2/_3$ Tasse weißer Essig
$^1/_4$ Tasse destilliertes Wasser
250 ml Glasflasche mit Zerstäuber

Kombiniere alle Zutaten in der Glasflasche und schüttele sie gut durch. Vor jedem Gebrauch sollte die Flasche aufgeschüttelt werden. Auf die betroffenen Stellen sprühen und 15 Minuten einwirken lassen. Mit einem feuchten Mikrofasertuch nachwischen.

Schmutz- & Fettlöser

$^1/_4$ Tasse Backpulver
4 Tropfen Zitrone
1 Tasse Essig
250 ml Glas-Sprühflasche
Papiertücher

Gib 1 Tasse Essig in die Sprühflasche. Mische das Zitronenöl und das Backpulver zusammen und fülle die Mischung in einen leeren Gewürzstreuer. Besprühe zuerst die verschmutzte Stelle mit dem Essig und streue dann die Öl-Mischung darauf. Dann sprühe den Bereich erneut mit Essig ein und lasse der lösenden Reaktion 15 Minuten Zeit. Mit den Papiertüchern wischst du die Stelle nach. Wiederhole den Vorgang bei Bedarf bei hartnäckigen Stellen.

Duschkopf-Reiniger

Genug Essig, um Duschkopf zu bedecken
5 Tropfen Zitrone
Ziplock-Beutel

Nimm den Duschkopf von der Armatur ab und lege ihn in einen Ziplock-Beutel. Gib den Essig und das Zitronenöl in den Beutel und den Duschkopf ein paar Stunden einweichen. Wenn sich der Duschkopf nicht abnehmen lässt, kannst du den Essig und das Öl in den Beutel geben, den Duschkopf hineintauchen und den Beutel mit einem Gummiband befestigen. Achte darauf, dass du nicht mehr Flüssigkeit benutzt, als es braucht, um den Duschkopf zu bedecken.

Fensterreiniger

3 Esslöffel Essig
1 Teelöffel Franzbranntwein (gegen Schlieren, optional)
10 Tropfen Zitrusöl nach Wahl (ich nutze gern Limette)
$^3/_4$ Tasse Wasser
250 ml Glas-Sprühflasche

Vermische alle Zutaten bis auf das Wasser in der Glasflasche. Fülle dann die Flasche mit Wasser auf und schüttele sie gut. Ich nutze Baumwolltücher, um ein gutes Ergebnis zu erhalten.

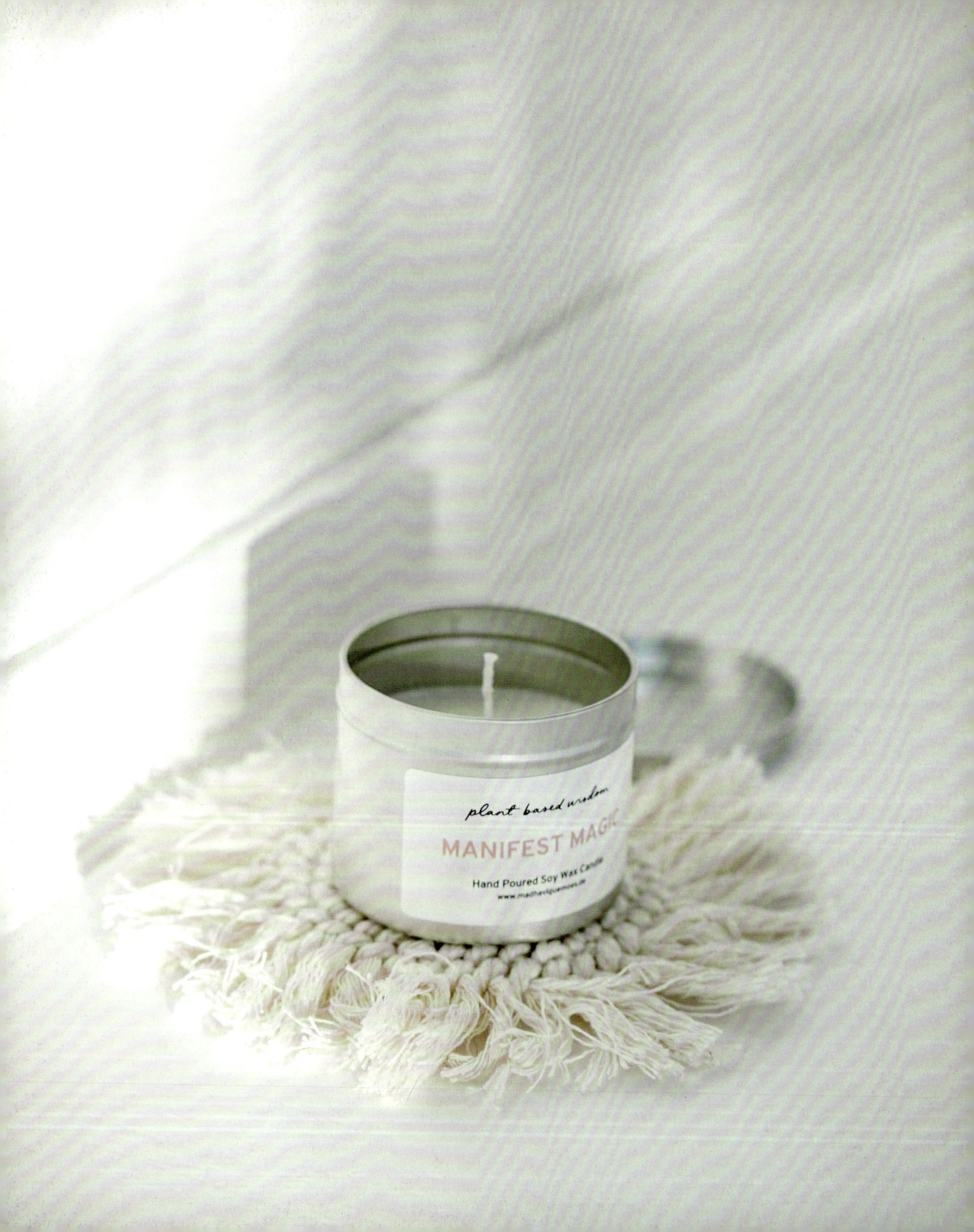
plant based wisdom
MANIFEST MAGIC
Hand Poured Soy Wax Candle

ÄTHERISCHE ÖLE

Bonus

MONATSMISCHUNGEN

Januar

„NEUES JAHR, NEUES GLÜCK“

- 4 Tropfen Lavendel
- 2 Tropfen Muskatellersalbei
- 2 Tropfen Weihrauch

„WILLENSKRAFT“

- 4 Tropfen Limette
- 2 Tropfen Bergamotte
- 2 Tropfen Grüne Minze

„WINTERBLUES“

- 3 Tropfen Pfefferminze
- 2 Tropfen Bergamotte
- 2 Tropfen Zypresse

„INSPIRIERT“

- 3 Tropfen Ylang-Ylang
- 3 Tropfen Zitronengras
- 2 Tropfen Sandelholz

„AUF GEHT’S“

- 2 Tropfen Rosmarin
- 2 Tropfen Orange
- 2 Tropfen Grapefruit

„RAUS AUS DER KOMFORTZONE“

- 2 Tropfen Schwarzer Pfeffer
- 2 Tropfen Weihrauch
- 4 Tropfen Limette

Februar

„LIMITIERUNGEN LÖSEN“

- 2 Tropfen Orange
- 2 Tropfen Schwarzer Pfeffer
- 2 Tropfen Majoran
- 2 Tropfen Weihrauch

„SONNENSCHEIN“

- 3 Tropfen Orange
- 3 Tropfen Limette
- 2 Tropfen Bergamotte

„HERZKLOPFEN“

- 3 Tropfen Grapefruit
- 2 Tropfen Geranie
- 3 Tropfen Limette

„BESÄNFTIGUNG“

- 1 Tropfen Helichrysum
- 2 Tropfen Sandelholz
- 2 Tropfen Myrrhe

„LICHT IM HERZEN“

- 2 Tropfen Majoran
- 2 Tropfen Fenchel
- 2 Tropfen Lavendel
- 2 Tropfen Jasmin

„ICH BIN ZENTRIERT“

- 3 Tropfen Vetiver
- 3 Tropfen Schwarz-Fichte
- 1 Tropfen Petitgrain
- 1 Tropfen Wacholderbeere

März

„ICH BIN SCHWUNGVOLL“

- 💧💧 Pfefferminze
- 💧💧 Limette
- 💧💧 Orange
- 💧💧 Weihrauch

„ICH BIN MOTIVIERT“

- 💧💧 Basilikum
- 💧💧 Rosmarin
- 💧💧 Zitrone
- 💧 Ingwer

„FRÜHLINGSERWACHEN“

- 💧💧 Eukalyptus
- 💧💧 Sibirische Tanne
- 💧💧 Bergamotte
- 💧💧 Grapefruit

„SONNENGRUSS“

- 💧💧 Orange
- 💧 Kardamom
- 💧💧 Zitronengras
- 💧 Teebaum

„FRÜHLINGSGEFÜHLE“

- 💧💧💧 Lavendel
- 💧💧 Zeder
- 💧💧 Bergamotte
- 💧 Patchouli

„MORGENFRISCHE“

- 💧💧 Orange
- 💧💧 Zitrone
- 💧💧 Grapefruit
- 💧💧 Douglastanne

April

„AUFBRUCH“

- 💧💧 Mandarine
- 💧💧 Grüne Minze
- 💧💧 Limette
- 💧💧 Zitrone

„BLAUER HIMMEL“

- 💧💧💧 Zitronengras
- 💧💧💧 Eukalyptus
- 💧💧 Pfefferminze

„REGENWETTER“

- 💧💧💧💧 Muskatellersalbei
- 💧💧 Lavendel
- 💧💧 Bergamotte

„ICH BIN FREI“

- 💧💧 Zypresse
- 💧💧 Weihrauch
- 💧💧 Schwarz-Fichte
- 💧💧 Neroli

„ICH BLÜHE AUF“

- 💧💧💧 Ylang-Ylang
- 💧💧 Jasmin
- 💧💧💧 Lavendel

„OSTERGLÜCK“

- 💧💧💧 Mandarine
- 💧💧💧 Zeder
- 💧 Ingwer
- 💧 Weihrauch

Mai

„ICH BIN MAGISCH“

- 💧💧 Kurkuma
- 💧💧 Orange
- 💧💧 Litsea
- 💧💧 Grüne Minze

„ENERGIE BOOSTER“

- 💧💧💧 Orange
- 💧💧💧 Grüne Mandarine
- 💧💧 Wintergrün

„ICH SCHÄTZE MICH“

- 💧💧 Weihrauch
- 💧💧 Geranie
- 💧💧 Basilikum
- 💧💧 Wintergrün

„KNALLFRISCH“

- 💧💧💧 Wacholderbeere
- 💧 Ylang-Ylang
- 💧💧 Grapefruit
- 💧💧 Bergamotte

„FRISCH UND KLAR“

- 💧 Oregano
- 💧💧💧💧 Limette
- 💧 Teebaum
- 💧💧 Weihrauch

„SONNENGEKÜSST“

- 💧💧 Zeder
- 💧💧 Weihrauch
- 💧💧 Orange
- 💧 Rosmarin

Juni

„STARTE DURCH"

- 💧💧💧 Basilikum
- 💧💧💧 Pfefferminze
- 💧💧 Weihrauch

„SCHLAF GUT"

- 💧💧💧 Römische Kamille
- 💧💧💧 Lavendel
- 💧💧 Weihrauch

„LASS LOS"

- 💧💧💧 Lavendel
- 💧💧💧 Schwarz-Fichte
- 💧💧 Copaiba

„SO FRISCH"

- 💧💧💧💧 Zitrone
- 💧💧 Pfefferminze
- 💧💧 Eukalyptus

„ENTSPANNT IN DEN TAG"

- 💧💧💧 Vetiver
- 💧💧💧 Lavendel
- 💧💧 Ylang-Ylang

„ICH BIN DANKBAR"

- 💧💧💧 Myrrhe
- 💧💧💧 Grapefruit
- 💧 Weihrauch
- 💧 Ylang-Ylang

Juli

„ENDLICH SOMMER“

💧💧💧💧 Grapefruit
💧 Eukalyptus
💧💧 Grüne Minze

„CHILL OUT“

💧 Rose
💧 Orange
💧💧💧 Lavendel
💧💧💧 Geranie

„KRÄUTERGARTEN“

💧💧💧 Rosmarin
💧💧💧 Thymian
💧 Grüne Minze
💧 Zitrone

„SONNENAUFGANG“

💧💧💧 Ingwer
💧💧💧 Orange
💧💧 Rose

„TIEFE FREUDE“

💧💧💧 Bergamotte
💧💧💧 Ingwer
💧💧 Ylang-Ylang

„ENDLICH URLAUB“

💧💧💧 Sandelholz
💧💧 Bergamotte
💧 Limette
💧 Lavendel

August

„IM PARADIES“

- 💧💧💧💧 Copaiba
- 💧💧💧 Limette
- 💧💧💧 Mandarine

„IN MIR VERANKERT“

- 💧💧 Neroli
- 💧💧 Patchouli
- 💧💧 Ylang-Ylang
- 💧💧 Sandelholz

„ICH STEHE ZU MIR“

- 💧💧💧💧 Limette
- 💧💧 Schwarzer Pfeffer
- 💧💧 Ylang-Ylang
- 💧 Jasmin

„ZURÜCK ZUR SCHULE“

- 💧 Rosmarin
- 💧💧 Pfefferminze
- 💧💧💧 Orange

„FÜNFE GERADE SEIN LASSEN“

- 💧💧💧💧 Lavendel
- 💧💧 Weihrauch
- 💧 Orange
- 💧 Ylang-Ylang

„BOTANISCHER GARTEN“

- 💧💧 Zitrone
- 💧💧 Ylang-Ylang
- 💧💧 Koriander
- 💧💧 Mandarine

September

„KLEINE PAUSE“

- 4 Tropfen Bergamotte
- 2 Tropfen Lavendel
- 2 Tropfen Muskatellersalbei

„ZUR RUHE KOMMEN“

- 2 Tropfen Schwarzer Pfeffer
- 2 Tropfen Orange
- 2 Tropfen Weihrauch
- 2 Tropfen Copaiba

„HERBSTLICH“

- 2 Tropfen Pfefferminze
- 2 Tropfen Eukalyptus
- 2 Tropfen Cassia

„MÜHELOS“

- 2 Tropfen Rainfarn
- 2 Tropfen Vetiver
- 2 Tropfen Zeder

„KOPF HOCH“

- 2 Tropfen Zitronengras
- 2 Tropfen Wintergrün
- 2 Tropfen Wacholderbeere

„UNENDLICHKEIT“

- 2 Tropfen Douglastanne
- 2 Tropfen Weihrauch
- 2 Tropfen Sandelholz

Oktober

„HILFE ANNEHMEN“

- Schwarzer Pfeffer
- Arborvitae
- Fenchel

„TOTALE ENTSPANNUNG“

- Copaiba
- Lavendel

„RETREAT“

- Mandarine
- Zimt
- Nelke

„TIEFE UMARMUNG“

- Limette
- Orange
- Weihrauch

„BLÄTTER FALLEN“

- Muskatellersalbei
- Limette

„ERFÜLLTES HERZ“

- Koriander
- Fenchel
- Ingwer
- Zimt

November

„NOVEMBERMORGEN“

- 3 Tropfen Cassia
- 2 Tropfen Orange
- 1 Tropfen Wacholderbeere

„GEMÜT ANHEBEN“

- 2 Tropfen Grüne Mandarine
- 2 Tropfen Kurkuma
- 2 Tropfen Basilikum

„DANKBARKEIT“

- 3 Tropfen Koriander
- 2 Tropfen Ingwer
- 1 Tropfen Nelke

„TROST“

- 2 Tropfen Zypresse
- 2 Tropfen Helichrysum
- 2 Tropfen Orange

„WALDSPAZIERGANG“

- 2 Tropfen Douglastanne
- 2 Tropfen Weihrauch
- 2 Tropfen Rosmarin

„JETZT ODER NIE“

- 2 Tropfen Ylang-Ylang
- 2 Tropfen Neroli
- 2 Tropfen Weihrauch

Dezember

„ES WEIHNACHTET“

- Weihrauch
- Myrrhe
- Orange
- Zeder

„EINATMEN, AUSATMEN“

- Sibirische Tanne
- Schwarz-Fichte
- Pfefferminze

„MEDITATION“

- Helichrysum
- Rosa Pfeffer
- Weihrauch

„YOGA“

- Sibirische Tanne
- Zitrone
- Weihrauch

„ACHTSAMKEIT“

- Copaiba
- Sandelholz
- Patchouli

„SILVESTER“

- Geranie
- Lavendel
- Römische Kamille

MOND-ZEREMONIEN

Der Mond beeinflusst alle Lebewesen und auch die Pflanzenwelt, aber die Menschen sind die einzigen Wesen, die dies in vollem Umfang bewusst erleben und für sich nutzen können. Wenn du das nächste Mal nachts in den Himmel schaust, achte darauf, in welcher Mondphase du dich befindest. Erinnere dich daran, wie die Energie des Mondes dein tägliches Leben bereichern kann.

Neumond-Zeremonie

Der Neumond steht für Neuanfang. Vom spirituellen Standpunkt aus ist es die perfekte Zeit, um ein neues Projekt zu beginnen, dich neu auszurichten oder einen Wandel in deinem Leben einzuleiten. Du kannst deine Aufmerksamkeit darauf lenken, deinen Erfolg auf ein neues Niveau zu bringen. Zünde eine Kerze an, setze dich ein paar Minuten hin, um dich zu zentrieren und bewusst zu atmen. Statt daran zu denken, was dich in deinem Leben stört, nutze die Kraft des Neumondes, um deine Absichten und Visionen in Bewegung zu bringen. Denke dabei grenzenlos, erlaube dir Gänsehaut und gehe ganz in deinen Zielen auf. Alles sollte positiv formuliert sein, um die neue Energie, die du willkommen heißen möchtest, einzuladen. Schließe dann die Augen und stelle dir innerlich vor, dass deine Vision ins Universum fließt. Es ist alles im Äther, du musst es nur anrufen.

ÄTHERISCHE ÖLE

Grapefruit – Dieses ätherische Öl wird mit Reinigung und Läuterung assoziiert. Du solltest bei Neumond unbedingt die Energie um dich herum reinigen, wenn du neue Pläne schmieden und generell Neues einladen möchtest.

Bergamotte – Bergamotte-Öl steht für Stärke und Erfolg; es verschafft den Vorsätzen, die du bei Neumond fasst, einen magischen Schub.

Ingwer – Dieses scharfe, würzige Öl fördert neben Erfolg und Kraft vor allem Wohlstand, was es perfekt macht, um deine Absichten bei Neumond zu bekräftigen.

Rosmarin – Rosmarinöl eignet sich hervorragend, um dir mehr Klarheit und mentale Schärfe zu schenken. Es hilft dir, deinen Geist zu klären, sodass du deine Absichten konkretisieren kannst, die mit deinen wahren Bedürfnissen übereinstimmen.

Patchouli – Dieses ätherische Öl hilft dir, deine Visionen zu erden und auf die körperliche Ebene zu bringen. Du holst sie sozusagen auf den Boden und gibst ihnen einen Schub nach vorn, sodass du ganz praktisch in die Gänge kommst.

Vollmond-Zeremonie

Die Phase des Vollmondes konzentriert dich darauf, die negativen Einflüsse in deinem Leben zu identifizieren und loszulassen. Der Vollmond symbolisiert aber auch viele andere Dinge. Aus kosmischer Sicht ist es die Zeit, in der die Energie ihren Höhepunkt erreicht und sich dann entlädt. Du kannst den Vollmond sehr gut nutzen, um Altes loszulassen und dein Herz-

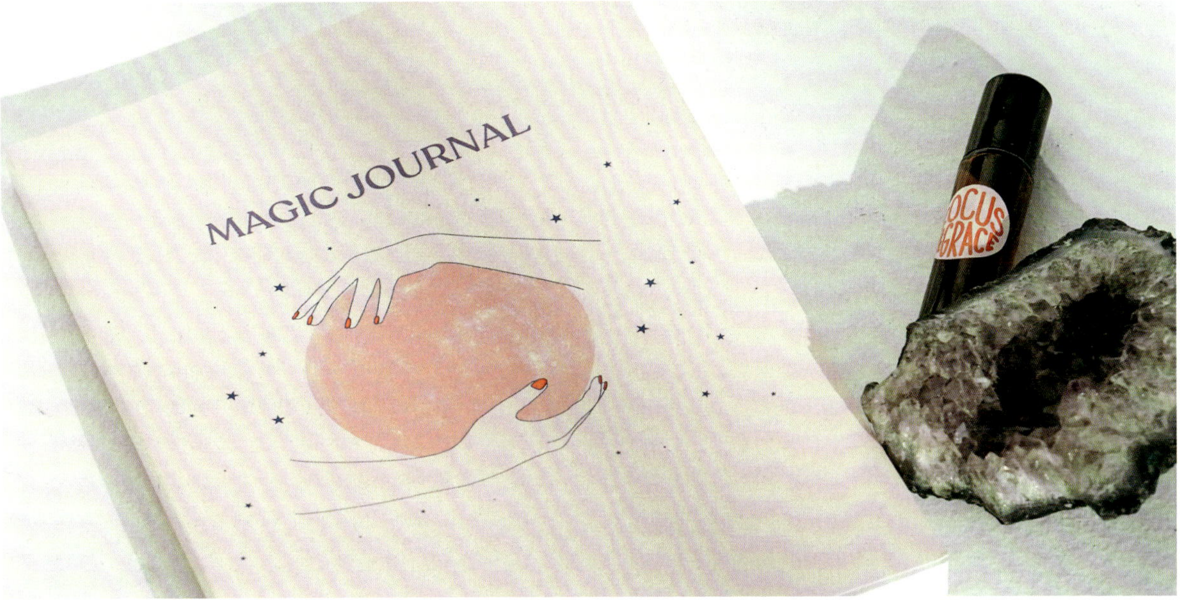

chakra zu stärken. Dein Herzchakra ist die Heimat von Freundlichkeit und Vergebung, das bedeutet, dass diese Mondphase die passende Zeit ist, um Negativität loszulassen. Auf diese Weise bereitest du dich auf ein neues Kapitel vor, so wie der Vollmond dem Neumond weicht. Nimm dir Zeit für eine Meditation – tauche darin ein, um zu schauen, was sich dir zeigt: Was möchtest du ziehen lassen? Was dient dir in deinem Leben nicht mehr? Schreibe am besten all das auf, was du auflösen möchtest und verbrenne dann den Zettel (an einem feuersicheren Ort).

ÄTHERISCHE ÖLE

Kardamom – Kardamomöl wird mit Intimität, Lust und Romantik assoziiert, und diese Aspekte können bei Vollmond oft verstärkt werden. Du kannst Kardamom auch nutzen, um objektiv zu bleiben und klar zu sehen.

Myrrhe – Myrrhe ist ein uralter Duft, der mit Spiritualität und Zentriertheit in Verbindung steht. Das ätherische Öl wird oft mit Weihrauch gepaart, der in Bezug zur Sonne (männlich) steht und den Gegenpol zur vom Mond (weiblich) beherrschten Myrrhe bildet. Beide zusammen sind nicht nur sehr symbolträchtig, sondern duften auch wunderbar – auch wenn beide Öle gut solitär verwendet werden können.

Sandelholz – Dieses ätherische Öl ist ein kraftvoller Duft, der die Reinigung und Spiritualität unterstützt. Die Pflanze wird stark von den Mondphasen beeinflusst. Oftmals findet Sandelholz Verwendung als Räucherwerk (direkt als Holz).

Ylang-Ylang – Ylang-Ylang ist ein großartiger Ersatz für Rose (wenn Rose für dich nicht erhältlich oder zu teuer ist) und hat auch einen süßen, blumigen Duft. Diese Pflanze wird mit Romantik, Lust und Sexualität assoziiert, verleiht aber auch jeder Atmosphäre Frieden und Ruhe.

STERNZEICHEN

Gehörst du zu den Menschen, die sich stets mit ihrem Sternzeichen identifizieren? Ich finde es immer wieder faszinierend, wie oft ich mich in meinem Sternzeichen wiedererkenne. Astrologie ist ein spannendes Feld und dein Sternzeichen ist nur ein kleiner Teil davon. Deinem Sternzeichen zu folgen ist ein großartiger Weg, um deine Persönlichkeit zu erkennen und einen kleinen Eindruck davon zu gewinnen, wer du als Person bist. Was du aber vielleicht nicht weißt, ist, dass dein Sternzeichen tatsächlich viel mehr als das bedeuten kann. Wenn du die heilende und beruhigende Kraft der ätherischen Öle mit deinem Sternzeichen kombinierst, wirst du vielleicht überrascht sein, wie sehr du dich in deinem Sein unterstützen kannst. Du kannst auch wunderbar ein ätherisches Öl für dein Sternzeichen mit einem ätherischen Öl deines Aszendenten verknüpfen. Ich bin zum Beispiel Widder mit dem Aszendenten Skorpion – wirklich eine heikle und manchmal explosive Mischung. Um diese beiden Komponenten auszugleichen und meine Schwingung zu harmonisieren, nutze ich jeweils ein Öl für beide Sternzeichen.

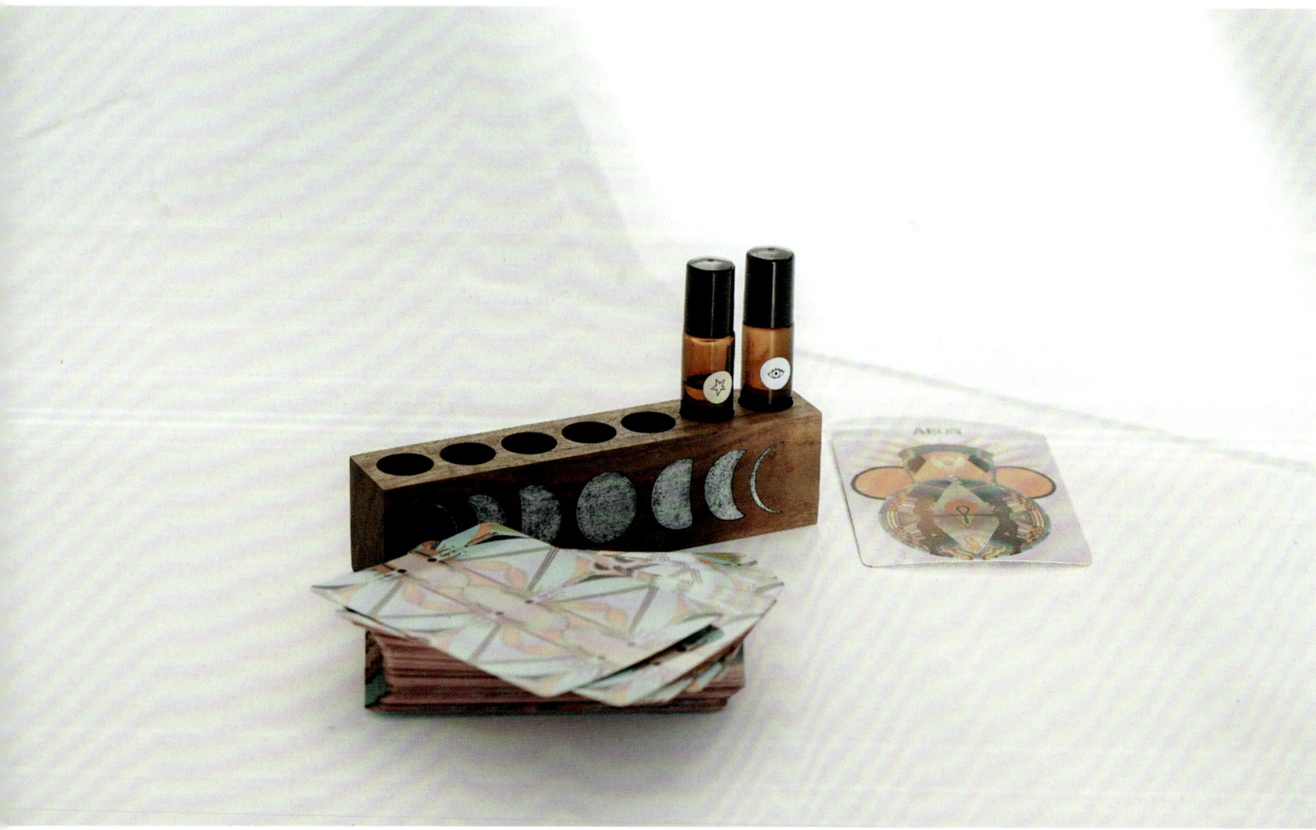

Widder

21. März – 19. April

Wenn du ein Widder bist, dann bist du wahrscheinlich mutig, ehrlich, oft nicht zu bremsen und besitzt einen Hauch Eigensinn. Das bedeutet, dass die Art von ätherischen Ölen, die dich ansprechen werden, diejenigen sind, die dich ermutigen und dafür sorgen, dass du dich stimuliert fühlst. Perfekte ätherische Öle dafür sind: Rosmarin, Grüne Minze, Pfefferminze und Weihrauch.

Stier

20. April – 20. Mai

Das Sternzeichen Stier ist bekannt dafür, geduldig und freundlich zu sein, was bedeutet, dass die ätherischen Öle, nach denen ein Stier suchen sollte, Magnolia, Jasmin, Rose und Sandelholz sind. Diese Düfte sind dafür bekannt, dass sie das Gefühl von Sicherheit, Herzenswärme, Tiefe und Schutz verstärken.

Zwillinge

21. Mai – 20. Juni

Diejenigen, die Zwillinge sind, gelten als gesprächig, witzig und gut belesen. Ihre Liebe zur Kommunikation und zum Lernen kann dazu führen, dass sie einen überaktiven Geist haben, sich gerne auch mal überfordern, was bedeutet, dass sie zu ätherischen Ölen greifen sollten, die ein Gefühl der Ruhe und Entspannung bringen. Basilikum, Bergamotte, Eukalyptus und Grapefruit sind beruhigende und besänftigende Begleiter für Zwillinge.

Krebs

21. Juni – 22. Juli

Wenn du Krebs bist, wirst du als jemand gesehen, der fürsorglich und beschützend für die Menschen um dich herum ist. Das bedeutet, dass du wahrscheinlich Düfte wählen möchtest, die dir helfen, dich zentriert und wohlzufühlen: Schwarz-Fichte, Vetiver und Copaiba sind eine fantastische Wahl für dich.

Löwe

22. Juli – 23. August

Für eines der kühnsten und dramatischsten aller Sternzeichen ist es selbstverständlich, dass der verspielte und romantische Löwe Öle mag, die Spaß machen und lebendig sind: Ingwer, Zitrone, Majoran und Grapefruit sind die meistgewählten Öle dieses Sternzeichens.

Jungfrau

23. August – 22. September

Eine Jungfrau ist jemand, dem du vertrauen kannst, jemand, der zuverlässig ist. Das bedeutet, dass du jemand bist, zu dem man geht, wenn man Hilfe braucht. Weil du für andere Menschen da bist, kann das oft bedeuten, dass du den Stress und die Sorgen anderer Menschen zu dir nimmst. Das bedeutet, dass du auf Öle setzen solltest, die Ruhe schaffen und Grenzen setzen; dazu gehören Teebaum, Patchouli und Römische Kamille.

Waage

23. September – 22. Oktober

Diejenigen, die eine Waage sind, sind dafür bekannt, loyale und treue Partner zu sein. Sie lieben es, von den allerbesten Dingen umgeben zu sein, und das bezieht sich sogar auf die Art und Weise, wie ihr Zuhause riecht. Neroli und Rose sind beides luxuriöse ätherische Öle, was bedeutet, dass du vielleicht für deine Sammlung in sie investieren möchtest.

Skorpion

23. Oktober – 21. November

Entschlossenheit, Loyalität und ein Hauch von Intensität sind drei Dinge, die Skorpionen gemeinsam sind. Ihre Charakterstärke bedeutet, dass sie sich zu starken Düften wie Jasmin und Geranie hingezogen fühlen.

Schütze

22. November – 21. Dezember

Wenn du ein Schütze bist, dann bist du wahrscheinlich voller Energie und Optimismus und hast eine Vorliebe für alles Exotische und Aufregende. Schützen reagieren gut auf ein ätherisches Öl, das nicht nur heilt, sondern auch ihren natürlichen, liebevollen Geist fördert. Das bedeutet, dass Sandelholz, Rosmarin und Teebaum eine gute Wahl sind.

Steinbock

22. Dezember – 29. Januar

Diejenigen, die Steinbock sind, sind ehrgeizig und in der Lage, sich mit Leichtigkeit selbst zu disziplinieren. Sie sind bei allem, was sie tun, hartnäckig und können sogar als ein wenig stur angesehen werden. Koriander ist das ideale ätherische Öl für Steinböcke, da es ihnen helfen wird, ihre sture Seite zu mildern.

Wassermann

20. Januar – 18. Februar

Frei denkend, eingensinnig und fortschrittlich sind die Dinge, die den Wassermann ausmachen. Du wirst ein ätherisches Öl finden wollen, das dir helfen kann, Stress abzubauen und dich zu fokussieren: Vetiver wird dir helfen.

Fische

19. Februar – 20. März

Wenn du zu den Fischen gehörst, dann bist du jemand, der sensibel, mystisch und spirituell verbunden ist. Das bedeutet, dass du dich für einen tiefen und intensiven Duft wie Patchouli oder Weihrauch entscheiden wirst.

Wie du siehst, ist es egal, welchem Sternzeichen du zugehörst, denn es wird immer ein ätherisches Öl geben, das absolut zu dir passt. Probiere ein bisschen aus und vertraue immer deinem eigenen Gefühl.

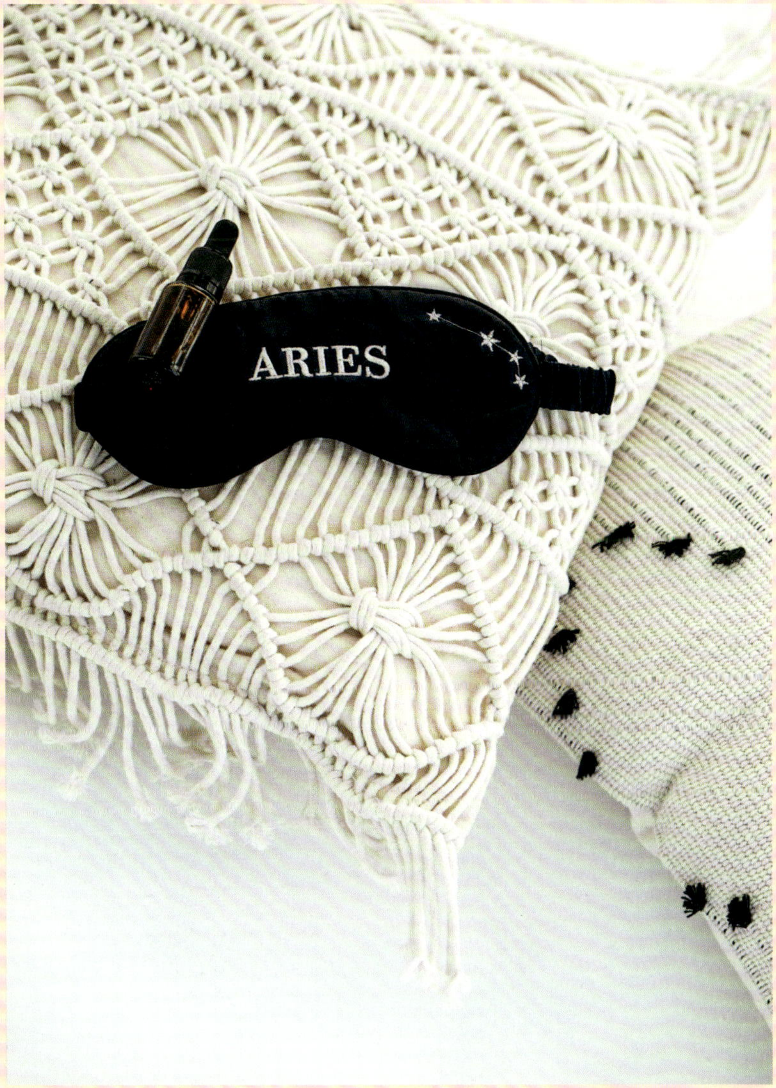
ARIES

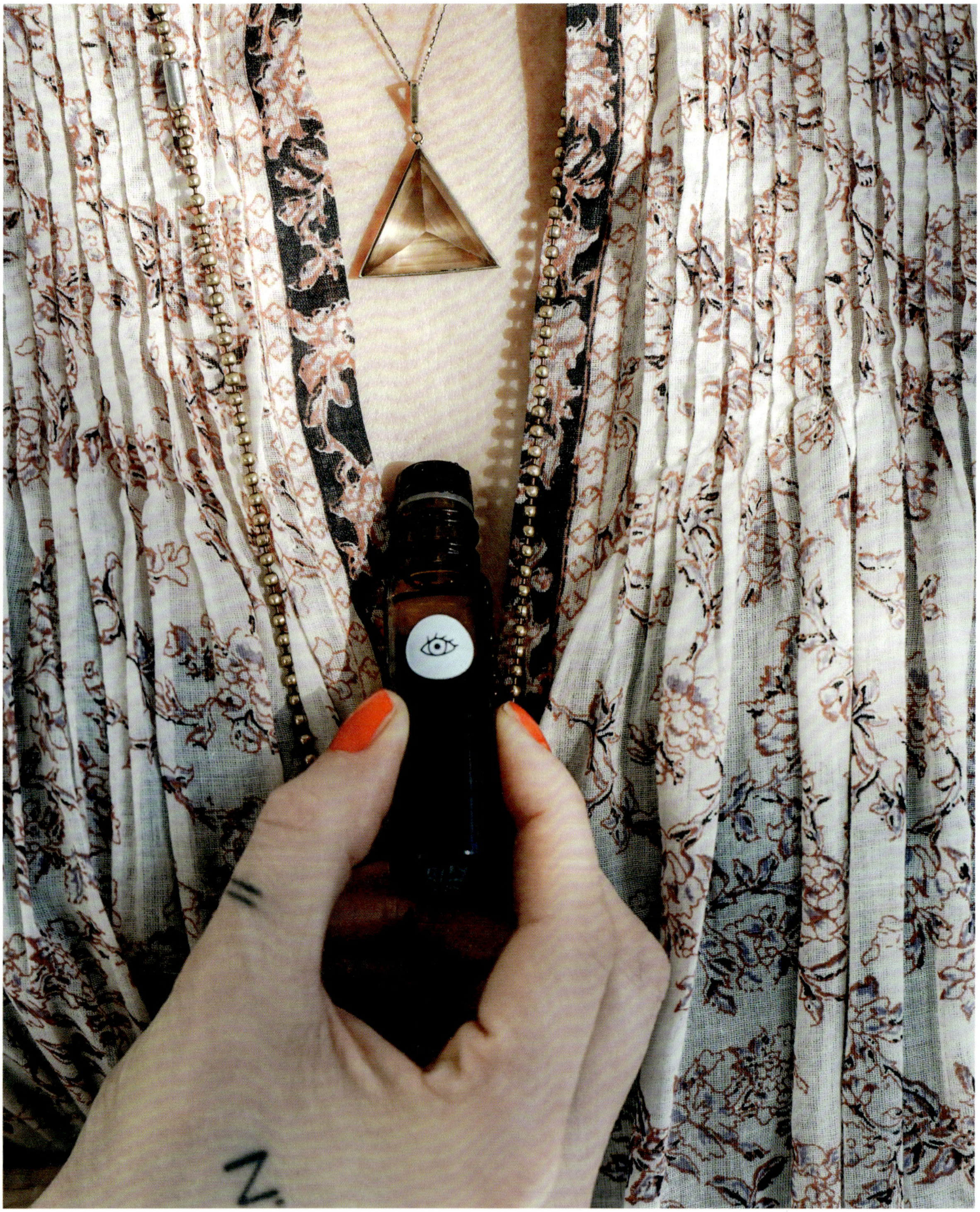

CHAKREN

Wenn du, wie ich, im Yoga und in der spirituellen Welt unterwegs bist, sind Chakren dir sicherlich ein Begriff. Generell finde ich die Arbeit an den Chakren immer eine sehr spannende Angelegenheit und ich habe über die Jahre sehr tolle Erfahrungen damit sammeln können, vor allem in Verbindung mit ätherischen Ölen. Das ist wirklich kraftvoll. Stell dir vor, dass die feinstofflichen Energieströme im Körper, die „Nadis" genannt werden, sich an bestimmten Knotenpunkten kreuzen und energetische Zentren (Chakren) bilden. Es gibt Tausende Chakren im Körper, aber die 7 Hauptchakren sind von besonderer Bedeutung; sie stehen für das ganze Spektrum unserer Lebensthemen. Das Sanskrit-Wort „Chakra" bedeutet „Rad", „Kreis" oder auch „Diskus".

Die Chakren befinden sich in ständigen Kreisbewegungen, was einen Sog erzeugt, sodass Energie ins Innere dieser Zentren hineingezogen wird. Jedes Chakra gehört zu einem bestimmten farblichen Spektrum und hat einen Bezug zu einem konkreten Körperbereich. Die unteren Chakren schwingen langsamer und werden den basalen Grundbedürfnissen und Emotionen zugeordnet. Die oberen Chakren schwingen höher und sind mit den spirituellen Fähigkeiten verbunden.

Jedes unserer 7 Hauptchakren absorbiert und filtert die Energie unserer Gedanken und Handlungen sowie auch die Energie der Gedanken und Handlungen all derer, mit denen wir in Kontakt kommen. Wenn ein Chakra aus dem Gleichgewicht gerät, weil es mit starker Negativität in Verbindung gekommen ist oder durch irgendetwas blockiert wird, dreht es sich entweder zu langsam oder zu schnell, und das wirkt sich wiederum auf den entsprechenden physischen Bereich aus und beeinflusst auch ganz bestimmte Aspekte unseres spirituellen und emotionalen Selbst. Ätherische Öle können dazu verwendet werden, Chakren wieder in Balance zu bringen.

7. Chakra – Kronenchakra

Das 7. Chakra, auch *Sahasrara Chakra* (Kronenchakra) genannt, befindet sich im Scheitel unseres Kopfes und bildet unsere Verbindung zur göttlichen Energie und das Zentrum der Selbstverwirklichung. Es gehört zur Farbe Violett. Wenn das Kronenchakra ausgeglichen ist, weicht das Ego dem Mitgefühl, und wir fühlen eine Verbindung zu unserem hohen Selbst. Ein Ungleichgewicht wird sich als Dumpfheit, Trennung, Egoismus oder psychische Probleme manifestieren.

Diese ätherischen Öle eignen sich, um das 7. Chakra zu unterstützen: Weihrauch, Myrrhe, Zeder, Sandelholz.

6. Chakra – „Dritte Auge"

Das 6. Chakra, auch *Ajna Chakra* (Dritte Auge oder Stirnchakra) genannt, ist das Zentrum der persönlichen Vision, der Empfänglichkeit und Intuition. Es befindet sich zwischen den Augenbrauen und trägt die Farbe Indigoblau. Ein ausgeglichenes Stirnchakra gibt uns die Fähigkeit, die Welt ohne Urteil oder Bindung an Ergebnisse zu sehen. Es bringt uns Träume, Visionen, Weisheit und Seelenfrieden. Eine Blockade in diesem Chakra kann zu Sehproblemen, Kopfschmerzen, Nebel, Schwindel und Trennungsgefühlen führen.

Diese ätherischen Öle eignen sich, um das 6. Chakra zu unterstützen: Sandelholz, Patchouli, Muskatellersalbei.

5. Chakra – Halschakra

Das 5. Chakra, auch *Vishudda Chakra* (Halschakra) genannt, ist das Zentrum des Selbstausdrucks, der Kreativität und der Kommunikation. Es trägt die Farbe Blau und befindet sich im Hals- und Nackenbereich. Wenn das Halschakra in Balance ist, können wir die Wahrheit ausdrücken, und wir haben die Fähigkeit, für uns selbst zu sprechen und unsere Gefühle zu kommunizieren. Wir sind in der Lage, Freundlichkeit zu zeigen und sanft und zuverlässig zu sein. Eine Blockade im 5. Chakra manifestiert sich dementsprechend oft in der Schwierigkeit, sich klar auszudrücken.

Diese ätherischen Öle eignen sich, um das 5. Chakra zu unterstützen: Lavendel, Grüne Minze, Weihrauch.

4. Chakra – Herzchakra

Das 4. Chakra, auch *Anahata Chakra* (Herzchakra) genannt, steht für unsere Fähigkeit, bedingungslose Liebe zu erfahren. Es trägt die Farbe Grün und befindet sich im mittleren Brustbereich. Wenn das Herzchakra ausgeglichen ist, sind wir mitfühlend und verständnisvoll. Wir sind in der Lage zu vergeben, zufrieden zu sein und Herausforderungen als Lektionen zu betrachten, aus denen wir lernen können. Ein Ungleichgewicht in diesem Chakra führt zu Einsamkeit, Isolation oder belastenden Gefühlen, wie Hass, sowie zu Herz-, Lungen- oder Kreislaufproblemen.

Diese ätherischen Öle eignen sich, um das 4. Chakra zu unterstützen: Basilikum, Rose, Geranie.

3. Chakra – Solarplexus

Das 3. Chakra, auch *Manipura Chakra* (Solarplexus, Sonnengeflecht) genannt, repräsentiert persönliche Macht und die Fähigkeit, Entscheidungen zu treffen. Es trägt die Farbe Gelb und befindet sich zwischen Brustbein und Nabel. Wenn der Solarplexus ausgeglichen ist, haben wir ein gesundes Selbstwertgefühl und können die volle Verantwortung für uns selbst übernehmen. Blockaden in diesem Chakra werden sich als Machtgier, Egozentrik und einem Mangel an Selbstachtung manifestieren. Sie können sich auch auf das Verdauungs- und Nervensystem, die Bauchspeicheldrüse, den Magen und die Leber auswirken.

Diese ätherischen Öle eignen sich, um das 3. Chakra zu unterstützen: Zitrone, Fenchel, Wacholderbeere, Bergamotte.

2. Chakra – Sakralchakra

Das 2. Chakra, auch *Svadhisthana Chakra* (Sakralchakra) genannt, repräsentiert Inspiration, Kreativität und Sexualität. Es trägt die Farbe Orange und befindet sich zwischen Nabel und Schambein. Wenn das Sakralchakra in Harmonie ist, fühlen wir uns durch unsere Sinne lebendig, wir können Freude und Toleranz, Gestaltungskraft und Vitalität erfahren. Wenn es blockiert ist, fehlt es an Sinn und Zweck im Leben, und das kann zu Eifersucht, Schuldgefühlen, Verwirrung sowie Ohnmacht oder Frigidität bzw. Impotenz führen.

Diese ätherischen Öle eignen sich, um das 2. Chakra zu unterstützen: Ylang-Ylang, Orange, Sandelholz.

1. Chakra – Wurzelchakra

Das 1. Chakra, auch *Muladhara Chakra* (Wurzelchakra, Basischakra) genannt, stellt die Grundlage für unser Leben dar, also den existenziellen Willen – Leben und Überleben. Es trägt die Farbe Rot und befindet sich bei Frauen im Genitalbereich und bei Männern zwischen den Genitalien und dem Anus. Wenn das Wurzelchakra ausbalanciert ist, fühlen wir uns geerdet, wir erfahren Stabilität, Mut und Geduld. Wenn dieses Chakra blockiert ist, kann dies zu Angst, Instabilität und Kraftverlust sowie zu Schmerzen im unteren Rücken, Ischias und Verstopfung führen.

Diese ätherischen Öle eignen sich, um das 1. Chakra zu unterstützen: Zeder, Zypresse, Patchouli.

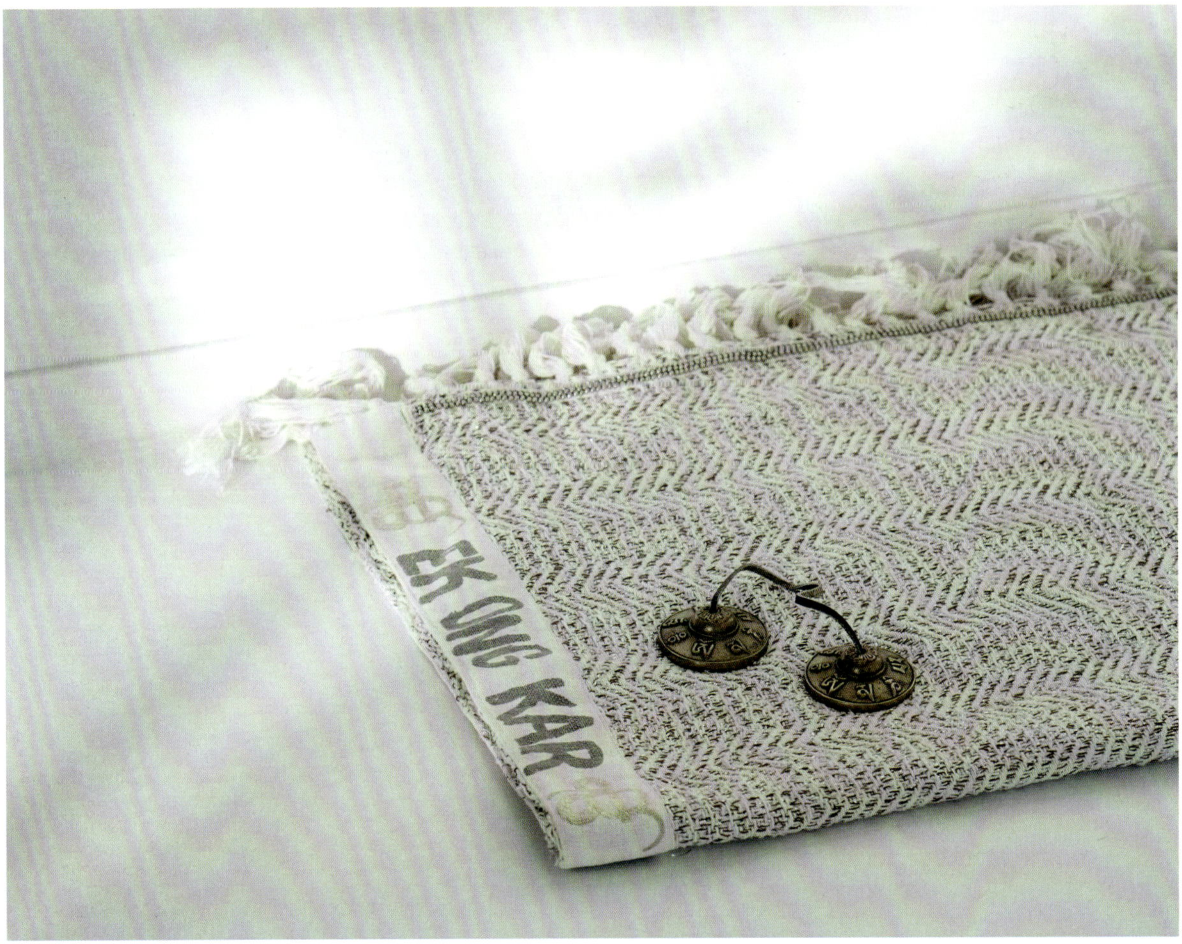

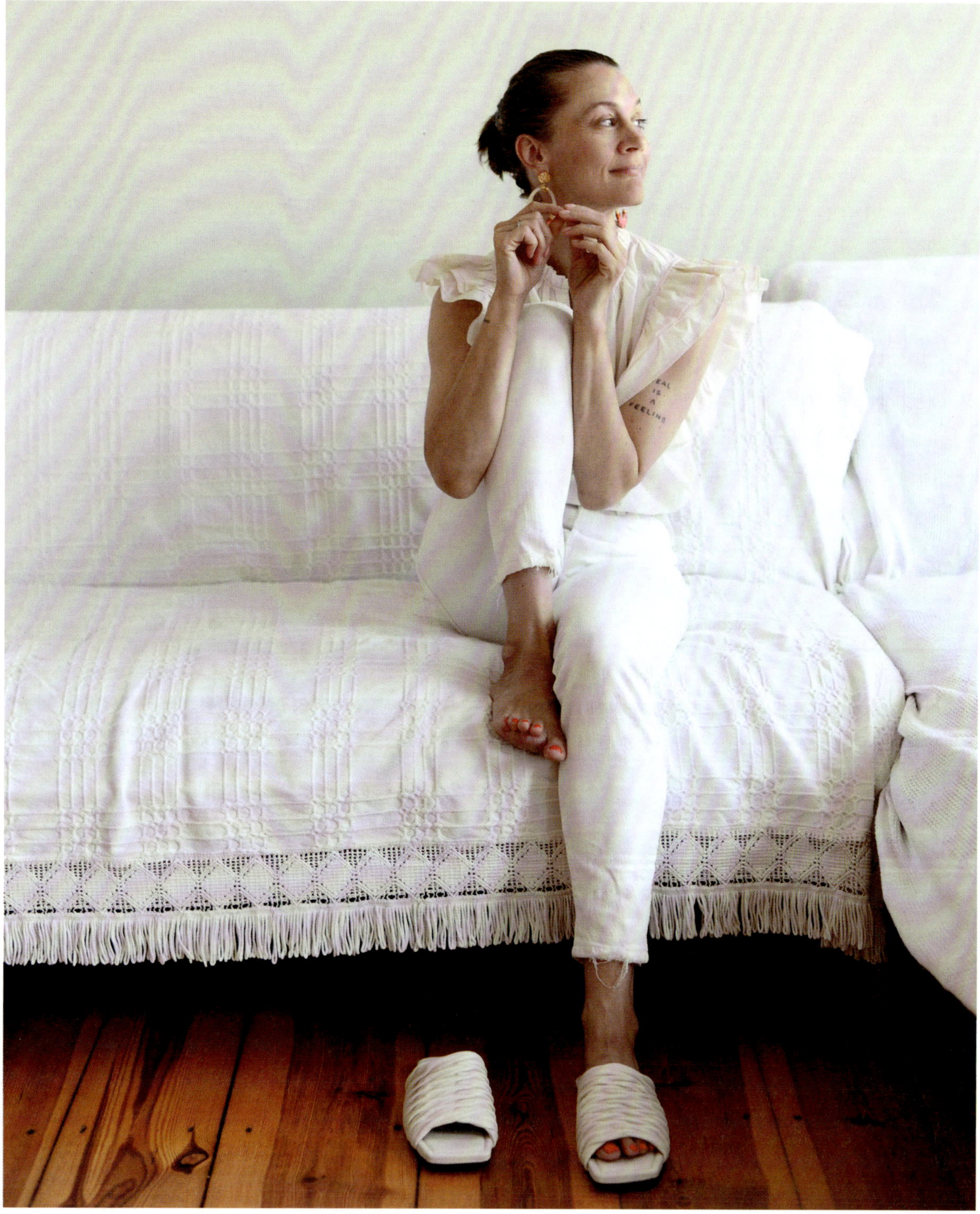

MANIFESTATIONEN

Ätherische Öle und das Gesetz der Anziehung gehen super Hand in Hand. In diesem Zusammenspiel heben die Öle die Stimmung und verbessern das allgemeine Wohlbefinden. Sie sind in verschiedenen Situationen, in den du etwas aufbauen möchtest, eine tolle Stütze. Mit ätherischen Ölen lässt sich flugs eine positive Ausrichtung aufrechterhalten und du kannst dich darauf konzentrieren, deine Ziele zu erreichen. Hier findest du für ein paar Anwendungsbereiche des Manifestierens und die passenden ätherischen Öle dazu.

Aufrechterhalten einer hohen Schwingung

Eine positive, hoffnungsvolle Einstellung ist wichtig, um beim Manifestieren Erfolg zu haben. Zitrone, Orange, Grüne Mandarine, Melisse und Bergamotte unterstützen dich dabei, dein Wohlbefinden anzuheben oder wiederherzustellen.

Fördern der Gelassenheit

Beim Manifestieren passiert es oft, dass die Ziele uns aus der Komfortzone locken. Um gelassen zu bleiben, die Visualisierung anzukurbeln, den Geist zu beruhigen und Nervosität zu lindern, ist Römische Kamille sehr effektiv. Bei eigentlich allem, was dich aus der Komfortzone holt, solltest du mit Römischer Kamille arbeiten.

Erhöhung der Gedächtnis-Frequenz

Um die Gedankenkraft am Laufen zu halten und generell positivere Gedanken zu kreieren sowie geistig am Ball zu bleiben, unterstützen dich Rosmarin, Pfefferminze und Weihrauch hervorragend. Vor allem helfen diese Öle, Informationen sinnvoll zu verarbeiten.

Verbessern der Konzentration

Wie oft verlieren wir unsere Ziele schon in den ersten Tagen der Umsetzung wieder aus den Augen, weil wir uns so unglaublich schnell ablenken lassen. Pfefferminze, Zitrone und Douglastanne sind der absolute Knaller, wenn es um die Kraft des Fokus und die Verbesserung der Konzentration geht. Sie unterstützen dich, wachsamer durch dein Leben zu gehen, die wichtigen Dinge zu sehen und in die Tat umzusetzen – vor allem über einen längeren Zeitraum hinweg.

Kreativität und geistige Fähigkeiten fördern

Wenn du dir vorgenommen hast, wieder motivierter und inspirierter durch dein Leben zu ziehen und deine geistige Schärfe und Ideenreichtum zu fördern, kann dich Weihrauch und Zitrone sehr gut unterstützen, besonders wenn es um größere und längerfristige Ziele geht.

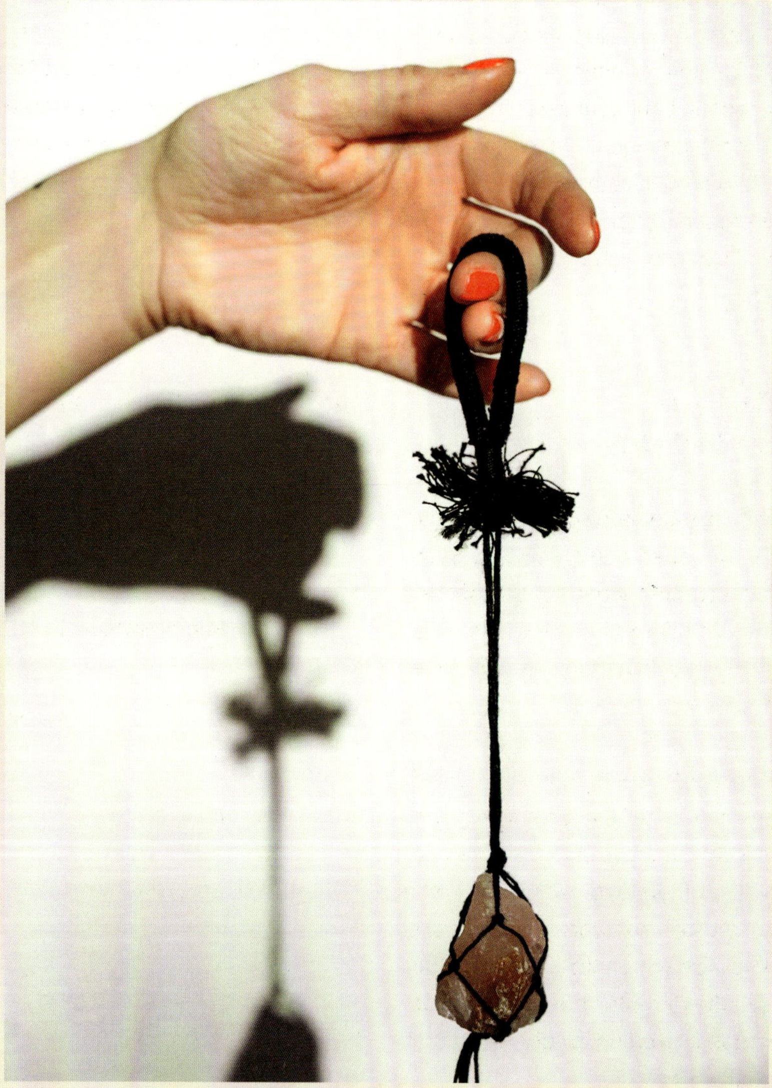

Selbstvertrauen stärken

Weihrauch, Bergamotte, Orange und Grüne Minze unterstützen dein Selbstvertrauen und ermutigen dich, deinen Geist für neue Möglichkeiten zu öffnen. Wenn du ätherische Öle in deine Affirmationen oder in deine spirituelle Praxis einbeziehst, können sie dich unterstützen, selbstverursachte Limitierungen aufzulösen und begrenzende Überzeugungen loszulassen, die dich daran hindern, deinem Ziel näher zu kommen. Vor allem wenn du unter großem Druck stehst, können diese Öle dazu beitragen, dass du dich weiterhin von deiner besten Seite zeigst.

ÄTHERISCHE ÖLE MIT MANIFESTATIONSKRAFT

Zypresse – Zypresse ist fabelhaft als Unterstützung in Übergangsphasen im Leben geeignet und verbessert unsere Fähigkeit, Veränderungen zu akzeptieren. Dieses Öl hilft dir, dich mit dem Fluss des Lebens zu verbinden, und hält dich in schwierigen Zeiten großer Umbrüche spirituell geerdet.

Vetiver – Dieses enorm erdende, beruhigende Öl hilft uns dabei, das energetische Feld zu klären und gleichzeitig Negativität und alle Emotionen loszulassen, die nicht dienlich sind. Es unterstützt dich dabei, alte Gewohnheiten oder Muster aufzubrechen, um den Wachstumssignalen zu folgen, die du vielleicht bisher ignoriert hast. Es schafft Platz für positive Veränderungen und so kann das Universum beginnen, dich in die richtige Richtung zu bewegen.

Muskatellersalbei – Das ätherische Öl wird oft in Ritualen zur Reinigung verwendet. Ähnlich, wie wir Salbei räuchern, können wir das Öl des Muskatellersalbei diffundieren, wenn wir unser Haus, Büro usw. rituell von negativer Energie befreien. Du kannst es auch verwenden, um die Energie einer Person zu klären und reinigen und deren Aura zu kräftigen.

Zeder – Zedernöl erhöht das spirituelle Bewusstsein und fördert Gefühle der Einheit, die spirituelle Sichtweise und die Wahrnehmung im Stirnchakra. Dieses ätherische Öl kann dich intensiv erden und in die Lage versetzen, dich Herausforderungen zu stellen und dabei einen ausgeglichenen und stabilen Ausblick zu bewahren.

„ICH BIN IN DER FÜLLE“ – ROLL-ON

(10 ml Roll-on-Flasche mit Trägeröl auffüllen)

- 💧💧💧 Sandelholz
- 💧💧💧 Weihrauch
- 💧💧💧 Vetiver
- 💧💧💧 Zeder
- 💧💧💧 Bergamotte

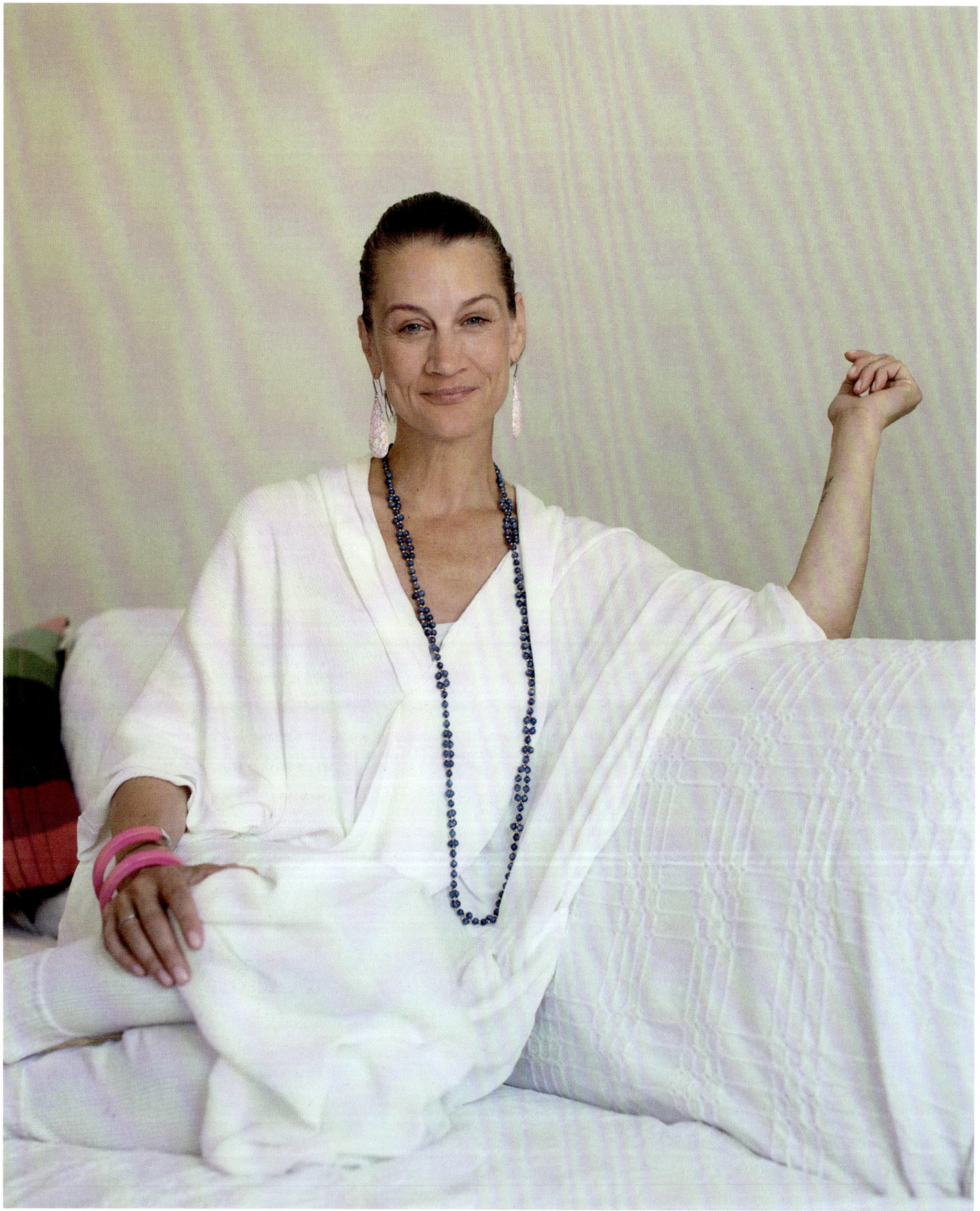

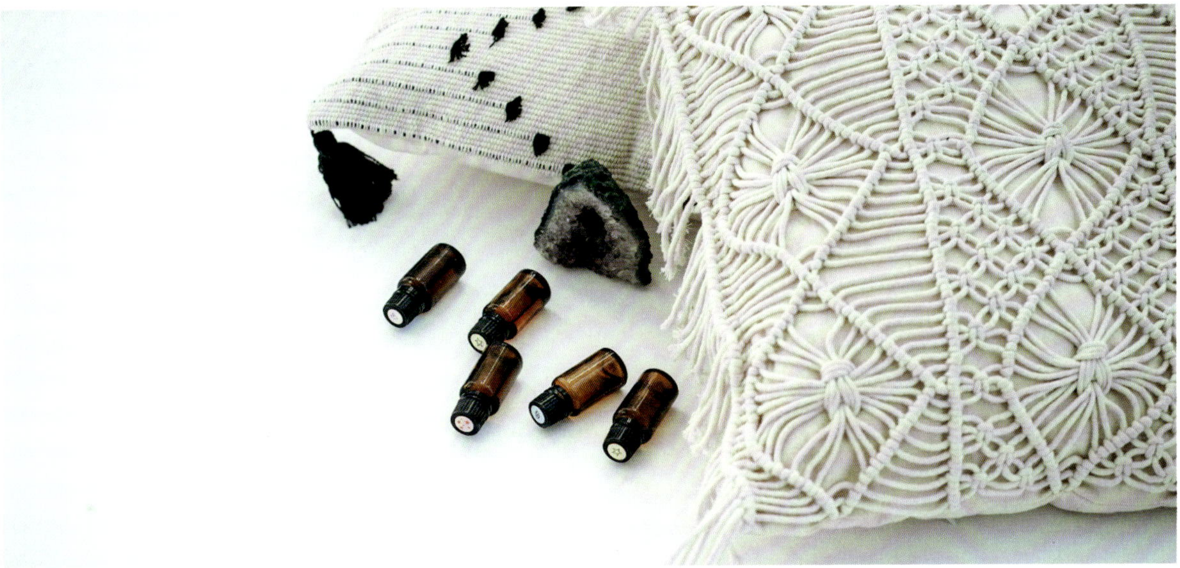

AFFIRMATIONEN

Affirmationen sind wunderbare Werkzeuge, um dich und vor allem deine Innenwelt zu unterstützen. Sie vibrieren in deinem Verstand, im Körper, in jeder einzelnen Zelle, und können Wunderbares auslösen. Sie heben dein Energieniveau an. Nutze täglich eine Affirmation (oder auch gern mehrere), die dich in deinem Alltag trägt. Es darf natürlich auch immer dieselbe Affirmation sein. Affirmationen sind kostbar und werden mit der Zeit zu einem Mantra, das du ganz automatisch wiederholst. Wie eine ewige Erinnerung befähigt dich der Wortlaut, liebevoll mit dir selbst umzugehen.

Du kannst ganz intuitiv ein ätherisches Öl auswählen und es beim Affirmieren verwenden. Oder du liest hier im Buch nach, welches ätherische Öl dich auf deiner Affirmations-Reise begleiten darf. Ich mache beides gern – gezielt oder intuitiv. Wir wissen im Grunde häufig ganz genau, was uns guttut, wenn wir leiser werden und bewusst in uns hinein lauschen. Ich empfehle dir 1 Tropfen ätherisches Öl in den Händen zu verreiben, deine Nase damit zu umschließen und 5 tiefe Atemzüge zu nehmen. Atme durch die Nase ein und durch den geöffneten Mund mit einem leichten Seufzer aus. Lass dabei deinen Bauch ganz locker.

Das Ziel des Affirmierens ist es, negative Schwingungen zu lösen und die eigene Frequenz zu erhöhen, sodass wir das Leben mehr in der Ganzheit sehen, aus einem engen Geist herauskommen und wieder mehr Lebensfreude empfinden.

„ICH BIN FÜR MICH DA“

Ich traue mich, meine eigenen Entscheidungen zu treffen, und diese dürfen sich auch wieder ändern. Ich bin fähig, mich selbst zu nähren und für mich einzustehen.

„ICH UMARME MICH“

Ich erlaube mir, meine Emotionen zu fühlen. Ich traue mich, meine Gefühle auszudrücken. Ich bin bereit, mich mehr und mehr zu erkennen.

„ICH BIN EIN STRAHLENDES WESEN“

Ich akzeptiere meine Stärke. Ich akzeptiere mein Strahlen. Ich akzeptiere, dass ich einzigartig bin. Ich akzeptiere, dass ich einfach so sein darf, wie ich bin – ein wertvolles Unikat.

„ES IST GENUG PLATZ DA“

Ich löse meinen inneren Raum von Ärger und Zorn. Ich schüttele Sorgen und Enge ab. Ich atme tief ein und nähre meine Seele mit tiefen Frieden.

„ICH BIN FREI“

Ich verabschiede mich von dem Konzept, dass ich für alle verantwortlich bin, anderen gefallen muss, mich verbiegen soll. Damit ist Schluss!

„ALLES IST BEREITS DA“

Ich lausche in mich hinein: Was fehlt mir? Was darf ich gehen lassen? Wie kann ich liebevoller zu mir sein? Und ich erkenne: Alles ist da – alles andere löst sich auf.

„ICH DARF LOSLASSEN“

Meine Wut darf gehen. Jetzt weiß ich wer ich bin. Ich kann mich jetzt ausdrücken. Und teilen, was mich bewegt. Ich öffne mich für neue Möglichkeiten. Ich sehe, die Fülle meines inneren Raumes – und traue mich, magisch zu sein und Magisches anzuziehen.

„ICH LASSE MICH ÜBERRASCHEN“

Es ist in Ordnung, dass ich nicht weiß, wo der Weg hinführt. Ich gehe Schritt für Schritt und lasse mich von der Existenz überraschen.

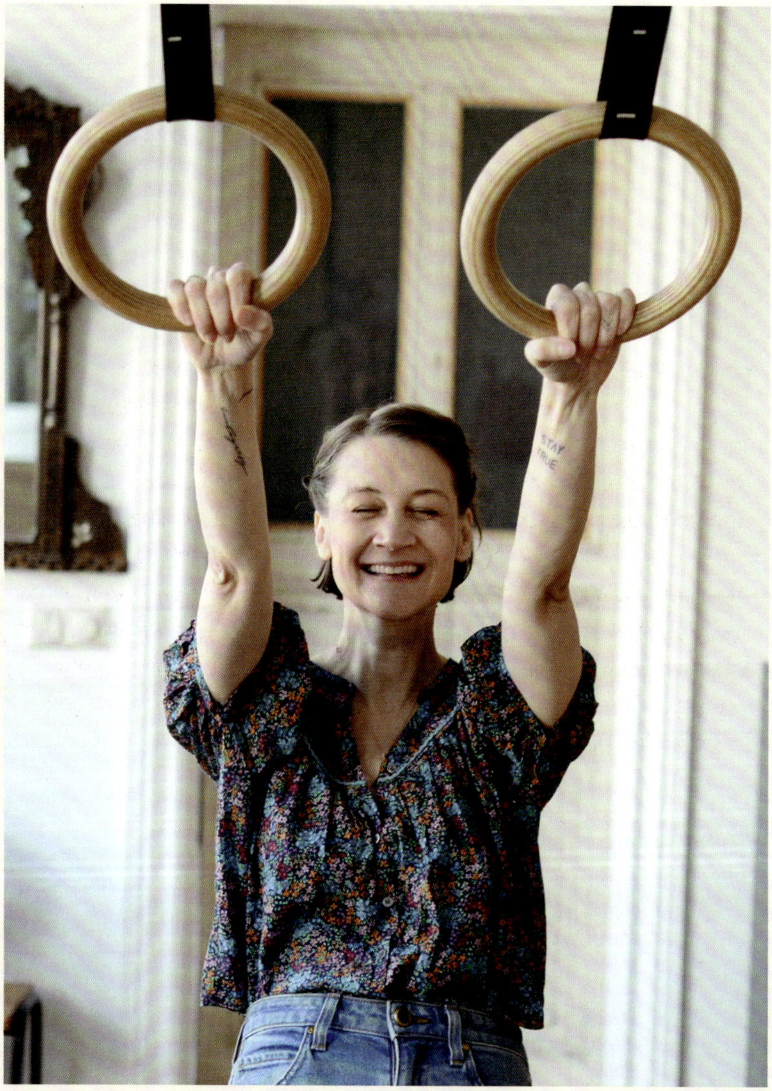
STAY
TRUE

Schlusswort

Vielleicht hast du beim Lesen dieses Buches schon ein paar ätherische Öle kennengelernt, die du nun ausprobieren möchtest. Wenn du mich jetzt fragst, welche Firma aus meiner Erfahrung die besten Produkte anbietet, kann ich dir nur sagen: Ich möchte hier keine Werbung machen. Tatsächlich kannst du auch nur ganz individuell entscheiden, welche Öle für deine Nase perfekt sind. Jeder empfindet das anders. Die Hauptsache ist, dass du absolut reine und hochwertige Öle verwendest, denn nur solche Öle enthalten auch die kraftvolle Energie, anziehend und inspirierend auf dich zu wirken. Gehe am besten ganz nach deinem Gefühl. Finde heraus, wie du auf verschiedene ätherische Öle und auch Marken reagierst. Ich wünsche dir einen spannenden und inspirierenden Zugang zur Welt der ätherischen Öle. In meinem Leben sind sie nicht mehr wegzudenken und eine enorme Unterstützung im Alltag. Lass dir Zeit, die einzelnen Öle selbst zu erfahren.

LITERATURVERZEICHNIS

INSPIRIERENDE BÜCHER & ARTIKEL

Jennifer Peace Rhind: *Essential Oils – A Comprehensive Handbook for Aromatic Therapy.* Singing Dragon 2019

Jennifer Peace Rhind: *Aromatherapeutic Blending – Essential Oils in Synergy.* Singing Dragon 2015

Kurt Schnaubel: *The Healing Intelligence of Essential Oils – The Science of Advanced Aromatherapy.* Healing Arts Press 2011

Amy Galper; Christina Daigneault: *Plant-Powered Beauty – The Essential Guide to Using Natural Ingredients for Health, Wellness & Personal Skincare.* BenBella Books 2020

Amy Galper; Jade Shutes: *The Ultimate Guide to Aromatherapy – An Illustrated Guide to Blending Essential Oils and Crafting Remedies for Body, Mind and Spirit.* Fair Winds 2020

Peter Holmes: *Aromatica – A Clinical Guide to Essential Oil Therapeutics. Volume 1 – Principles and Profiles.* Jessica Kingsley Publishers 2016

Peter Holmes: *Aromatica – A Clinical Guide to Essential Oil Therapeutics. Volume 2 – Applications and Profiles.* Jessica Kingsley Publishers 2019

Valerie Ann Worwood: *The Fragrant Mind – Aromatherapy for Personality, Mind, Mood and Emotion.* Bantam 1997

Valerie Ann Worwood: *Aromatherapy for the Healthy Child – More Than 300 Natural, Nontoxic, and Fragrant Essential Oil Blends.* New World Library 2020

Dietrich Wabner: *Aromatherapie – Grundlagen, Wirkprinzipien, Praxis.* Urban & Fischer/Elsevier 2011

Constance Classen: *Aroma – The Cultural History of Smell.* Routledge 1994

Rene-Maurice Gattefosse: *Gattefosse's Aromatherapy.* C. W. Daniel Company 1993

Jean Valnet: *The Practice Of Aromatherapy.* C. W. Daniel Company 1982

Marguerite Maury: *Die Geheimnisse der Aromatherapie.* Windpferd 2000

Joel L. Swerdlow: *Nature's Medicine – Plants that Heal – A chronicle of mankind's search for healing plants through the ages.* National Geographic 2000

Janelle Gwen Sheen; John Stevens: *Aromatherapy as a profession. In: International Journal of Aromatherapy.* Volume 12, 189–191 (2002)

Rhiannon Harris: *Anglo-saxon aromatherapy – Its evolution and current situation. In: International Journal of aromatherapy.* Volume 13, 9–17 (2003)

Samuel Mathew et al.: *Medicinal plants.* Kerala Agricultural University 1998

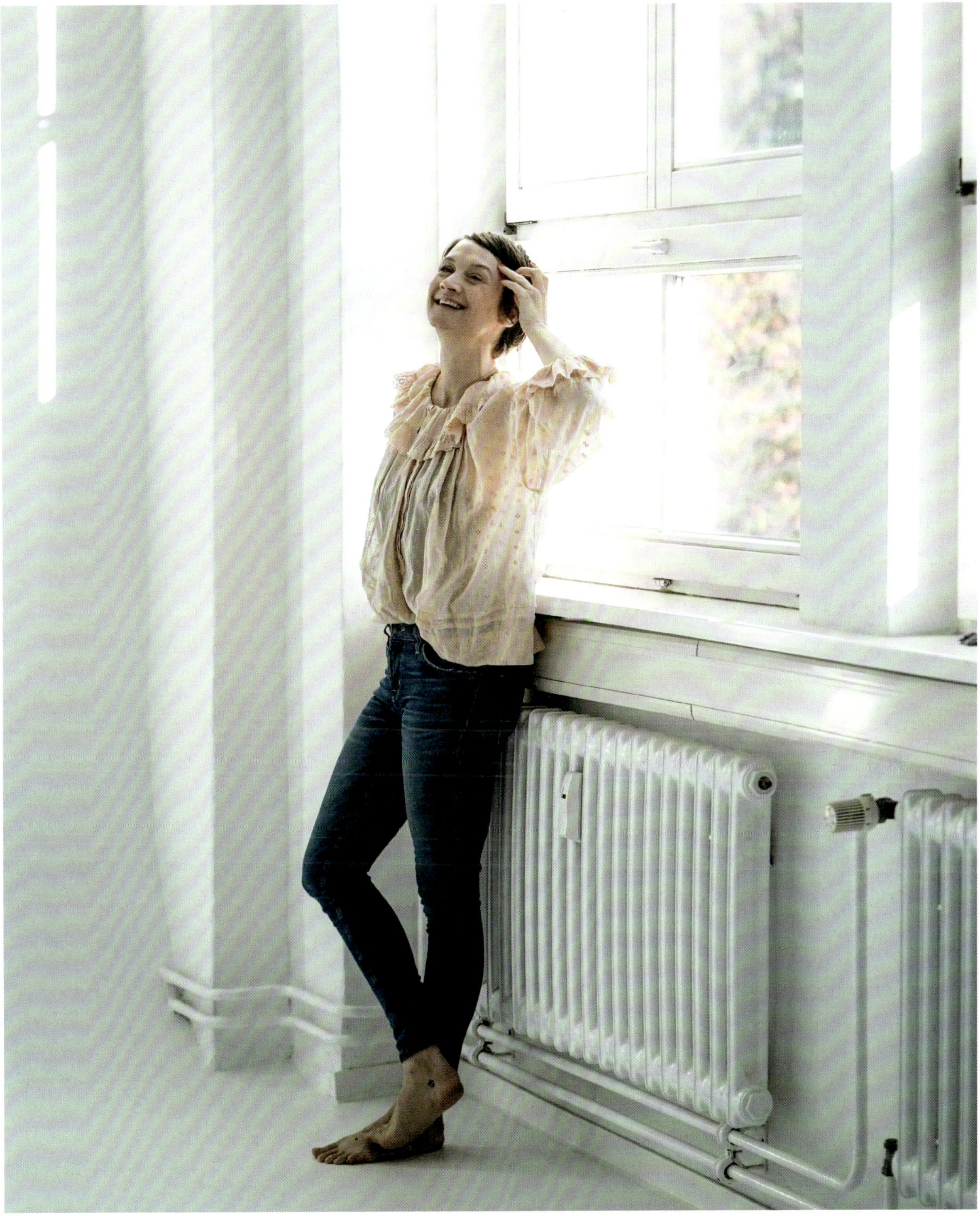

STICHWORTVERZEICHNIS

DANKSAGUNG

Wem ich von Herzen danken möchte:

Meinem Mann und meinen Kindern, die mich in allem, was ich mache, unterstützen und mir den Rücken freihalten.

Meiner wunderbaren Community, für die es sich lohnt, immer wieder neue Dinge zu erschaffen.

Annika Huck für die wunderbare Zusammenarbeit.

Alicia Kassebohm und Maria Schiffer für die Fotos im Buch.

Anne Petersen für die jahrelange Unterstützung und das An-mich-Glauben.

Anna Wassmer für das stetige Umsetzen meiner Ideen.

AUTORIN

Madhavi Guemoes ist Mutter von zwei Kindern, Autorin, Kundalini-Yogalehrerin und Aromatherapeutin. Sie teilt ihre Liebe zu Yoga, Meditation, ätherischen Ölen, Makrobiotik und spirituellem Lifestyle seit 2001 auf ihrem Blog. Ihr Bestreben seit Anfang der 1990er-Jahre ist es, Spiritualität und Ganzheitlichkeit in den Alltag moderner Menschen zu bringen, damit diese in den Genuss von Leichtigkeit, Harmonie und Ruhe kommen. Dogmen und Engstirnigkeit sind nicht so ihr Ding. In ihrem digitalen Yogastudio MADHAVI unterrichtet sie Kundalini-Yoga und Meditation. Weltweit gibt sie Workshops zu ätherischen Ölen, Spiritualität und Ernährung.

www.madhaviguemoes.de